国家卫生健康委员会"十四五"规划教材配套教材

全国高等学校药学类专业第九轮规划教材配套教材

供药学类专业用

药物分析
实验指导

第3版

主　编　李　清

编　委　（以姓氏笔画为序）

　　　　马学琴（宁夏医科大学）

　　　　丘　琴（广西中医药大学）

　　　　付春梅（四川大学华西药学院）

　　　　苏梦翔（中国药科大学）

　　　　杜英峰（河北医科大学）

　　　　李　清（沈阳药科大学）

　　　　杨新颖（山东大学药学院）

　　　　张　倩（沈阳药科大学）

　　　　张　楠（郑州大学药学院）

　　　　陈晓颖（广东药科大学）

　　　　周　晋（湖南中医药大学）

　　　　周　萍（大理大学药学院）

　　　　周婷婷（海军军医大学）

　　　　胡　爽（山西医科大学）

　　　　洪俊丽（南京医科大学）

　　　　富　戈（北京大学药学院）

人民卫生出版社
·北　京·

图书在版编目（CIP）数据

药物分析实验指导 / 李清主编 . —3 版 . —北京：
人民卫生出版社，2025.3
ISBN 978-7-117-36004-3

Ⅰ.①药… Ⅱ.①李… Ⅲ.①药物分析 －实验 －医学
院校 －教学参考资料 Ⅳ.①R917-33

中国国家版本馆 CIP 数据核字（2024）第 031707 号

| 人卫智网 | www.ipmph.com | 医学教育、学术、考试、健康，购书智慧智能综合服务平台 |
| 人卫官网 | www.pmph.com | 人卫官方资讯发布平台 |

药物分析实验指导
Yaowu Fenxi Shiyan Zhidao
第 3 版

主 编：李 清
出版发行：人民卫生出版社（中继线 010-59780011）
地 址：北京市朝阳区潘家园南里 19 号
邮 编：100021
E - mail：pmph @ pmph.com
购书热线：010-59787592 010-59787584 010-65264830
印 刷：三河市君旺印务有限公司
经 销：新华书店
开 本：787 × 1092 1/16 印张：13
字 数：324 千字
版 次：2011 年 11 月第 1 版 2025 年 3 月第 3 版
印 次：2025 年 4 月第 1 次印刷
标准书号：ISBN 978-7-117-36004-3
定 价：56.00 元

打击盗版举报电话：010-59787491 E-mail：WQ @ pmph.com
质量问题联系电话：010-59787234 E-mail：zhiliang @ pmph.com
数字融合服务电话：4001118166 E-mail：zengzhi @ pmph.com

前　言

药物分析是一门研究和发展药品全面质量控制的学科。药物分析实验是对理论课程的必要补充,可使学生在实践中巩固药物分析常用的原理与方法,熟悉药品检验程序,能够从药物结构出发,正确选择分析方法,并进一步根据药品特点解决质量控制中的问题,培养学生初步分析问题和解决问题的能力。

本版《药物分析实验指导》立足《药物分析》(第9版)理论教材和《中华人民共和国药典》(简称《中国药典》)(2020年版)相关内容,力求使学生在药物分析理论课程学习的基础上,进一步提升药品质量分析与评价的实践能力。本教材的编写团队汇聚了一批在药物分析教学和科研领域具有丰富经验的教育工作者,他们在编写过程中根据多年的一线教学和科研经验,深度剖析实验教学中的优势及短板,聚焦药品质量控制核心问题,全面修订了实验内容,凸显了教材的科学性、前沿性、实用性、规范性。

本教材共分为六章,第一章介绍药物分析实验基本知识,第二章至第四章分别介绍化学原料药及其制剂分析、中药材及其制剂分析、生化药物与生物制品分析,第五章介绍体内药物分析,第六章介绍药品质量分析与评价指导原则。与上一版相比,本版具有如下特点:①框架调整,注重协调。本教材重新设计了章节结构,调整了部分实验的章节位置,按照化学原料药、中药材、生化药物与生物制品的分类介绍分析方法,并将原"综合性与设计性实验"章节中的相关实验合并到上述相应的三个章节内。②实验优化,注重实用。本教材精简了内容,删去了目前不常开设或不适合开设的部分实验。③内容更新,注重前沿。本教材紧密结合当前药物分析工作实际,新增了与药品质量安全热点相关的实验项目,例如"氟康唑原料药中遗传毒性杂质碘甲烷与氯乙烷的测定"和"中药设计性实验"等;本教材第六章根据《中国药典》(2020年版)和最新的国外药典的内容进行了全面更新和修订,确保了内容的前沿性和权威性。同时本教材中所述"通则"均为《中国药典》(2020年版)四部收录内容。

本教材由李清、苏梦翔、周婷婷、马学琴、付春梅、丘琴、杜英峰、杨新颖、张楠、张倩、陈晓颖、周晋、周萍、胡爽、洪俊丽、富戈共16位编者编写。本书的编写和出版过程得到了沈阳药科大学专家学者和《药物分析》(第9版)的主编杭太俊教授的悉心指导与大力支持。各位编委在教材编写过程中都得到了所在院校领导的积极支持和关心,在此表示衷心的感谢!

由于编者能力有限和时间紧迫,教材中难免存在不足之处,敬请广大读者批评指正。再次感谢您的理解和支持。

编　者

2025年2月

目 录

第一章　药物分析实验基本知识 ………………………………………………… 1

　　一、药物分析实验基本要求 ……………………………………………… 1

　　二、电子天平的使用及有效数字的处理 ………………………………… 2

　　三、药物分析实验记录与报告 …………………………………………… 4

　　四、其他 …………………………………………………………………… 7

第二章　化学原料药及其制剂分析 ……………………………………………… 8

　　实验 2-1　氧瓶燃烧法鉴别含卤素有机药物 …………………………… 8

　　实验 2-2　维生素类药物的化学法鉴别 ………………………………… 11

　　实验 2-3　地塞米松磷酸钠原料药中残留溶剂的气相色谱检查 ……… 14

　　实验 2-4　氟康唑原料药中遗传毒性杂质碘甲烷与氯乙烷的测定 …… 20

　　Experiment 2-5　Related Substances and Enantiomeric Purity Tests of
　　　　　　　　　　Levodopa by Achiral and Chiral Liquid Chromatography … 24

　　实验 2-6　阿司匹林原料药及肠溶片的质量分析 ……………………… 29

　　实验 2-7　头孢呋辛钠原料药及注射用无菌粉末的质量分析 ………… 36

　　实验 2-8　硫酸阿托品原料药及片剂的质量分析 ……………………… 39

　　实验 2-9　注射用盐酸普鲁卡因的质量分析 …………………………… 43

　　实验 2-10　复方左炔诺孕酮片的质量分析 …………………………… 48

　　实验 2-11　维生素 A 软胶囊的质量分析 ……………………………… 51

　　实验 2-12　葡萄糖原料药及注射液的质量分析 ……………………… 54

　　实验 2-13　化学药物鉴别的设计性实验 ……………………………… 59

　　实验 2-14　化学药物杂质检查的设计性实验 ………………………… 64

　　实验 2-15　化学药物含量测定方法建立与评价设计性实验 ………… 73

　　Experiment 2-16　Analysis of Paracetamol and Its Tablets ………… 78

第三章　中药材及其制剂分析 …………………………………………………… 87

　　实验 3-1　槐花药材中总黄酮的质量分析 ……………………………… 87

　　实验 3-2　双黄连口服液的质量分析 …………………………………… 90

　　实验 3-3　银杏叶提取物及制剂的质量分析 …………………………… 94

　　实验 3-4　六味地黄丸的质量分析 ……………………………………… 104

　　实验 3-5　中药设计性实验 ……………………………………………… 108

　　Experiment 3-6　Analysis of St.John's Wort ………………………… 112

第四章　生化药物与生物制品分析⋯⋯⋯⋯⋯⋯⋯⋯⋯⋯120

实验 4-1　胃蛋白酶及其片剂的质量分析⋯⋯⋯⋯⋯⋯120

实验 4-2　人血白蛋白及其冻干制剂的质量分析⋯⋯⋯121

Experiment 4-3　Analysis of Insulin Human and Its Injection⋯⋯⋯⋯128

第五章　体内药物分析⋯⋯⋯⋯⋯⋯⋯⋯⋯⋯⋯⋯140

实验 5-1　兔血浆中茶碱的紫外光谱法测定⋯⋯⋯⋯140

实验 5-2　犬血浆中阿司匹林代谢产物水杨酸的高效液相色谱法测定⋯⋯143

实验 5-3　人尿液中氧氟沙星的高效液相色谱 - 荧光法测定⋯⋯146

Experiment 5-4　Determination of Aripiprazole and Dehydroaripiprazole in Human Plasma by LC-MS/MS⋯⋯⋯151

第六章　药物质量分析与评价指导原则⋯⋯⋯⋯⋯⋯158

第一节　分析方法验证指导原则⋯⋯⋯⋯⋯⋯⋯158

第二节　原料药物与制剂稳定性试验指导原则⋯⋯⋯163

第三节　药品杂质分析指导原则⋯⋯⋯⋯⋯⋯⋯168

第四节　生物样品定量分析方法验证指导原则⋯⋯⋯172

第五节　遗传毒性杂质控制指导原则⋯⋯⋯⋯⋯⋯181

第六节　国家药品标准物质制备指导原则⋯⋯⋯⋯⋯185

Section 7　Validation of Compendial Procedures⋯⋯⋯187

第一章　药物分析实验基本知识

一、药物分析实验基本要求

药物分析是一门研究和发展药品全面质量控制的学科,它综合运用现代分析分离技术,研究药品性质、制定药品标准、控制药品质量,具有实践性和应用性强的特点。药物分析实验是对理论课程的有力补充,让学生在实践中巩固药物分析鉴别、检查、含量测定的原理与方法,熟悉药品检验程序,具有检验常用药物及制剂的能力;能够从药物结构出发,正确选择分析方法,并进一步根据药品特点解决质量控制中的问题,形成初步的研究能力。

通过药物分析实验课严谨的实验操作训练,学生可熟练掌握药品质量分析所需的各种技能,包括:各种玻璃仪器的洗涤与正确使用;各种天平的适用范围及规范使用;常用的光谱及色谱仪器的规范使用;药物鉴别、检查、含量测定的实验基本操作方法;药品的称量,溶液的配制、转移、稀释等;熟悉《中国药典》(2020年版)中凡例和通则中的相关内容,能够根据实验要求准备相应的试剂等;进一步强化“量”的概念,熟练掌握试剂、药品浓度的计算及杂质限量、药品含量、制剂标示量百分含量等的计算等,并能对分析结果进行正确判断。

同时,也需要加强对学生基本研究能力的培养,包括:对于不同的分析样本,能够合理选择分析方法;熟悉药品质量标准制定的基本原则、内容与方法;能够根据质量标准内容合理设计方法学验证的项目,并能够按照实验步骤进行实验,合理分析数据。

为了提高药物分析实验教学质量,学生应达到以下基本要求。

1. 端正学习态度　学生在实验过程中要具备强烈的药品质量观念,端正学习态度,高度重视实验过程,严格训练,努力掌握知识和技术要领,形成严谨的实验作风。

2. 课前认真预习　为了提高实验课的学习效果,保障实验进程的安全高效,课前必须充分预习。实验预习主要包括以下内容。

(1)认真阅读实验教材、课程教材及相关的参考书目,查阅相关的文献资料为实验内容做准备,包括可能需要的数据、常数、公式及化学反应方程式等。

(2)明确每次实验的目的和要求,厘清实验原理与操作要点,安排实验进程,预估实验中可能发生的问题及掌握处理方法。

(3)了解实验仪器的结构与使用方法,详细阅读本教材各章节附录中常用仪器的使用规范与注意事项。

(4)熟悉实验中所使用试剂的性质及相关安全及环保常识,防止在实验中出现事故。

(5)根据自己对实验的理解,以及上述各项内容,简明扼要地写出实验预习报告,尽可能地以流程图或者简洁的文字形式表示,并根据原始记录的要求设计好原始记录的图表。

(6)对于综合性、设计性实验,学生需要在与指导老师交流沟通的基础上,通过查阅文献,逐步修改并完成实验设计方案,经过指导老师审定后方可实施。

3. 课堂严谨操作   实验严格遵守实验室各项规章制度,穿上实验工作服,在老师的指导下,按照要求严谨认真地完成实验。

(1)明确每一步实验的原理与目的,操作过程中胆大、心细、准确、规范;清楚辨别药品及试剂的摆放位置与实验场所,防止药品、试剂取用的交叉污染与浪费。

(2)进入实验室,必须携带实验原始记录本;无原始记录本者不得进行实验;实验过程中不得随意将原始记录写在除原始记录本外的其他任何载体上。

(3)如实、准确、详细地记录实验过程中的每一个步骤、观察到的实验现象、获得的实验数据,并根据所得信息对药品的质量进行合理判断;所得数据及现象均为原始记录,不得随意涂改、编造原始记录,如有记录错误,应按照要求进行更正。

(4)按照仪器使用标准操作规程使用各种精密仪器,使用完毕后按要求进行仪器使用登记。

(5)爱护实验仪器,小心谨慎地使用各种仪器、设备;实验过程中注意用电、煤气等的安全;具有挥发性的溶液倾倒或者试剂配制应在通风橱内完成;使用强酸、强碱时注意戴好手套;必要时戴好护目镜;及时清理实验台面;废液按要求处理回收。

(6)对于实验中出现的问题,要认真思考、寻找原因。对于团队开展的实验,要注重团结协作,在不断分析问题和解决问题的过程中完成实验内容。

4. 独立完成报告   实验报告是概括实验过程和总结实验结果的重要资料,是将直观的实验现象、原始数据按照实验要求,以理论性较强的文字形式表达的一种方式,是药物分析专业素养训练重要的组成部分,有助于学生形成规范的表达能力和药物分析专业的思维能力,因此要求学生必须按时、认真、独立地完成实验报告。

药物分析实验报告包括药品质量分析检验报告书和研究性实验报告两种形式,学生可以按照本书规定的格式完成,也可以根据实验老师的要求完成。

二、电子天平的使用及有效数字的处理

电子天平(electronic balance)是以电磁力或电磁力矩平衡被称物体重力的天平,其特点是称量准确可靠、显示快速清晰,并且具有自动检测系统、简便的自动校准装置以及超载保护等装置,是人们在实际分析中不可缺少的测量仪器。

电子天平按称量范围和精度可分为超微量天平、微量天平、半微量天平、常量天平。一般常用的电子天平精度为 0.1mg 和 0.01mg。

(一) 电子天平的使用

1. 调节水平   天平开机前,应观察天平水平仪内的气泡是否位于圆环的中央,若不水平则通过天平的地脚螺栓进行调节。

2. 预热天平   在初次接通电源或长时间断电后开机时,至少需要 30 分钟的预热时间。因此,在通常情况下,实验室电子天平不要经常切断电源。

3. 称量   应根据称量需要选择大小适宜的称量瓶或称量管。称量前应去皮,待显示器显示为零时,进行称量。

(二) 电子天平使用注意事项

1. 天平室温度应相对稳定,并保持天平内外温度和湿度趋于一致。天平应置于稳定的天平台上,避免震动、气流及阳光照射,防止腐蚀性气体侵蚀。

2. 称量易挥发和具有腐蚀性的物品时,要盛放在密闭的容器中,以免腐蚀和损坏电子天平。

3. 防止超载,注意被称物体的质量应在天平的最大载量以内。

4. 勿将称量样品洒落在天平内,若不慎洒落,要用干净柔软的刷子扫出。称量瓶外和称量盘上不能沾有粉末,以免影响称量的准确性并污染天平。

5. 定期对电子天平进行自校,保证其处于最佳状态。

(三) 有效数字的处理

有效数字系指在分析工作中所能得到的有实际意义的数值。其最后一位数字欠准是允许的,这种由可靠数字和最后一位不确定数字组成的数值,即为有效数字。保留有效数字的原则如下。

在记录测量数据时,只允许保留 1 位可疑数(欠准数),其误差是末位数的 ±1 个单位。例如用万分之一精度天平称量某试样的重量可以准确称量到 0.001g,小数点后第 4 位有 ±1 的误差,为欠准值,但记录时应保留它。

在数据中数字 1 至 9 均为有效数字,但数字 0 则有可能不是有效数字。0 在数字前面时,是定位用的无效数字,其余都是有效数字。当数据首位为 8 或 9 时,其有效位数可以多计 1 位。例如 90.0% 与 110.0%,都可以看成是 4 位有效数字。

常量分析结果一般要求要达到千分之一的准确度,需要保留 4 位有效数字,以表明分析结果的准确度是 1‰。

pH 等对数值,其有效位数是由其小数点后的位数决定的,其整数部分只表明其真数的乘方次数。pH=11.26([H^+]=5.5×10^{-12}mol/L),其有效位数只有 2 位。

(四) 数字修约规则

采用"四舍六入五留双"规则。即当多余尾数的首位 ≤4 时舍去;多余尾数的首位 ≥6 时进位;等于 5 时,若 5 后数字不为 0 则进位,若 5 后数字为 0,则视 5 前数字是奇数还是偶数,采用"奇进偶舍"的方式进行修约。例如,将下列数字修约为 4 位有效数字:14.144 7 → 14.14,14.486 3 → 14.49,14.025 0 → 14.02,14.015 0 → 14.02,14.025 1 → 14.03。

不允许连续修约。例如将数据 1.245 6 修约为 2 位有效数字,正确的做法为 1.245 6 → 1.2,不正确的做法为 1.245 6 → 1.246 → 1.25 → 1.3。

运算中可多保留 1 位有效数字,算出结果后再按规定修约。在运算过程中,为减少舍入误差,其他数值的修约可以暂时多保留 1 位,等运算得到结果时,再根据有效位数弃去多余的数字。特别是在运算步骤长,涉及数据多的情况下。

修约标准偏差值或其他表示不确定度时,只要有效数字后面还有数字,都进位。例如 *S*=0.213,若取两位有效数字,宜修约为 0.22。

(五) 运算法则

1. 加减运算 许多数值相加减时,所得和或差的绝对误差必较任何一个数值的绝对误差大,因此相加减时应以各数值中绝对误差最大(即欠准数字的位数最大)的数值为准,以确定其他数值在运算中保留的位数和决定计算结果的有效位数。

2. 乘除运算　许多数值相乘除时,所得积或商的相对误差必较任何一个数值的相对误差大。因此相乘除时应以各数值中相对误差最大(即有效位数最少)的数值为准,确定其他数值在运算中保留的位数和决定计算结果的有效位数。

(六) 注意事项

1. 根据样品称量的要求,选择相应的量具　"精密称定"系指称取重量应准确至所取重量的千分之一,可根据称量选用分析天平或半微量分析天平;"精密量取"系指量取体积的准确度应符合国家标准中对该体积移液管的精密度要求,必要时应加校正值;"称定"系指称取重量应准确至所取重量的百分之一;"量取"系指可用量筒或按照量取体积的有效位数选用量具。"约"系指取用量不得超过规定量的 ±10%。取样量的精度未作特殊规定时,应根据其数值的有效位数选用与之相应的量具。如规定量取 5ml 时应选用 5~10ml 的量筒,量取 5.00ml 时应选用 5ml 的移液管进行量取。

2. 正确记录数值　应根据取样量、量具的精度、检测方法的允许误差和标准中的限度规定,确定数字的有效位数,记录全部准确数字和 1 位欠准数字。

3. 数值计算时必须执行修约规则和运算规则　在判定药品质量是否符合规定之前,应将全部数据根据有效数字和数值修约规则进行运算,并将计算结果修约到标准中所规定的有效位数,而后进行判定。

例:胰岛素的干燥失重,规定不得过 10.0%。取样 0.203 1g,干燥后减失重量 0.017 8g,请判定是否符合规定。

本例中 0.017 8 的有效数字最少,为 3 位有效数字,故在计算过程中可暂时多保留 1 位(即保留 4 位有效数字)计算:0.017 8 ÷ 0.203 1 × 100.0%=8.76%。

因《中国药典》(2020 年版)规定的限度为不得超过 10.0%,故将计算结果 8.76% 修约为 8.8%,未超过 10.0%,应判为符合规定。

三、药物分析实验记录与报告

药物分析实验过程中,学生应按照要求撰写原始记录,实验完成后撰写实验报告。针对不同的实验项目,应该记录与之相应的关键数据和仪器型号等,包括但不限于供试品取用量及其预处理、供试液与对照液的配制、使用的试剂名称及用量、实验现象或结果、计算公式等。为了培养学生规范填写检验原始记录、正确处理检验数据与报告结果的能力,对于药物质量检验分析实验,学生可以按照制式的药品检验原始记录表格和药品质量检验报告书进行书写。对于综合性和设计性实验,实验记录与报告应该按照科研训练的要求书写,以培养学生养成严谨的实验态度,缜密的实验思路和合理分析问题、解决问题的能力。另外实验中还应根据所使用仪器的性能与特点,记录实验过程中仪器相关参数,做好仪器使用登记。

1. 药品检验原始记录格式示例

温度（℃）： 相对湿度（%）：

样品名称	
生产厂家	
样品批号	
检验方法	
仪器名称及型号	
天平型号	

鉴别		
	操作	实验现象或数据
（项目1）		
（项目2）		

检查		
	操作	实验现象或数据
（项目1）		
（项目2）		

含量测定

样品称重 $W(\text{g})$：_____

测定编号	A_1	A_2	A_3	$A_{平均}$	含量（%）
计算公式	含量（%）=				
标准规定					
结论	(均)符合规定		(均)不符合规定		

检验者： 校对者： 审核者：

日 期： 日 期： 日 期：

2. 药品质量检验报告书格式示例

_____检验报告

样品名称		样品批号	
生产单位		供样单位	
检验项目			
检验依据			
备注			

检验结果

检验项目	标准规定	检验数据	项目结论

【鉴别】

(1)

(2)

【检查】

(1)

(2)

【含量测定】

本品按_____(标准)检验,结果符合 / 不符合规定。

检验者: 校对者: 审核者:
日　期: 日　期: 日　期:

3. 综合性、设计性实验报告格式示例

(1)实验报告形式

实验题目
一、实验目的
二、实验原理
三、仪器与试剂
四、实验步骤与结果
五、分析与讨论
六、结论
七、参考文献

(2)研究论文形式

论文题目
作者与单位
中文摘要
中文关键词
英文题目与摘要
前言
一、仪器与试剂
二、实验方法
三、结果与讨论
四、结论
参考文献

四、其他

本实验指导所采用的方法,如在括号内注明"通则 ××××",即表示出自《中国药典》(2020 年版)四部。本实验指导中所用的实验试剂,除色谱分析中使用"色谱纯"试剂外,无特殊说明均为"分析纯"试剂;实验用水,除色谱分析中使用"去离子水"外,无特殊说明均为蒸馏水。

(李 清　周婷婷)

第二章　化学原料药及其制剂分析

实验 2-1　氧瓶燃烧法鉴别含卤素有机药物

一、实验目的

1. 掌握　氧瓶燃烧法的基本原理与基本操作。
2. 熟悉　氟哌啶醇鉴别的基本原理和操作方法。
3. 了解　醋酸曲安奈德鉴别的基本原理和操作方法。

二、实验原理

　　氟哌啶醇和醋酸曲安奈德均为《中国药典》(2020 年版)收载的有机卤素药物,它们药物结构中的卤素与碳原子以共价键结合,用常规方法难以分析。因此,必须采用适当的有机破坏方法将药物分子破坏,使有机结合状态的卤素转变成可分析的无机卤素化合物,常用的破坏方法是氧瓶燃烧法。氧瓶燃烧法系将分子中含有卤素或硫等元素的有机药物,在充满氧气的燃烧瓶中进行燃烧,待燃烧产物被吸收液吸收后,再选用适宜的分析方法来进行药物鉴别。

　　氟哌啶醇,1-(4- 氟苯基)-4- [4-(4- 氯苯基)-4- 羟基 -1- 哌啶基]-1- 丁酮。白色或类白色的结晶性粉末;无臭。本品在三氯甲烷中溶解,在乙醇中略溶,在乙醚中微溶,在水中几乎不溶。按干燥品计算,含 $C_{21}H_{23}ClFNO_2$ 不得少于 98.5%。

　　醋酸曲安奈德,16α,17- [(1- 甲基亚乙基) 双(氧)]-11β,21- 二羟基 -9- 氟孕甾 -1,4- 二烯 -3,20- 二酮 -21- 醋酸酯。白色或类白色的结晶性粉末;无臭。本品在三氯甲烷中溶解,在乙醇中略溶,在乙醚中微溶,在水中几乎不溶。按干燥品计算,含 $C_{26}H_{33}FO_7$ 应为 97.0%~102.0%。

$C_{21}H_{23}ClFNO_2$　375.87　　　　　　　　　　$C_{26}H_{33}FO_7$　476.54

1. 氟哌啶醇的鉴别反应　将氟哌啶醇在充满氧气的密闭燃烧瓶内燃烧,转变为氯化氢,用氢氧化钠吸收液进行吸收,生成氯化钠,加稀硝酸成酸性后,缓缓煮沸 2 分钟,滴加硝酸银试液,即生成白色凝乳状沉淀;分离,沉淀加氨试液溶解,再加稀硝酸酸化,沉淀复生成。

反应式如下:

$$Ag^+ + Cl^- \rightarrow AgCl \downarrow$$

$$AgCl + 2NH_3 \rightarrow [Ag(NH_3)_2]^+ + Cl^-$$

$$[Ag(NH_3)_2]^+ + Cl^- + 2HNO_3 \rightarrow AgCl \downarrow + 2NH_4NO_3$$

2. 醋酸曲安奈德的鉴别反应　将醋酸曲安奈德在充满氧气的密闭的燃烧瓶内燃烧,转变为氟离子,用碱性水溶液吸收成为无机氟化物,与茜素氟蓝和硝酸亚铈试液在 pH 为 4.3 的弱酸性条件下生成蓝紫色配位化合物。

反应式如下:

茜素氟蓝　　　　　　　　　　　　　　　　蓝紫色配位化合物

三、仪器与试药

1. 仪器　燃烧瓶。

2. 试药　氟哌啶醇原料药、醋酸曲安奈德原料药、氢氧化钠试液、稀硝酸、硝酸银试液、氨试液、茜素氟蓝试液、稀醋酸、醋酸钠、硝酸亚铈试液。

四、实验步骤

1. 氟哌啶醇的鉴别　取氟哌啶醇原料药约 20mg,置于无灰滤纸中心折叠包裹后,固定于铂丝下端的网内或螺旋处,使尾部露出。另在燃烧瓶内加入氢氧化钠试液 5ml 作为吸收液,并将瓶口用水湿润,小心急速通入氧气约 1 分钟(通气管应接近液面,使瓶内空气排尽),立即用表面皿覆盖瓶口,移置他处;点燃包有供试品的滤纸尾部,迅速放入燃烧瓶中,按紧瓶塞,用水少量封闭瓶口,待燃烧完毕(应无黑色碎片),充分振摇,使生成的烟雾完全吸入吸收液中,放置 15 分钟。吸收液中加稀硝酸使成酸性后,缓缓煮沸 2 分钟,溶液滴加硝酸银试液,即生成白色凝乳状沉淀;分离,沉淀加氨试液溶解,再加稀硝酸酸化后,沉淀复生成;同法另做空白试验。

2. 醋酸曲安奈德的鉴别　取醋酸曲安奈德原料药约 7mg,置于无灰滤纸中心折叠包裹后,固定于铂丝下端的网内或螺旋处,使尾部露出。另在燃烧瓶内加入水 20ml 与 0.01mol/L 氢氧化钠溶液 6.5ml 为吸收液,并将瓶口用水湿润,小心急速通入氧气约 1 分钟,立即用表面皿覆盖瓶口,移置他处;点燃包有供试品的滤纸尾部,迅速放入燃烧瓶中,按紧瓶塞,用少量水封闭瓶口,待燃烧完毕(应无黑色碎片),充分振摇。取吸收液 2ml,加茜素氟蓝试液 0.5ml,再加 12% 醋酸钠的稀醋酸溶液 0.2ml,用水稀释至 4ml,加硝酸亚铈试液 0.5ml,即显蓝紫色;同法做空白对照试验。

五、注意事项

1. 称样时要戴手套,使用镊子,称量完毕如不立即点火燃烧,不要将供试品置于装有吸收液的燃烧瓶内,以免吸潮。

2. 铂丝螺旋夹应洗净吹干,供试品包裹夹持应松紧适宜,便于供试品燃烧完全。

3. 燃烧瓶应充分洗涤,不得含有痕量的有机溶剂。为使瓶内空气排尽,通氧气时玻璃管应接近液面但不可触及液面和瓶壁,调节气量,小心、急速通氧约1分钟,保证充足氧气,将玻璃管逐渐移至瓶口,立即用表面皿覆盖瓶口。

4. 点火燃烧操作要远离氧气钢瓶,点燃供试品包,迅速插进燃烧瓶中,用手按紧瓶塞,并加水封闭瓶口,以防烟雾逸出。燃烧后瓶内为负压,若瓶子打不开,可微微加温,温度不要太高,以免冲开塞子。

5. 在燃烧操作中要有可行的防爆措施。

6. 含氟药物要用石英燃烧瓶。

六、思考题

1. 简述氧瓶燃烧法的原理、仪器装置及方法的注意事项。

2. 氧瓶燃烧法适用于哪些药物的预处理? 如何选择药物的吸收液和分析方法?

3. 为使供试品燃烧完全和吸收完全,应注意哪些问题?

七、附录

氧瓶燃烧法[《中国药典》(2020年版)四部通则0703]系将分子中含有卤素或硫等元素的有机药物在充满氧气的燃烧瓶中进行燃烧,待燃烧产物被吸入吸收液后,再采用适宜的分析方法来检查或测定卤素或硫等元素的含量。

1. 仪器装置　燃烧瓶为500ml、1 000ml或2 000ml磨口、硬质玻璃锥形瓶,瓶塞应严密、空心,底部熔封铂丝一根(直径为1mm),铂丝下端做成网状或螺旋状,长度约为瓶身长度的2/3,如图2-1。

2. 操作法　按各品种项下的规定,精密称取供试品(如为固体,应研细)适量,除另有规定外,置于无灰滤纸(图2-2a)中心,按虚线折叠(图2-2b)后,固定于铂丝下端的网内或螺旋处,使尾部露出。如为液体供试品,可在透明胶纸和滤纸做成的纸袋中称样,方法为将透明胶纸剪成规定的大小和形状(图2-2c),中部贴一张约16mm×6mm的无灰滤纸条,并于其突出部分贴一张6mm×35mm的无灰滤纸条(图2-2d),将胶纸对折,紧粘住底部及另一边,并使上口敞开(图2-2e);精密称定质量,用滴管将供试品从上口滴在无灰滤纸条上,立即捏紧粘住上口,精密称定质量,两次质量之差即为供试品的质量。将含有供试品的纸袋固定于铂丝下端的网内或螺旋处,使尾部露出。另在燃烧瓶内按各品

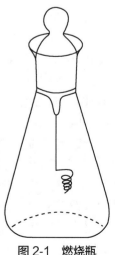

图2-1　燃烧瓶

种项下的规定加入吸收液,并将瓶口用水湿润,小心急速通入氧气约 1 分钟(通气管应接近液面,使瓶内空气排尽),立即用表面皿覆盖瓶口,移置他处;点燃包有供试品的滤纸尾部,迅速放入燃烧瓶中,按紧瓶塞,用水少量封闭瓶口,待燃烧完毕(应无黑色碎片),充分振摇,使生成的烟雾被完全吸入吸收液中,放置 15 分钟,用少量水冲洗瓶塞及铂丝,合并洗液及吸收液。同法另做空白试验。然后按各品种项下规定的方法进行检查或测定。

3. 附注　操作中在燃烧时要有防爆措施。

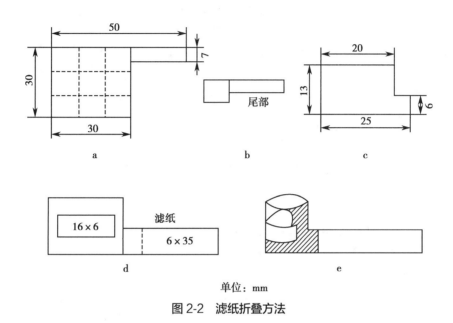

单位：mm

图 2-2　滤纸折叠方法

（周　萍）

实验 2-2　维生素类药物的化学法鉴别

一、实验目的

1. 掌握　维生素类药物(维生素 A、维生素 B_1、维生素 C)的鉴别原理和鉴别方法。
2. 熟悉　维生素类药物(维生素 A、维生素 B_1、维生素 C)鉴别实验操作中的基本方法和试剂。

二、实验原理

维生素 A 的结构是具有一个共轭多烯醇侧链的环己烯,存在多个立体异构体。天然维生素 A 主要是全反式维生素 A,尚有多种其他异构体,根据取代基 R 不同分为维生素 A 醇和其酯。《中国药典》(2020 年版)二部中收载的维生素 A 是指用每 1g 含 270 万单位以上的维生素 A 醋酸酯结晶加精制植物油制成的油溶液,含维生素 A 应为标示量的 97.0%~103.0%。本品为淡黄色油溶液或结晶与油的混合物(加热至 60℃应为澄清溶液);无臭;在空气中易氧化,遇光易变质。本品与三氯甲烷、乙醚、环己烷或石油醚能任意混合,在乙醇中微溶,在水中不溶。

　　—R=—H,维生素A醇（$C_{20}H_{30}O$　286.44）
　　—R=—COCH$_3$,维生素A醋酸酯（$C_{22}H_{32}O_2$　328.48）

　　维生素 B$_1$ 化学名为氯化 4- 甲基 -3-［(2- 甲基 -4- 氨基 -5- 嘧啶基)甲基］-5-(2- 羟基乙基)噻唑鎓盐酸盐。按干燥品计算,含 $C_{12}H_{17}ClN_4OS \cdot HCl$ 不得少于 99.0%。本品为白色结晶或结晶性粉末;有微弱的特臭,味苦;干燥品在空气中迅即吸收约 4% 的水分。本品在水中易溶,在乙醇中微溶,在乙醚中不溶。

$C_{12}H_{17}ClN_4OS \cdot HCl$　337.27

　　维生素 C,即 L- 抗坏血酸。含 $C_6H_8O_6$ 不得少于 99.0%。本品为白色结晶或结晶性粉末;无臭,味酸;久置色渐变微黄;水溶液显酸性反应。本品在水中易溶,在乙醇中略溶,在三氯甲烷或乙醚中不溶。

$C_6H_8O_6$　176.13

　　1. 维生素 A 的鉴别反应　维生素 A 在饱和无水三氯化锑的无醇三氯甲烷溶液中即显蓝色,并逐渐变成紫红色。其机制为维生素 A 和氯化锑中存在的亲电试剂氯化高锑作用形成不稳定的蓝色碳正离子。

　　反应式如下:

　　2. 维生素 B$_1$ 的鉴别反应　维生素 B$_1$ 在碱性溶液中,可被铁氰化钾氧化生成硫色素。硫色素溶于正丁醇中,显蓝色荧光。

反应式如下：

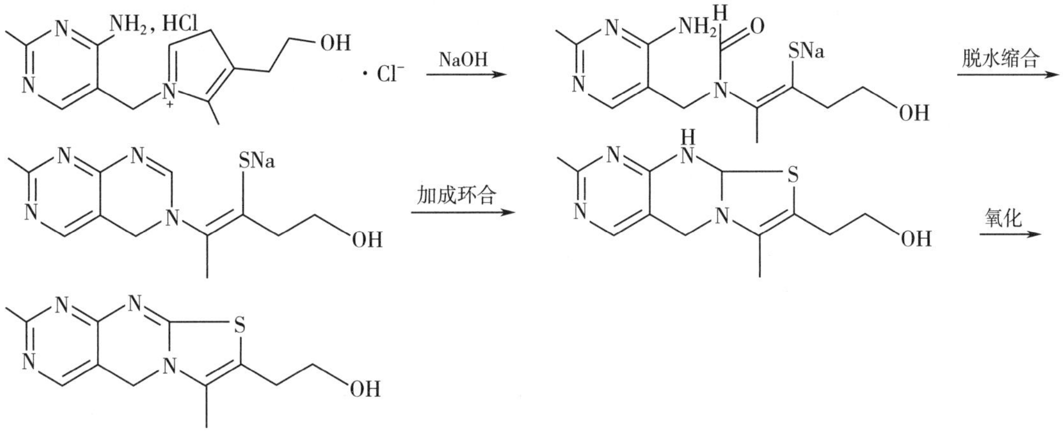

3. 维生素 C 的鉴别反应

(1)维生素 C 分子中有烯二醇基,具有强还原性,可被硝酸银氧化为去氢维生素 C,同时产生黑色金属银沉淀。

反应式如下：

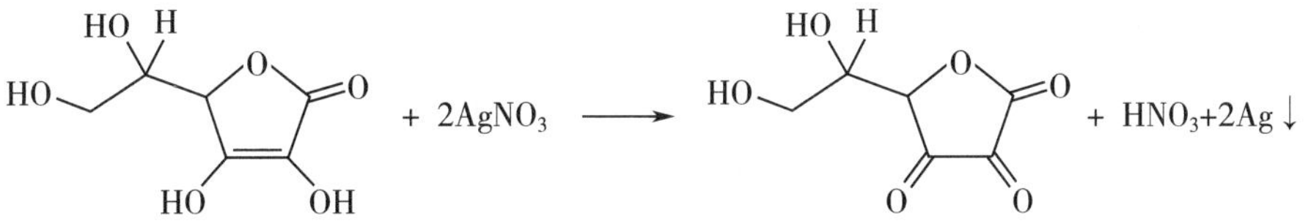

(2)2,6- 二氯靛酚的氧化型在酸性介质中为玫瑰红色,碱性介质中为蓝色,与维生素 C 作用后生成还原型无色的酚亚胺。

反应式如下：

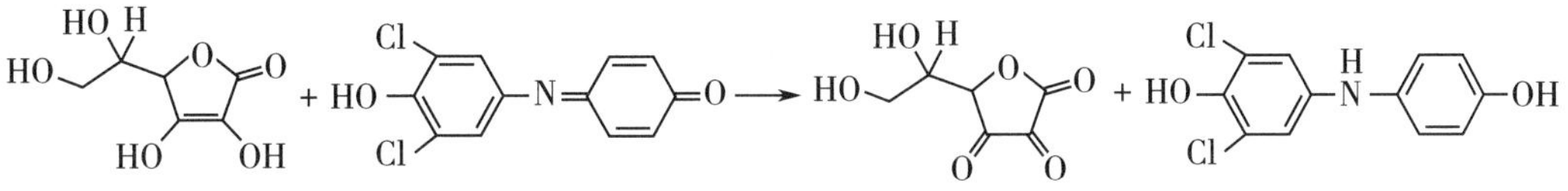

玫瑰红色　　　　　　　　　　　　　　　　　无色

三、试药

试药:维生素 A、维生素 B_1 及维生素 C 原料药、精制植物油、25% 三氯化锑的三氯甲烷溶液、铁氰化钾试液、硝酸银试液、二氯靛酚钠试液、稀盐酸、氢氧化钠试液、三氯甲烷、正丁醇。

四、实验步骤

1. 维生素 A 的鉴别　取本品 1 滴,加三氯甲烷 10ml 振摇使溶解;取 2 滴,加三氯甲烷 2ml 与 25% 三氯化锑的三氯甲烷溶液 0.5ml,观察并记录实验现象。取精制植物油平行操作,观察并比较实验现象。

2. 维生素 B_1 的鉴别　取本品约 5mg,加氢氧化钠试液 2.5ml 溶解后,加铁氰化钾试液 0.5ml 与正丁醇 5ml,强力振摇 2 分钟,放置使分层,观察醇层荧光颜色;加稀盐酸使成酸性,而后再加氢氧化钠试液使成碱性,观察并记录实验现象。不加维生素 B_1 平行操作,观察并比较实验现象。

3. 维生素 C 的鉴别　取本品约 0.2g,加水 10ml 溶解后,分成两等份,在一份中加硝酸银试液 0.5ml,观察并记录实验现象;在另一份中加二氯靛酚钠试液 1~2 滴,观察并记录实验现象。不加维生素 C 平行操作,观察并比较实验现象。

五、注意事项

1. 维生素 A 的鉴别实验中,反应需在无水、无醇条件下进行,所有仪器和试剂必须干燥无水,三氯甲烷中必须无醇。

2. 三氯化锑试剂有强的腐蚀性,实验后不仅试管内溶液要回收,试管也要集中回收。

3. 维生素 B_1 的鉴别实验中,荧光在正丁醇层出现,呈环状。

4. 由于二氯靛酚钠试液不够稳定,贮存过程中会分解,故需使用前配制。

六、思考题

1. 维生素 A 的鉴别实验中,反应为何必须在无水、无醇条件下进行?

2. 对于强还原剂维生素 C 的鉴别,如何根据其化学结构选择专属性好的定性反应?

(马学琴)

实验 2-3　地塞米松磷酸钠原料药中残留溶剂的气相色谱检查

一、实验目的

1. 掌握　内标法测定地塞米松磷酸钠中残留溶剂的方法。

2. 熟悉　气相色谱法进行有机溶剂残留检查的基本原理及操作技术。

3. 了解　仪器的基本原理。

二、实验原理

地塞米松磷酸钠为肾上腺皮质激素药物,化学名称为 16α- 甲基 -11β,17α,21- 三羟基 -9α- 氟孕甾 -1,4- 二烯 -3,20- 二酮 -21- 磷酸酯二钠盐。白色至微黄色粉末;无臭;有引湿性。在水或甲醇中溶解,在丙酮或乙醚中几乎不溶。按无水、无溶剂物计算,含 $C_{22}H_{28}FNa_2O_8P$ 应为 97.0%~102.0%。

$$C_{22}H_{28}FNa_2O_8P \quad 516.41$$

由于地塞米松磷酸钠在生产中使用了甲醇、乙醇和丙酮,因此应进行甲醇、乙醇和丙酮的残留量检查。《中国药典》(2020 年版)四部通则 0861 规定,甲醇属于第二类溶剂,其限度为 0.3%;乙醇属于第三类溶剂,其限度为 0.5%;丙酮属于第三类溶剂,其限度为 0.5%。

有机溶剂残留量的检查是利用有机溶剂低沸点、易挥发的特点,采用气相色谱法进行测定,可采用填充柱,也可以采用毛细管柱,检测器常使用火焰离子化检测器(flame ionization detector,FID)。进样方式通常有两种:溶液直接进样及顶空进样。《中国药典》(2020 年版)四部中残留溶剂测定法中的第一法采用顶空进样方式。当测定的残留溶剂沸点较低时,常采用顶空进样方式。对于沸点过高的溶剂,宜采用直接进样测定。

当采用内标法进行有机溶剂残留量检查时,供试品溶液所得的被测残留溶剂峰面积与内标物峰面积比,不得大于对照品溶液所得相应峰面积比。

三、仪器与试药

1. **仪器**　气相色谱仪,6% 氰丙基苯基 -94% 二甲基聚硅氧烷毛细管色谱柱,高分子多孔小球为固定相的色谱柱,顶空进样器,火焰离子化检测器,量瓶,天平,移液管,顶空瓶,压盖器,橡胶塞,铝环,微量注射器。

2. **试药**　地塞米松磷酸钠,甲醇,乙醇,丙酮,正丙醇。

四、实验步骤

对残留溶剂的检查方法如下。

(一) 顶空进样法[参考《中国药典》(2020 年版)收载方法]

照残留溶剂测定法(通则 0861)测定。

1. **内标溶液**　取正丙醇,用水稀释制成 0.02%(ml/ml)的溶液。

2. **供试品溶液**　取地塞米松磷酸钠约 1.0g,精密称定,置 10ml 量瓶中,加内标溶液溶解并稀释至刻度,摇匀,精密量取 5ml,置顶空瓶中,密封。

3. **对照品溶液**　取甲醇约 0.3g、乙醇约 0.5g 与丙酮约 0.5g,精密称定,置 100ml 量瓶中,用内标溶液稀释至刻度,摇匀,精密量取 1ml,置 10ml 量瓶中,用内标溶液稀释至刻度,摇匀,精密量取 5ml,置顶空瓶中,密封。

4. **色谱条件**　用 6% 氰丙基苯基 -94% 二甲基聚硅氧烷毛细管色谱柱,起始温度为 40℃,以 5℃/min 的速率升温至 120℃,维持 1 分钟,顶空平衡温度为 90℃,平衡时间为 60 分钟。

5. **系统适用性要求**　理论板数按正丙醇峰计算不低于 10 000,各成分峰之间的分离度均应符合要求。

6. 测定法   分别量取供试品溶液与对照品溶液顶空瓶上层气体 1ml,注入气相色谱仪,记录色谱图。

7. 限度   按内标法以峰面积计算,甲醇、乙醇与丙酮的残留量均应符合规定。

(二) 溶液直接进样法 [参考《中国药典》(2020 年版)收载方法]

1. 供试品溶液的配制   取地塞米松磷酸钠约 0.16g,精密称定,置于 10ml 量瓶,精密加入 0.1%(ml/ml)正丙醇水溶液(内标溶液)2ml,加水溶解并稀释至刻度,摇匀,即得。

2. 对照品溶液的配制   取甲醇约 0.004 8g、乙醇约 0.007 9g、丙酮约 0.007 9g,精密称定,置于 10ml 量瓶中,加水稀释至刻度,摇匀,即得对照品贮备液;精密量取对照品贮备液 1ml,置于 10ml 量瓶中,再精密加入上述内标溶液 2ml,加水稀释至刻度,摇匀,即得。

3. 按照残留溶剂测定法试验   采用高分子多孔小球为固定相的色谱柱,柱温 150℃,理论板数按正丙醇计算不低于 1 000,各成分峰间的分离度应均符合要求。分别吸取对照品溶液与供试品溶液各 1μl 注入气相色谱仪进行测定,记录色谱图。按内标法以峰面积比计算,甲醇量不得超过 0.3%,乙醇量不得超过 0.5%,丙酮量不得超过 0.5%。

五、注意事项

1. 顶空瓶需洗净干燥,否则会影响溶液总体积,从而影响测定。

2. 配制溶液时及时密塞,减少残留溶剂的挥发。

3. 取对照品溶液和供试品溶液,分别连续进样 2~3 次,测定待测峰的峰面积。

4. 定量吸取待测样品溶液时,微量注射器中不应有气泡。

5. 微量注射器使用前应先用待测溶液润洗至少 3 次,实验结束后应用乙醇清洗干净,备用。

六、思考题

1. 顶空气相色谱法的基本原理是什么?

2. 直接进样气相色谱法检查地塞米松磷酸钠中残留溶剂时为什么采用内标法测定?与外标法相比,采用直接进样法时内标法有何优点?

3. 气相色谱法测定时,内标物选择的基本原则是什么?

4. 为什么开机时要先通载气再升温,关机时先使色谱柱温度降低再停止通载气并关机?

5. 参考《中国药典》(2020 年版)及相关文献,简述毛细管气相色谱法进行地塞米松磷酸钠中残留溶剂检查的方法。

七、附录

(一) 气相色谱法的基本原理

气相色谱法是以气体作为流动相(又名载气)的一种色谱分离分析方法。待测物或其衍生物在气化室气化后,由载气携入气相色谱柱,柱内有固定相,固定相可以是固体也可以是液体,由于样品中各组分的沸点或极性或吸附性质不同,各组分在色谱柱内迁移的速度不同,从而先后流出色谱柱进入检测器,用数据处理系统记录色谱信号。进样方式一般可采用溶液直接进样或顶空进样。溶液直接进样采用微量注射器、微量进样阀或有分流装置的气化室进样。顶空进样适用于固体和液体供试品中挥发性组分的分离和测定。将固态或液态的供试品制成供试液后,置于密闭小瓶中,在恒温控制的加热室中加热至供试品中挥发性组分在非气态和气态达到平衡后,由进样器自动吸取一定体积的顶空气体注入色谱柱中。

(二) 气相色谱法仪器操作注意事项

1. 开机前应检查各气路净化装置中的变色硅胶或分子筛(或其他的填料)是否需要更换(更换下来的变色硅胶在 140℃ 干燥 2 小时后即可使用,分子筛可以在 400~600℃ 干燥 4~6 小时活化后使用)。

2. 开机前检查气路系统是否有漏气现象,检查进样口硅橡胶密封垫圈是否需更换。

3. 气相色谱进样量不宜过大,以免色谱柱过载,一般不超过数微升;色谱柱的柱径越细,进样量应越少;采用毛细管柱时,一般应采用分流进样。

4. 开机时,要先通载气,再升高气化室、检测器温度和色谱柱温度,为使检测器温度始终高于分析柱温度,可先加热检测器,待检测器温度升至近设定温度时再升高色谱柱温度;关机前先关闭氢气和空气,然后降柱温,待柱温降至 40℃ 以下时,才可停止通载气、关闭气相色谱仪。

5. 为了去除色谱柱中的残留溶剂及易流失的物质,新填充柱和毛细管柱在使用前需老化处理,色谱柱如长期未用,使用前也应老化处理,使基线稳定。

6. FID 对碳氢化合物的响应良好,适合检测大多数的药物。它采用氢气作为燃气,空气作为助燃气。在使用 FID 时,检测器的温度一般应高于柱温,通常设为 250~350℃,并不得低于 150℃,以免水汽凝结。使用 FID 时,不点火严禁通 H_2,通 H_2 后要及时点火,并保证火焰点着。点火时应关小空气流量,开大 H_2 流量,待点燃后,慢慢调整到所需工作比例,一般空气与 H_2 的流量比为 10:1,载气(N_2)与 H_2 的流量比为 (1:1)~(1:1.5),此时检测器灵敏度最高。

(三) 残留溶剂测定法[《中国药典》(2020 年版) 四部通则 0861]

药品中的残留溶剂系指在原料药或辅料的生产中,以及在制剂制备过程中使用的,但在工艺过程中未能完全去除的有机溶剂。药品中常见的残留溶剂及限度见表 2-1,除另有规定外,第一类、第二类、第三类溶剂的残留限度应符合表 2-1 中的规定;对其他溶剂,应根据生产工艺的特点,制定相应的限度,使其符合产品规范、《药品生产质量管理规范》(Good Manufacture Practice,GMP) 或其他基本的质量要求。

1. 色谱柱要求

(1) 毛细管柱:除另有规定外,极性相近的同类色谱柱之间可以互换使用。具体包括:①非极性色谱柱,固定液为 100% 的二甲基聚硅氧烷的毛细管柱;②极性色谱柱,固定液为聚乙二醇(PEG-20M)的毛细管柱;③中极性色谱柱,固定液为 (35%) 二苯基 -(65%) 甲基聚硅氧烷、(50%) 二苯基 -(50%) 二甲基聚硅氧烷、(35%) 二苯基 -(65%) 二甲基聚硅氧烷、(14%) 氰丙基苯基 -(86%) 二甲基聚硅氧烷、(6%) 氰丙基苯基 -(94%) 二甲基聚硅氧烷的毛细管柱等;④弱极性色谱:固定液为 (5%) 苯基 -(95%) 甲基聚硅氧烷、(5%) 二苯基 -(95%) 二甲基硅氧烷共聚物的毛细管柱等。

(2) 填充柱:以直径为 0.18~0.25mm 的二乙烯苯 - 乙基乙烯苯型高分子多孔小球或其他适宜的填料作为固定相。

表 2-1 药品中常见的残留溶剂及限度

溶剂名称	限度 /%	溶剂名称	限度 /%
第一类溶剂（应该避免使用）		**第三类溶剂（药品 GMP 或其他质量要求限制使用）**	
苯	0.000 2	醋酸	0.5
四氯化碳	0.000 4	丙酮	0.5
1,2- 二氯乙烷	0.000 5	甲氧基苯	0.5
1,1- 二氯乙烯	0.000 8	正丁醇	0.5
1,1,1- 三氯乙烷	0.15	仲丁醇	0.5
		乙酸丁酯	0.5
第二类溶剂（应该限制使用）		叔丁基甲基醚	0.5
乙腈	0.041	二甲基亚砜	0.5
氯苯	0.036	乙醇	0.5
三氯甲烷	0.006	乙酸乙酯	0.5
环己烷	0.388	乙醚	0.5
1,2- 二氯乙烯	0.187	甲酸乙酯	0.5
二氯甲烷	0.06	甲酸	0.5
1,2- 二甲氧基乙烷	0.01	正庚烷	0.5
N,N- 二甲基乙酰胺	0.109	乙酸异丁酯	0.5
N,N- 二甲基甲酰胺	0.088	乙酸异丙酯	0.5
二氧六环	0.038	乙酸甲酯	0.5
2- 乙氧基乙醇	0.016	3- 甲基 -1- 丁醇	0.5
乙二醇	0.062	丁酮	0.5
甲酰胺	0.022	异丁醇	0.5
正己烷	0.029	正戊烷	0.5
甲醇	0.3	正戊醇	0.5
2- 甲氧基乙醇	0.005	正丙醇	0.5
甲基丁基酮	0.005	异丙醇	0.5
甲基环己烷	0.118	乙酸丙酯	0.5
N- 甲基吡咯烷酮	0.053	三乙胺	0.5
硝基甲烷	0.005		
吡啶	0.02	**第四类溶剂（尚无足够毒理学资料）**[2]	
环丁砜	0.016	1,1- 二乙氧基丙烷	
四氢化萘	0.01	1,1- 二甲氧基甲烷	
四氢呋喃	0.072	2,2- 二甲氧基丙烷	
甲苯	0.089	异辛烷	
1,1,2- 三氯乙烯	0.008	异丙醚	
二甲苯[1]	0.217	甲基异丙基酮	
异丙基苯	0.007	甲基四氢呋喃	
甲基异丁基酮	0.45	石油醚	
		三氯醋酸	
		三氟醋酸	

注：①通常含有 60% 间二甲苯、14% 对二甲苯、9% 邻二甲苯和 17% 乙苯。②药品生产企业在使用时应提供该类溶剂在制剂中残留水平的合理性论证报告。

2. 系统适用性试验

(1)用待测物的色谱峰计算,毛细管色谱柱的理论板数一般不低于 5 000;填充柱的理论板数一般不低于 1 000。

(2)色谱图中,待测物色谱峰与其相邻色谱峰的分离度应大于 1.5。

(3)以内标法测定时,对照品溶液连续进样 5 次,所得待测物与内标物峰面积之比的相对标准偏差(relative standard deviation,RSD)不大于 5%;若以外标法测定,所得待测物峰面积的 RSD 应不大于 10%。

3. 供试品溶液的制备

(1)顶空进样:除另有规定外,精密称取供试品 0.1~1g;通常以水为溶剂;对于非水溶性药物,可采用 N,N- 二甲基甲酰胺、二甲亚砜或其他适宜溶剂;根据供试品和待测溶剂的溶解度,选择适宜的溶剂且应不干扰待测溶剂的测定。根据各品种项下残留溶剂的限度规定配制供试品溶液,其浓度应满足系统定量测定的需要。

(2)溶液直接进样:精密称取供试品适量,用水或合适的有机溶剂使溶解;根据各品种项下残留溶剂的限度规定配制供试品溶液,其浓度应满足系统定量测定的需要。

4. 对照品溶液的制备　精密称取各品种项下规定检查的有机溶剂适量,采用与制备供试品溶液相同的方法和溶剂制备对照品溶液;如用水作溶剂,一般应先将待测有机溶剂溶解在 50% 二甲亚砜或 N,N- 二甲基甲酰胺溶液中,再用水逐步稀释。若为限度检查,根据残留溶剂的限度规定确定对照品溶液的浓度;若为定量测定,为保证定量结果的准确性,应根据供试品中残留溶剂的实际残留量确定对照品溶液的浓度;通常对照品溶液色谱峰面积不宜超过供试品溶液中对应的残留溶剂色谱峰面积的 2 倍。同时应根据实际情况调整,并确保浓度在方法学验证的有效范围内。必要时,应重新调整供试品溶液或对照品溶液的浓度。

5. 第一法(毛细管柱顶空进样等温法)

(1)色谱条件:柱温一般为 40~100℃;常以氮气为载气,流速为 1.0~2.0ml/min(一般适用于内径为 0.32mm 或 0.25mm 类的色谱柱);以水为溶剂时顶空瓶平衡温度为 70~85℃,顶空瓶平衡时间为 30~60 分钟;进样口温度为 200℃;如采用火焰离子化检测器(FID),温度为 250℃。

(2)测定法:取对照品溶液和供试品溶液,分别连续进样不少于 2 次,测定待测峰的峰面积。

对色谱图中未知有机溶剂的鉴别,可参考《中国药典》(2020 年版)四部通则 0861 附表 2 进行初筛。

6. 第二法(毛细管柱顶空进样程序升温法)

(1)色谱条件:柱温一般先在 40℃维持 8 分钟,再以 8℃/min 的升温速率升至 120℃,维持 10 分钟;以氮气为载气,流速为 2.0ml/min;以水为溶剂时顶空瓶平衡温度为 70~85℃,顶空瓶平衡时间通常为 30~60 分钟;进样口温度为 200℃;如采用 FID 检测器,进样口温度为 250℃。具体到某个品种的残留溶剂检查时,可根据该品种项下残留溶剂的组成调整升温程序。

(2)测定法:取对照品溶液和供试品溶液,分别连续进样不少于 2 次,测定待测峰的峰面积。

对色谱图中未知有机溶剂的鉴别,可参考《中国药典》(2020 年版)四部通则 0861 附表 3 进行初筛。

7. 第三法(溶液直接进样法)　可采用填充柱,亦可采用适宜极性的毛细管柱。

(1)测定法:取对照品溶液和供试品溶液,分别连续进样 2~3 次,测定待测峰的峰面积。

（2）计算法

1）限度检查：除另有规定外，按各品种项下规定的供试品溶液浓度测定。以内标法测定时，供试品溶液所得被测溶剂峰面积与内标峰面积之比不得大于对照品溶液的相应比值。以外标法测定时，供试品溶液所得被测溶剂峰面积不得大于对照品溶液的相应峰面积。

2）定量测定：按内标法或外标法计算各残留溶剂的量。

（3）附注

1）当需要检查有机溶剂的数量不多，且极性差异较小时，可采用等温法。当需要检查的有机溶剂数量较多，且极性差异较大时，可采用程序升温法。

2）除另有规定外，顶空条件的选择：①应根据供试品中残留溶剂的沸点选择顶空平衡温度。对沸点较高的残留溶剂，通常选择较高的平衡温度；但此时应兼顾供试品的热分解特性，尽量避免供试品产生的挥发性热分解产物对测定的干扰。一般应低于溶解供试品所用溶剂的沸点 10℃ 以下，能满足检测灵敏度即可；对于沸点过高的溶剂，如甲酰胺、2- 甲氧基乙醇、2- 乙氧基乙醇、乙二醇、N- 甲基吡咯烷酮等，用顶空进样测定的灵敏度不如直接进样，一般不宜用顶空进样方式测定。②顶空平衡时间一般为 30~45 分钟，以保证供试品溶液的气 - 液两相有足够的时间达到平衡。顶空平衡时间通常不宜过长，如超过 60 分钟，可能引起顶空瓶的气密性变差，导致定量准确性的降低。③对照品溶液与供试品溶液必须使用相同的顶空条件。

（杨新颖）

实验 2-4　氟康唑原料药中遗传毒性杂质碘甲烷与氯乙烷的测定

一、实验目的

1. 掌握　药物中杂质测定的分析方法验证内容和要求。
2. 熟悉　遗传毒性杂质的概念及其限值制定方法。
3. 了解　遗传毒性杂质的危害评估与分类。

二、实验原理

1. 氟康唑及其遗传毒性杂质碘甲烷与氯乙烷的化学结构

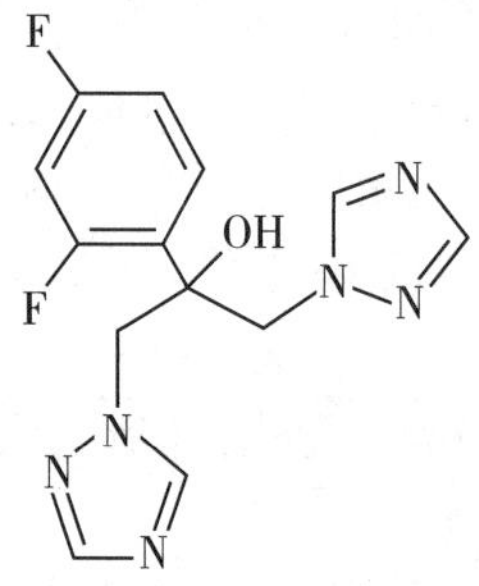

氟康唑 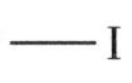　　　　　　　　碘甲烷 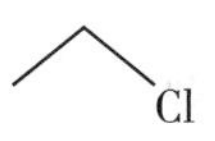　　　　　氯乙烷

2. 遗传毒性杂质限值的确定方法　药品生产、药品标准提高及上市药品再评价过程中如若发现杂质,应确定其是否为遗传毒性杂质。如果一个杂质被鉴定为具有潜在的致癌风险,应制定相应的限值,杂质限值一般按下式计算。

$$杂质限度 = \frac{杂质可接受摄入量}{药物每日最大用量}$$

确定遗传毒性杂质限值时主要的参考依据是杂质可接受摄入量,可接受摄入量的计算方法包括根据化合物特异性风险评估计算、根据毒理学关注阈值计算和根据给药周期调整计算等,目前常用的方法为根据毒理学关注阈值(threshold of toxicological concern,TTC)计算,具体如下。

对于无毒理学研究数据的杂质可采用 TTC 作为杂质可接受摄入量,其值为 1.5μg/d。TTC 是从 TD_{50}(median toxic dose,半数中毒剂量,即在一次毒性测试中,长期持续不断接触某种物质情况下,在被测动物中引起 50% 中毒的剂量)的剂量简单线性外推到十万分之一肿瘤发生率的剂量,且采用的 TD_{50} 数据来自最敏感物种和肿瘤发生的最敏感部位。在使用TTC 作为评估原料药和制剂中遗传毒性杂质的可接受摄入量时,即每天摄入量小于 1.5μg,其对应的理论上终生患癌风险小于十万分之一。TTC 可以通用于大部分药物,作为可接受摄入量的默认值。

碘甲烷和氯乙烷作为氟康唑原料药生产中可能残留的遗传毒性杂质并没有公认的限值,因此采用毒理学关注阈值法计算杂质限值,根据氟康唑使用说明书得知氟康唑每日最大用量为 60mg,根据上述公式计算碘甲烷和氯乙烷的杂质限值。

$$杂质限度 = \frac{1.5μg/d}{60mg/d} = 25ppm$$

3. 气相色谱 - 质谱法(GC-MS)测定原理　气相色谱法(gas chromatography,GC)系采用气体为流动相(载气)流经装有填充剂的色谱柱进行分离测定的色谱方法。物质或其衍生物气化后,被载气带入色谱柱进行分离,各组分先后进入检测器,用数据处理系统记录色谱信号。

质谱(mass spectrometry,MS)分析法是通过对被测样品离子的质荷比的测定对样品进行分析的一种分析方法。

气相色谱 - 质谱联用技术是分析方法中较早实现联用的技术,也是较为成熟的技术。质谱检测器作为气相色谱法较为常用的检测器之一,有着高灵敏度的显著优势,尤其适合进行样品的痕量分析。

4. 测定法　内标法:精密称(量)取对照品和内标物,分别配成溶液,各精密量取适量,混合配成校正因子测定用的对照溶液。取一定量进样,记录色谱图。测量对照品和内标物的峰面积或峰高,按下式计算校正因子。

$$校正因子(f) = \frac{A_s/c_s}{A_r/c_r}$$

式中,A_s 为内标物的峰面积或峰高,A_r 为对照品的峰面积或峰高,c_s 为内标物的浓度,c_r 为对照品的浓度。

再取各品种项下含有内标物的供试品溶液,进样,记录色谱图,测量供试品中待测成分和内标物的峰面积或峰高,按下式计算含量。

$$含量(c_x)=f \times \frac{A_x}{A'_s/c'_s}$$

式中,A_x 为供试品的峰面积或峰高,A'_s 为内标物的峰面积或峰高,c'_s 为内标物的浓度,c_x 为供试品的浓度,f 为内标法校正因子。采用内标法,可避免因样品前处理及进样体积的误差对测定结果的影响。

三、仪器与试药

1. 仪器　气相色谱 - 质谱联用(GC-MS)仪、十万分之一电子天平。
2. 试药　氟康唑原料药、碘甲烷、氯乙烷、三氯甲烷、甲醇。

四、实验步骤

1. 色谱条件与质谱条件　以固定液为 5% 苯基 -95% 二甲基聚硅氧烷的毛细管柱 HP-5ms (30m × 0.25mm × 0.25μm) 为色谱柱:起始温度为 40℃,维持 5 分钟,以 10℃ /min 的速率升温至 60℃,再以 30℃ /min 的速率升温至 120℃;进样口温度为 250℃,进样量为 1.0μl,载气为氮气,分流比为 20:1,载气流量为 1.0ml/min;检测器为单级四极杆质谱检测器,传输线温度为 230℃,离子源温度为 230℃,四级杆温度为 150℃,采集模式为选择离子检测(SIM)模式,选择离子扫描时间段如下:0~2.6 分钟扫描离子 m/z 为 63.95,2.6~7.0 分钟扫描离子 m/z 为 141.90,7 分钟后扫描离子 m/z 为 117.95。

2. 溶液的制备

(1)空白溶剂:甲醇。

(2)内标溶液:取三氯甲烷对照品适量,精密称定,置于量瓶,加甲醇定容至刻度,配制每 1ml 溶液中约含三氯甲烷 100μg,作为内标溶液。

(3)碘甲烷对照品溶液:取碘甲烷对照品适量,精密称定,置于量瓶,加甲醇定容至刻度,配制每 1ml 溶液中约含碘甲烷 5μg,作为碘甲烷对照品溶液。

(4)氯乙烷对照品溶液:取氯乙烷对照品适量,精密称定,置于量瓶,加甲醇定容至刻度,配制每 1ml 溶液中约含氯乙烷 5μg,作为氯乙烷对照品溶液。

(5)对照品溶液:分别取三氯甲烷对照品、碘甲烷对照品、氯乙烷对照品适量,精密称定,置于量瓶,用甲醇定容至刻度,配制每 1ml 溶液中约含碘甲烷 5μg、氯乙烷 5μg 和三氯甲烷 100μg,作为对照品溶液。

(6)供试品溶液:取本品 1.0g,精密称定,取 5ml 上述内标溶液使样品溶解,作为供试品溶液。

3. 系统适用性试验　取 2 项下对照品溶液 1.0μl 注入气相色谱 - 质谱仪,重复进样 5 次,按 1 项下色谱条件及方法测定色谱峰面积,按杂质峰面积对内标物峰面积的比值计算 RSD(%)值,其值应不大于 2%。

4. 分析方法验证

(1)专属性:取 2 项下空白溶剂、内标溶液、碘甲烷对照品溶液、氯乙烷对照品溶液、对照品溶液及供试品溶液,各取上述溶液 1.0μl 按 1 项下色谱条件及方法测定并记录色谱图,各组分应互不干扰。

(2)准确度:分别取三氯甲烷对照品、碘甲烷对照品、氯乙烷对照品适量,精密称定,置于量瓶,用甲醇定容至刻度,配制成每1ml溶液中约含碘甲烷4µg、氯乙烷4µg和三氯甲烷100µg,作为80%对照品溶液;配制成每1ml溶液中约含碘甲烷5µg、氯乙烷5µg和三氯甲烷100µg,作为100%对照品溶液;配制成每1ml溶液中约含碘甲烷6µg、氯乙烷6µg和三氯甲烷100µg,作为120%对照品溶液。取本品1.0g,精密称定,共9份,每份取5ml上述不同浓度对照品溶液使样品溶解,分别作为80%准确度溶液、100%准确度溶液、120%准确度溶液,每个浓度配制3份,照1项下色谱条件及方法测定,按内标法计算各杂质回收率(%)以及回收率的RSD(%)值。

(3)精密度:包含仪器精密度与重复性。

1)仪器精密度:取2项下对照品溶液1.0µl注入气相色谱-质谱仪,重复进样5次,按1项下色谱条件及方法测定色谱峰面积,按杂质峰面积对内标物峰面积的比值计算RSD(%)值,其值应不大于2%。

2)重复性:取本品1.0g,精密称定,并加入2项下对照品溶液5ml,作为加标供试品溶液,并平行配制6份;按1项下色谱条件及方法测定色谱峰面积,按内标法以杂质峰面积对内标物峰面积的比值来计算各杂质含量(ppm),并由各杂质含量结果来计算RSD(%)值。

(4)检测限:当各杂质峰的信噪比为3∶1时,将各杂质的浓度作为检测限,将其溶液作为检测限溶液,取检测限溶液1.0µl按1项下色谱条件及方法测定并记录色谱图。

(5)定量限:当各杂质峰的信噪比为10∶1时,将各杂质的浓度作为定量限,将其溶液作为定量限溶液,取定量限溶液1.0µl按1项下色谱条件及方法测定,并重复进样6次,按各杂质峰面积对内标物峰面积的比值计算RSD(%)值。

(6)线性与范围:按准确度项下方法分别配制50%对照品溶液、80%对照品溶液、100%对照品溶液、120%对照品溶液、150%对照品溶液、200%对照品溶液,并制备定量限溶液,取上述溶液各1.0µl按"1.色谱条件与质谱条件"下的方法测定,每份重复进样2次,记录色谱图,以各杂质峰面积对内标物峰面积的比值(y)对浓度(x)绘制标准曲线,得到回归方程。各杂质在定量限至10µg/ml的范围内,杂质峰面积对内标物峰面积的比值与浓度之间应呈良好的线性关系。

(7)耐用性:考察检测条件进行微小变化,各杂质测定结果受影响的程度,在不同厂牌或不同批号的同类色谱柱、不同分流比、进样口温度、载气流速、柱温等微小变化的条件下,经试验能通过系统适用性试验。

5. 样品测定　照"2.溶液的制备"制备对照品溶液和供试品溶液,均平行配制2份,每份重复进样2次,按1项下色谱条件及方法测定,记录色谱图,并按内标法以各杂质峰面积对内标物峰面积的比值来计算各杂质的含量(ppm)。

五、注意事项

1. 应严格按照仪器操作规程开展实验。

2. 使用仪器前需对质谱仪抽真空,在各项参数调谐合格后进行仪器操作,操作时设置溶剂延迟延长灯丝寿命。

3. 操作过程中禁止将水注入气相色谱仪以导致气相色谱柱的损坏。

4. 气相色谱仪和质谱检测器高温板块较多,应避免其与皮肤直接接触导致烫伤。

5. 实验中严格防护,避免试剂与皮肤、眼睛的接触及口鼻的吸入,如若操作不慎,请及时冲洗并就医。

六、思考题

1. 内标法与外标法的区别及优缺点是什么?

2. 什么是遗传毒性杂质,其危害有哪些?

3. 实验中的碘甲烷与氯乙烷属于哪类遗传毒性杂质? 同类遗传毒性杂质还有哪些化合物?

(李 清　张 倩)

Experiment 2-5　Related Substances and Enantiomeric Purity Tests of Levodopa by Achiral and Chiral Liquid Chromatography

1. Purposes

1.1　To learn about the principles and procedures for enantiomeric purity tests of Levodopa.

1.2　To exercise on the related substances and enantiomeric purity tests of Levodopa by achiral and chiral liquid chromatography.

2. Principles

Levodopa acts as a dopamine precursor and treatment agent of Parkinson's disease, its structure, molecular formula and molecular mass are as follows.

Levodopa（$C_9H_{11}NO_4$, FW=197.2）

Levodopa is (2S)-2-amino-3-(3, 4-dihydroxyphenyl) propanoic acid. It contains 99.0 percent to 101.0 percent of $C_9H_{11}NO_4$ (dried substance).

Appearance: White or almost white, crystalline powder.

Solubility: Slightly soluble in water, practically insoluble in ethanol (96 percent). It is freely soluble in 1mol/L hydrochloric acid and sparingly soluble in 0.1mol/L hydrochloric acid.

The structure, molecular formula of specified impurities A, B, C, D from Levodopa are as follows.

Structure Ⅰ

A. R=OH:(2*S*)-2-amino-3-(2, 4, 5-trihydroxyphenyl) propanoic acid

B. R=H:(2*S*)-2-amino-3-(4-hydroxyphenyl) propanoic acid (tyrosine)

Structure Ⅱ

and enantiomer

C. (2*RS*)-2-amino-3-(4-hydroxy-3-methoxyphenyl) propanoic acid (3-methoxy-DL-tyrosine)

Structure Ⅲ

D. (2*R*)-2-amino-3-(3, 4-dihydroxyphenyl) propanoic acid (D-dopa)

3. Apparatus and Reagents

HPLC equipment, potentiometer, analytical balance; volumetric flask, flask, volumetric cylinder, pipette, dropper, burette, beaker; Levodopa, tyrosine, 3-methoxy-l-tyrosine, D-dopa; copper acetate, *N*, *N*-dimethyl-l-phenylalanine, phosphate buffer solution, perchloric acid, hydrochloric acid, carbon dioxide-free water, methanol, acetic acid, anhydrous formic acid, dioxin.

4. Procedures and Methods

4.1 Related substances

Liquid chromatography (*Ph. Eur. Vol 1 2. 2. 29*). Use freshly prepared solutions.

Solution A: 10.3g/L solution of *hydrochloric acid R*.

Test solution: Dissolve 0.100g of the substance to be examined in solution A and dilute to 25ml with solution A.

Reference solution (a): Dilute 1.0ml of the test solution to 50.0ml with solution A. Dilute 5.0ml of this solution to 100.0ml with solution A.

Reference solution (b): Dissolve 8mg of *tyrosine R* (impurity B) and 4mg of *3-methoxy-l-*

tyrosine R (L-isomer of impurity C) in 2ml of the test solution and dilute to 50ml with solution A. Dilute 5ml of this solution to 100ml with solution A.

Column:

—size: *l*=0.25m, *φ*=4.6mm.

—stationary phase: spherical di-isobutyloctadecylsilyl silica gel for chromatography R (5μm) with a pore size of 8nm.

Mobile phase:

—mobile phase A: 0.1mol/L phosphate buffer solution pH 3.0.

—mobile phase B: methanol R, 0.1mol/L phosphate buffer solution pH 3.0 (18 : 85, *V/V*).

Gradient elution: see Table 2-2.

Table 2-2   Gradient elution table

Time/min	Mobile phase A (*V/V*)/%	Mobile phase B (*V/V*)/%
0~18	90	10
18~22	90 → 0	10 → 100
22~35	0	100

Flow rate: 1ml/min.

Detection: Spectrophotometer at 280nm.

Injection: 20μl.

Relative retention: With reference to Levodopa (retention time = about 6min): impurity A= about 0.7; impurity B = about 2; impurity C = about 3.5.

System suitability:

Reference solution (b):

—correction factor: for the calculation of content, multiply the peak area of impurity B by 2.2.

—impurity A: not more than the area of the principal peak in the chromatogram obtained with reference solution (a)(0.1 percent).

—impurity B: not more than 5 times the area of the principal peak in the chromatogram obtained with reference solution (a)(0.5 percent).

—impurity C: not more than twice the area of the principal peak in the chromatogram obtained with reference solution (a)(0.2 percent).

—unspecified impurities: for each impurity, not more than 0.5 times the area of the principal peak in the chromatogram obtained with reference solution (a)(0.05 percent).

—total: not more than 10 times the area of the principal peak in the chromatogram obtained with reference solution (a)(1.0 percent).

—disregard limit B: 0.3 times the area of the principal peak in the chromatogram obtained with reference solution (a)(0.03 percent).

4.2 Enantiomeric purity

Liquid chromatography (*Ph. Eur. Vol 1 2. 2. 29*). Use freshly prepared solution.

Test solution: Dissolve 25mg of the substance to be examined in the mobile phase and dilute to 25ml with the mobile phase.

Reference solution (a): Dilute 5.0ml of the test solution to 20.0ml with the mobile phase. Dilute 1.0ml of this solution to 50.0ml with the mobile phase.

Reference solution (b): Dissolve 10mg of *D-dopa R* (impurity D) in 10ml of the test solution. Dilute 1ml of this solution to 100ml with the mobile phase.

Column:

—size: *l*=0.15m, *φ*=3.9mm.

—stationary phase: spherical end-capped octadecylsilyl silica gel for chromatography R (5μm).

Mobile phase: Dissolve separately 200mg of *copper acetate R* and 387mg of *N, N-dimethyl-l-phenylalanine R* in *water R*; mix the 2 solutions and adjust immediately to pH 4.0 with *acetic acid R*; add 50ml of *methanol R* and dilute to 1 000ml with *water R*; mix and filter.

Flow rate: 1ml/min.

Detection: Spectrophotometer at 280nm.

Injection: 20μl.

Run time: Twice the retention time of Levodopa.

Relative retention: With reference to Levodopa (retention time = about 7mins): impurity D = about 0.4.

System suitability:

Reference solution (b):

—resolution: minimum 5 between the peaks due to impurity D and Levodopa.

Limit:

—impurity D: not more than the area of the principal peak in the chromatogram obtained with reference solution (a)(0.5 percent).

5. Discussions

Levodopa should be protected from light.

Levodopa preparations include Co-beneldopa Capsules, Dispersible Co-beneldopa Tablets, Co-careldopa Tablets, Levodopa Capsules, Levodopa Tablets.

When L-dopa is prescribed or demanded, Levodopa shall be dispensed or supplied.

Assay of Levodopa

Dissolve 0.150g, heating if necessary, in 5ml of anhydrous *formic acid R*. Add 50ml of *anhydrous acetic acid R*. Titrate with 0.1mol/L perchloric acid, determining the end-point potentiometrically (2.2. 20).

1ml of 0.1mol/L perchloric acid is equivalent to 19.72mg of $C_9H_{11}NO_4$.

What are the principles of enantiomeric separation of Dopa?

What are the standard operation procedures for the Levodopa enantiomeric purity test?

What are the commonly used method for, and the significance of the limit test for related substances of Levodopa?

6. References

ChP 2020 Monograph of Levodopa

左旋多巴

Zuoxuan Duoba

Levodopa

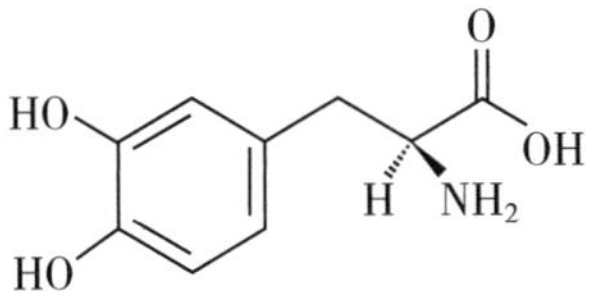

$$C_9H_{11}NO_4 \qquad 197.19$$

本品为（－）-3-（3,4- 二羟基苯基）-L- 丙氨酸。按干燥品计算，含 $C_9H_{11}NO_4$ 不得少于 98.0%。

【性状】 本品为白色或类白色的结晶性粉末；无臭。

本品在水中微溶，在乙醇、三氯甲烷或乙醚中不溶；在稀酸中易溶。

比旋度 取本品约 0.2g，精密称定，置 25ml 棕色量瓶中，加乌洛托品 5g，再加盐酸溶液 （9→100）溶液并稀释至刻度，摇匀，避光放置 3 小时，依法测定（通则 0621），比旋度为 –159° 至 –168°。

吸收系数 取本品，精密称定，加盐酸溶液（9→1 000）溶解并定量稀释制成每 1ml 中 约含 30μg 的溶液，照紫外 - 可见分光光度法（通则 0401），在 280nm 的波长处测定吸光度， 吸收系数（$E_{1cm}^{1\%}$）为 136~146。

【鉴别】

（1）取本品约 5mg，加盐酸溶液（9→1 000）5ml 使溶解，加三氯化铁试液 2 滴，即显绿 色。分取溶液 2.5ml，加过量的稀氨溶液，即显紫色；剩余的溶液中加过量的氢氧化钠试液， 即显红色。

（2）取本品约 5mg，加水 5ml 使溶解，加 1% 茚三酮溶液 1ml，置水浴中加热，溶液渐显 紫色。

（3）本品的红外光吸收图谱应与对照的图谱（光谱集 87 图）一致。

【检查】

酸性溶液的澄清度与颜色 取本品 0.4g，加盐酸溶液（9→100）10ml 溶解后，溶液应澄 清无色；如显色，与黄绿色或黄色 2 号标准比色液（通则 0901 第一法）比较，不得更深。

氯化物 取本品 0.30g，依法检查（通则 0801），与标准氯化钠溶液 6.0ml 制成的对照液 比较，不得更浓（0.02%）。

其他氨基酸 照薄层色谱法（通则 0502）试验。

供试品溶液 取本品，加盐酸溶液（9→1 000）溶解并定量制成每 1ml 中含 10mg 的 溶液。

对照溶液 精密量取供试品溶液 1ml，置 100ml 量瓶中，用盐酸溶液（9→1 000）稀释至 刻度，摇匀。

　　系统适用性溶液　取本品和酪氨酸,加盐酸溶液($9 \rightarrow 1\,000$)溶解并制成每1ml中含10mg与酪氨酸0.10mg的溶液。

　　色谱条件　采用微晶纤维素薄层板(微晶纤维素$0.15g/10cm^2$),以正丁醇-冰醋酸-水($2:1:1$)为展开剂。

　　系统适用性要求　系统适用性溶液应显左旋多巴与酪氨酸的各自斑点。

　　测定法　吸取上述三种溶液各$10\mu l$,分别点于同一薄层板上,展开,置空气中使溶剂挥散,喷以10%三氯化铁溶液与5%铁氰化钾溶液的等体积混合溶液(临用新制),立即检视。

　　限度　供试品溶液如显杂质斑点,与对照溶液的主斑点比较,不得更深。

　　干燥失重　取本品,在105℃干燥至恒重,减失重量不得过1.0%(通则0831)。

　　炽灼残渣　取本品1.0g,依法检查(通则0841),遗留残渣不得过0.1%。

　　重金属　取炽灼残渣项下遗留的残渣,依法检查(通则0821第二法),含重金属不得过百万分之十。

　　【含量测定】　取本品约0.1g,精密称定,加无水甲酸2ml使溶解,加冰醋酸20ml,摇匀,加结晶紫指示液2滴,用高氯酸滴定液(0.1mol/L)滴定至溶液显绿色,并将滴定的结果用空白试验校正。每1ml高氯酸滴定液(0.1mol/L)相当于19.72mg的$C_9H_{11}NO_4$。

　　【类别】　抗帕金森病药。

　　【贮藏】　遮光,密封保存。

　　【制剂】　①左旋多巴片;②左旋多巴胶囊。

(周婷婷)

实验2-6　阿司匹林原料药及肠溶片的质量分析

一、实验目的

1. 掌握　阿司匹林原料药及肠溶片的鉴别和含量测定的原理与操作。
2. 熟悉　阿司匹林原料药及肠溶片特殊杂质检查的原理与方法。
3. 了解　阿司匹林肠溶片释放度和片剂项下有关的各项规定。

二、实验原理

阿司匹林,2-(乙酰氧基)苯甲酸,为芳酸类药物。白色结晶或结晶性粉末;无臭或微带醋酸臭;遇湿气即缓缓水解。本品在乙醇中易溶,在三氯甲烷或乙醚中溶解,在水或无水乙醚中微溶;在氢氧化钠溶液或碳酸钠溶液中溶解,但同时分解。按干燥品计算,含$C_9H_8O_4$不得少于99.5%。

$C_9H_8O_4$　180.16

1. 水解后结构中出现酚羟基可以直接与三氯化铁试液反应显紫堇色。

2. 与碳酸钠试液加热水解,产生水杨酸钠及醋酸钠,加入过量硫酸酸化后,生成白色水杨酸沉淀,并发生醋酸臭气。

3. 阿司匹林合成中乙酰化不完全或者贮藏过程中水解产生的水杨酸对人体有毒,而且其分子中的酚羟基在空气中被逐渐氧化成一系列有色醌型化合物,使阿司匹林成品变色,因而需加以控制。阿司匹林在制剂过程中易水解生成水杨酸,《中国药典》(2020 年版)二部规定阿司匹林制剂均按照原料药方法与色谱条件检查水杨酸,阿司匹林原料药、片、肠溶片、肠溶胶囊、泡腾片及栓剂中游离水杨酸限量分别为 0.1%、0.3%、1.5%、1.0%、3.0% 和 3.0%。

4. 阿司匹林合成中残留的起始原料、中间体、副产物(如苯酚、水杨酸苯酯、乙酰水杨酸酐)等作为有关物质进行检查。

5. 阿司匹林结构中含有游离羧基,原料药用中性乙醇(对酚酞指示液显中性)为溶剂,可以用碱液直接滴定测定含量。阿司匹林制剂中的酸性水解产物及稳定剂会影响酸碱滴定,《中国药典》(2005 年版)二部收载两步滴定法测定阿司匹林片和肠溶片的含量。高效液相色谱法在共存有杂质、辅料及稳定剂的情况下,可以选择性测出被测成分,因此《中国药典》(2010 年版)后采用 HPLC 法对其进行含量测定。

三、仪器与试药

1. 仪器　高效液相色谱仪、溶出度测定仪、分析天平、水浴锅、锥形瓶、量瓶、滴定管。

2. 试药　阿司匹林原料药、阿司匹林肠溶片、水杨酸对照品、三氯化铁试液、碳酸钠试液、稀硫酸、中性乙醇、酚酞指示液、氢氧化钠滴定液(0.1mol/L)、磷酸钠、冰醋酸、甲醇、乙腈、四氢呋喃。

四、实验步骤

(一) 阿司匹林原料药的质量分析

1. 鉴别

(1)取阿司匹林原料药约 0.1g,加水 10ml,煮沸,放冷,加三氯化铁试液 1 滴,观察并记录实验现象。

(2)取阿司匹林原料药约 0.5g,加碳酸钠试液 10ml,煮沸 2 分钟后,放冷,加过量的稀硫酸,观察并记录实验现象。

2. 检查

(1)游离水杨酸:取阿司匹林原料药约 0.1g,精密称定,置 10ml 量瓶中,加 1% 冰醋酸的甲醇溶液适量,振摇使溶解,并稀释至刻度,摇匀,作为供试品溶液(临用新制);取水杨酸对照品约 10mg,精密称定,置 100ml 量瓶中,加 1% 冰醋酸的甲醇溶液适量使溶解并稀释至刻度,摇匀,精密量取 5ml,置 50ml 量瓶中,用 1% 冰醋酸的甲醇溶液稀释至刻度,摇匀,作为对照品溶液(浓度约为 10μg/ml)。照高效液相色谱法(通则 0512)测定。用十八烷基硅烷键合硅胶为填充剂;以乙腈 - 四氢呋喃 - 冰醋酸 - 水(20∶5∶5∶70)为流动相;检测波长为 303nm。理论板数按水杨酸峰计算不低于 5 000,阿司匹林峰与水杨酸峰的分离度应符合要求。精密量取对照品溶液和供试品溶液各 10μl,分别注入液相色谱仪,记录色谱图。供试品溶液色谱图中如有与水杨酸峰保留时间一致的色谱峰,按外标法以峰面积计算水杨酸的限度(不得过 0.1%)。

(2)有关物质:取阿司匹林原料药约 0.1g,精密称定,置 10ml 量瓶中,加 1% 冰醋酸的甲醇溶液适量,振摇使溶解并稀释至刻度,摇匀,作为供试品溶液;精密量取供试品溶液 1ml,置 200ml 量瓶中,用 1% 冰醋酸的甲醇溶液稀释至刻度,摇匀,作为对照溶液;精密量取对照溶液 1ml,置 10ml 量瓶中,用 1% 冰醋酸的甲醇溶液稀释至刻度,摇匀,作为灵敏度溶液。照高效液相色谱法(通则 0512)测定。用十八烷基硅烷键合硅胶为填充剂;以乙腈 - 四氢呋喃 - 冰醋酸 - 水(20∶5∶5∶70)为流动相 A,乙腈为流动相 B,按表 2-3 进行梯度洗脱;检测波长为 276nm。阿司匹林峰的保留时间约为 8 分钟,阿司匹林峰与水杨酸峰的分离度应符合要求。灵敏度溶液色谱图中主成分峰高的信噪比应大于 10。分别精密量取供试品溶液、对照溶液、灵敏度溶液与游离水杨酸检查项下的水杨酸对照品溶液各 10μl,注入液相色谱仪,记录色谱图(供试品色谱图见图 2-3)。供试品溶液色谱图中如有杂质峰,除水杨酸峰外,其他各杂质峰面积的和不得大于对照溶液主峰面积(0.5%)。供试品溶液色谱图中小于灵敏度溶液主峰面积的色谱峰忽略不计。

表 2-3　梯度洗脱表

时间 /min	流动相 A/%	流动相 B/%
0	100	0
60	20	80

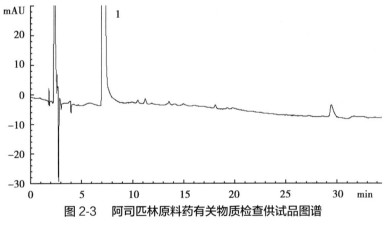

图 2-3　阿司匹林原料药有关物质检查供试品图谱

参考色谱条件:Agilent-1100 高效液相色谱仪,色谱柱:Agilent Zorbax SB-C$_{18}$(4.6mm × 250mm,5μm),流速 1.0ml/min;柱温 30℃。1:阿司匹林,t_R=7.1min。

3. 含量测定　取阿司匹林原料药约 0.4g,精密称定,加中性乙醇(对酚酞指示液显中性)20ml 溶解后,加酚酞指示液 3 滴,用氢氧化钠滴定液(0.1mol/L)滴定。每 1ml 氢氧化钠滴定液(0.1mol/L)相当于 18.02mg 的 C$_9$H$_8$O$_4$。

(二)阿司匹林肠溶片的质量分析

1. 鉴别

(1)取阿司匹林肠溶片的细粉适量(约相当于阿司匹林 0.1g),加水 10ml,煮沸,放冷,加三氯化铁试液 1 滴,观察并记录实验现象。

(2) 在含量测定项下记录的色谱图中,供试品溶液主峰的保留时间应与对照品溶液主峰的保留时间一致。

2. 检查

(1) 游离水杨酸:取阿司匹林肠溶片细粉适量(约相当于阿司匹林 0.1g),精密称定,置 100ml 量瓶中,加 1% 冰醋酸的甲醇溶液振摇使阿司匹林溶解,并稀释至刻度,摇匀,滤膜滤过,取续滤液作为供试品溶液(临用新制);取水杨酸对照品约 15mg,精密称定,置 50ml 量瓶中,加 1% 冰醋酸的甲醇溶液溶解并稀释至刻度,摇匀,精密量取 5ml,置 100ml 量瓶中,用 1% 冰醋酸的甲醇溶液稀释至刻度,摇匀,作为对照品溶液(浓度约为 15μg/ml)。照阿司匹林游离水杨酸项下的方法测定,供试品溶液色谱图中如有与水杨酸峰保留时间一致的色谱峰,按外标法以峰面积计算,不得过阿司匹林标示量的 1.5%。

(2) 溶出度

1) 酸中溶出量:取阿司匹林肠溶片,照溶出度与释放度测定法(通则 0931 第一法方法 1),以 0.1mol/L 的盐酸溶液 600ml(25mg、40mg、50mg 规格) 或 750ml(100mg、300mg 规格) 为溶出介质,转速为 100r/min,依法操作,经 2 小时,取溶出液 10ml,滤过,取续滤液作为供试品溶液;取阿司匹林对照品适量,精密称定,加 1% 冰醋酸的甲醇溶液溶解并稀释制成每 1ml 中约含 4.25μg(25mg 规格)、7μg(40mg 规格)、8.25μg(50mg 规格)、13μg(100mg 规格)、40μg (300mg 规格)的溶液,作为对照品溶液。照含量测定项下的方法测定。计算每片中阿司匹林的溶出量,限度应小于阿司匹林标示量的 10%。

2) 缓冲液中溶出量:在酸中溶出量项下 2 小时取样后,在溶出杯中,立即加入 37℃ 的 0.2mol/L 磷酸钠溶液 200ml(25mg、40mg、50mg 规格) 或 250ml(100mg、300mg 规格),混匀,用 2mol/L 盐酸溶液或 2mol/L 氢氧化钠溶液调节溶液的 pH 至 6.8 ± 0.05,继续溶出,经 45 分钟时,取溶出液 10ml,滤过,取续滤液作为供试品溶液;取阿司匹林对照品适量,精密称定,加 1% 冰醋酸的甲醇溶液溶解并稀释制成每 1ml 中约含 22μg(25mg 规格)、35μg(40mg 规格)、44μg(50mg 规格)、72μg(100mg 规格)、0.2mg(300mg 规格)的溶液,作为阿司匹林对照品溶液;取水杨酸对照品适量,精密称定,加 1% 冰醋酸的甲醇溶液溶解并定量稀释制成每 1ml 中约含 1.7μg(25mg 规格)、2.6μg(40mg 规格)、3.4μg(50mg 规格)、5.5μg(100mg 规格)、16μg(300mg 规格)的溶液,作为水杨酸对照品溶液。照含量测定项下的色谱条件,精密量取供试品溶液、阿司匹林对照品溶液与水杨酸对照品溶液各 10μl,分别注入液相色谱仪,记录色谱图。按外标法以峰面积分别计算每片中阿司匹林和水杨酸的含量,将水杨酸含量乘以 1.304 后,与阿司匹林含量相加即得每片缓冲液中溶出量。限度为标示量的 70%,应符合规定。

3. 含量测定　照高效液相色谱法(通则 0512)测定。

(1) 色谱条件与系统适用性试验:用十八烷基硅烷键合硅胶为填充剂,以乙腈 - 四氢呋喃 - 冰醋酸 - 水(20:5:5:70)为流动相;检测波长为 276nm。理论板数按阿司匹林峰计算不低于 3 000,阿司匹林峰与水杨酸峰的分离度应符合要求。

(2) 测定法:取阿司匹林肠溶片 20 片,精密称定,充分研细,精密称取适量(约相当于阿司匹林 10mg),置 100ml 量瓶中,加 1% 冰醋酸的甲醇溶液强烈振摇使阿司匹林溶解并稀释至刻度,摇匀,滤膜滤过,取续滤液作为供试品溶液;取阿司匹林对照品适量,精密称定,加 1% 冰醋酸的甲醇溶液溶解并定量稀释制成每 1ml 中约含 0.1mg 的溶液,作为对照品溶液。精密量取供试品溶液与对照品溶液 10μl,分别注入液相色谱仪,记录色谱图。按外标法以峰面积计算,即得。

五、注意事项

1. 游离水杨酸检查项下,因供试品溶液制备过程中阿司匹林可发生水解产生新的游离水杨酸,供试品需临用新制,并采用 1% 冰醋酸的甲醇溶液以防止阿司匹林水解。

2. 过滤供试品溶液,是为了滤除不溶解的附加剂,以免对测定造成影响。为保证过滤前后供试液的浓度一致,应用干燥滤纸过滤,并弃去初滤液,取续滤液备用。注入液相色谱仪前还需要经 0.45μm 微孔滤膜过滤。

3. 中性乙醇(对酚酞指示液显中性)的制备方法　取乙醇适量,加酚酞指示液 3 滴,滴加氢氧化钠至显粉红色,即得。制备时氢氧化钠不能过量,否则会使实验结果造成影响。

4. 滴定时应在不断振摇下快速进行,以防止局部氢氧化钠过浓或时间过长,造成阿司匹林水解。

六、思考题

1. 为什么阿司匹林原料药和肠溶片均要求检查游离水杨酸?二者的限量值要求有什么不同?

2. 阿司匹林原料药为什么要用中性乙醇溶解?

3. 为什么阿司匹林原料药和阿司匹林肠溶片选择不同的含量测定方法?

七、附录

1. 溶出度测定法 [《中国药典》(2020 年版)四部通则 0931] 溶出度系指活性药物从片剂、胶囊剂或颗粒剂等普通制剂在规定条件下溶出的速率和程度,在缓释制剂、控释制剂、肠溶制剂及透皮贴剂等制剂中也称释放度。《中国药典》(2020 年版)四部收载有第一法(篮法)、第二法(桨法)、第三法(小杯法)、第四法(桨碟法)、第五法(转筒法)、第六法(流池法)、第七法(往复筒法)等方法,用于普通制剂、缓释制剂或控释制剂、透皮贴剂及肠溶制剂等。以下为第一法的仪器装置、测定法等内容。

(1)仪器装置

1)转篮:分篮体与篮轴两部分,均为不锈钢或其他惰性材料制成,其形状尺寸如图 2-4 所示。篮体 A 由方孔筛网(丝径为 0.28mm ± 0.03mm,网孔为 0.40mm ± 0.04mm)制成,呈圆柱形,转篮内径为 20.2mm ± 1.0mm,上下两端都有封边。篮轴 B 的直径为 9.75mm ± 0.35mm,轴的末端连一圆盘,作为转篮的盖;盖上有一通气孔(孔径为 2.0mm ± 0.5mm);盖边系两层,上层直径与转篮外径相同,下层直径与转篮内径相同;盖上的 3 个弹簧片与中心呈 120° 角。

2)溶出杯:一般由硬质玻璃或其他惰性材料制成的底部为

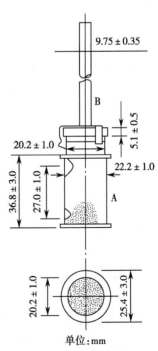

单位:mm

图 2-4　转篮装置

半球形的 1 000ml 杯状容器,内径为 102mm ± 4mm(圆柱部分内径最大值和内径最小值之差不得大于 0.5mm),高为 185mm ± 25mm;溶出杯配有适宜的盖子,盖上有适当的孔,中心孔为篮轴的位置,其他孔供取样或测量温度用。溶出杯置恒温水浴或其他适当的加热装置中。

3)篮轴与电动机相连,由速度调节装置控制电动机的转速,使篮轴的转速在各品种项下规定转速的 ±4% 范围之内。运转时整套装置应保持平稳,均不能产生明显的晃动或振动(包括装置所处的环境)。转篮旋转时,转轴与溶出杯的垂直轴在任一点的偏离均不得大于 2mm,转篮下缘的摆动幅度不得偏离轴心 1.0mm。

4)仪器一般配有 6 套以上测定装置。

(2)测定法第一法

1)普通制剂:测定前,应对仪器装置进行必要的调试,使转篮或桨叶底部距溶出杯的内底部为 25mm ± 2mm。分别量取溶出介质置各溶出杯内,实际量取的体积与规定体积的偏差应在 ±1% 范围之内,待溶出介质温度恒定在 37℃ ± 0.5℃后,取供试品 6 片(粒、袋),分别投入 6 个干燥的转篮内,将转篮降入溶出杯中;如胶囊剂浮于液面,可用一小段耐腐蚀的细金属丝轻绕于胶囊外壳。注意避免供试品表面产生气泡,立即按各品种项下规定的转速启动仪器,计时;至规定的取样时间(实际取样时间与规定时间的差异不得超过 ±2%),吸取溶出液适量(取样位置应在转篮或桨叶顶端至液面的中点,距溶出杯内壁 10mm 处;需多次取样时,所量取溶出介质的体积之和应在溶出介质的 1% 之内,如超过总体积的 1% 时,应及时补充相同体积的温度为 37℃ ± 0.5℃的溶出介质,或在计算时加以校正),立即用适当的微孔滤膜滤过,自取样至滤过应在 30 秒钟内完成。取澄清滤液,照该品种项下规定的方法测定,计算每片(粒、袋)的溶出量。

2)肠溶制剂测定方法:酸中溶出量,除另有规定外,分别量取 0.1mol/L 盐酸溶液 750ml 置各溶出杯内,实际量取的体积与规定体积的偏差应在 ±1% 范围之内,待溶出介质温度恒定在 37℃ ± 0.5℃,取供试品 6 片(粒)分别投入转篮或溶出杯中(当品种项下规定需要使用沉降篮时,可将胶囊剂先装入规定的沉降篮内;品种项下未规定使用沉降篮时,如胶囊剂浮于液面,可用一小段耐腐蚀的细金属丝轻绕于胶囊外壳),注意避免供试品表面产生气泡,立即按各品种项下规定的转速启动仪器,2 小时后在规定取样点吸取溶出液适量,滤过,自取样至滤过应在 30 秒内完成。按各品种项下规定的方法测定,计算每片(粒)的酸中溶出量。其他操作同普通制剂。

缓冲液中溶出量,上述酸液中加入温度为 37℃ ± 0.5℃的 0.2mol/L 磷酸钠溶液 250ml (必要时用 2mol/L 盐酸溶液或 2mol/L 氢氧化钠溶液调节 pH 至 6.8),继续运转 45 分钟,或按各品种项下规定的时间,在规定取样点吸取溶出液适量,滤过,自取样至滤过应在 30 秒钟内完成。按各品种项下规定的方法测定,计算每片(粒)的缓冲液中溶出量。

(3)结果判定:除另有规定外,肠溶制剂符合下述条件之一者,可判为符合规定。

1)酸中溶出量:6 片(粒)中,每片(粒)的溶出量均不大于标示量的 10%;6 片(粒)中,有 1~2 片(粒)大于 10%,但其平均溶出量不大于 10%。

2)缓冲液中溶出量:6 片(粒)中,每片(粒)的溶出量按标示量计算均不低于规定限度 (Q);除另有规定外,Q 应为标示量的 70%;6 片(粒)中仅有 1~2 片(粒)低于 Q,但不低于 (Q–10%),且其平均溶出量不低于 Q;6 片(粒)中如有 1~2 片(粒)低于 Q,其中仅有 1 片 (粒)低于 Q–10%,但不低于(Q–20%),且其平均溶出量不低于 Q 时,应另取 6 片(粒)复试;初、复试的 12 片(粒)中有 1~3 片(粒)低于 Q,其中仅有 1 片(粒)低于(Q–10%),但不低于

(Q–20%),且其平均溶出量不低于 Q。

以上结果判断中所示的 10%、20% 是指相对于标示量的百分率(%)。

2. 高效液相色谱仪的操作规程　高效液相色谱仪由高压输液泵、进样器、色谱柱、检测器和色谱数据处理系统组成。仪器应按现行国家计量检定规程中"液相色谱仪检定规程"作定期检定并符合有关规定。具体仪器在使用前应详细参阅各操作说明书。

(1)操作前的准备

1)检查使用记录和仪器状态:使用前要检查色谱柱是否适用于本次试验,原保存溶剂与现用流动相能否互溶,流动相的 pH 与该色谱柱是否相适应,仪器是否完好,仪器的各开关位置是否处于关断的位置。

2)流动相的制备:使用色谱纯的有机溶剂和新鲜制备的高纯水或重蒸馏水制备流动相。对规定 pH 的流动相,应使用精密 pH 计进行调节。配制好的流动相经 0.45μm(或 0.22μm)滤膜过滤,使用前要超声脱气。应配制足量的流动相备用,流动相贮存于玻璃、聚四氟乙烯等容器内。磷酸盐、醋酸盐缓冲液容易发霉变质,尽量新鲜配制使用。

3)色谱柱安装:安装色谱柱,使流动相流路的方向与色谱柱标签上箭头所示方向一致,启动仪器,各部件应能正常工作,管路为无死体积连接,流路中无堵塞或漏液。新柱或被污染柱用适当溶剂冲洗时,应将其出口端与检测器脱开,避免污染。

4)平衡系统:将流动相流速缓慢地提高至样品测定时的流速平衡色谱柱,直到获得稳定的基线,初始平衡时间一般大约需 30 分钟。缓冲盐或离子对试剂浓度如果较低,则需要较长的时间平衡。如为梯度洗脱,用初始比例的流动相对色谱柱进行平衡。平衡的同时观察压力指示,以判断系统是否正常。若压力过低或波动,应检查泵单向阀工作是否正常,各连接处有无漏液;若压力过高,甚至自动保护停泵,应检查柱端有无污染堵塞。

5)供试溶液的制备:供试品用规定溶剂配制成供试溶液(尽可能选用流动相作为溶剂)。供试品溶液应经 0.45μm(或 0.22μm)滤膜滤过,取续滤液直接进样或置进样小瓶中,盖上垫有垫片的瓶盖,旋紧。

(2)进样操作

1)全自动进样器或手动六通阀进样器:全自动进样器进样,可自动进行取样、进样、清洗等一系列动作。手动六通阀进样器进样时,如用定量环载样,应首先用供试溶液清洗配套的注射器,再用注射器抽取不少于定量环容积 5 倍量的供试溶液,缓缓冲过定量环,再切换进样。用微量注射器定量进样时,进样量不得多于定量环载样容积的 50%,在排除气泡后方能向进样器中注入供试溶液。

2)预试分析:适当调整仪器及谱图记录参数,使色谱峰信号在规定的适宜记录量程范围,然后再进行正式分析操作。通常进行有关物质检查时,对照溶液的主成分色谱峰的峰高达满量程的 10%~25%,供试溶液的记录时间,除另有规定外,应为主成分色谱峰保留时间的 2 倍。含量测定时,主成分峰高应该在检测器输出量程的 50% 左右。

3)进样测定应符合色谱系统适用性试验要求。

(3)清洗和关机:分析完毕后,先关检测器,再用经滤过和脱气的适当溶剂清洗色谱系统,正相柱一般用正己烷;反相柱如使用过含盐流动相,则先用水,然后用甲醇 - 水冲洗,各冲洗溶剂一般冲洗 30 分钟左右。特殊情况下,如使用了离子对试剂流动相后,应延长冲洗时间。进样阀、进样器也应用相应溶剂冲洗。一切正常后,关断电源,做好使用登记。

(周 萍)

实验 2-7 头孢呋辛钠原料药及注射用无菌粉末的质量分析

一、实验目的

1. 掌握 头孢呋辛钠原料药的鉴别和高效液相色谱法含量测定的原理与操作。
2. 熟悉 头孢呋辛钠有关物质和残留溶剂的检查方法。
3. 掌握 上市注射用头孢呋辛钠粉末的质量分析方法。

二、实验原理

1. 头孢呋辛钠为抗生素类药物,化学名(6R,7R)-7-[2-(呋喃-2-基)-2-(甲氧亚氨基)乙酰氨基]-3-氨基甲酰氧甲基-8-氧代-5-硫杂-1-氮杂双环[4.2.0]辛-2-烯-2-甲酸钠盐。白色至微黄色粉末或结晶性粉末;无臭;有引湿性。在水中易溶,在甲醇中略溶,在乙醇中不溶。按无水物计算,含头孢呋辛 $C_{16}H_{16}N_4O_8S$ 不得少于 86.0%。注射用头孢呋辛钠为头孢呋辛钠的无菌粉末,亦为白色至微黄色粉末或结晶性粉末;按平均装量计算,含头孢呋辛应为标示量的 90.0%~110.0%。

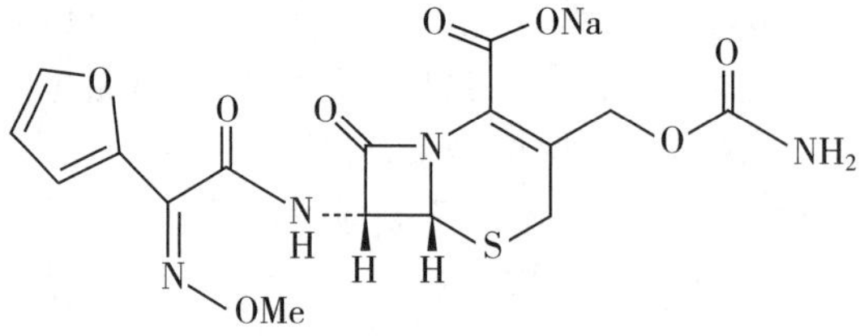

$C_{16}H_{15}N_4NaO_8S$ 446.37

2. 基于头孢呋辛钠化学结构及合成工艺特点,可能存在有关物质、聚合物、残留溶剂、酸性物质、水分等影响药品质量与稳定性的杂质,需要采用高效液相色谱法、分子排阻色谱法、气相色谱法、薄层色谱法及水分测定费休氏法等进行质量评价。

三、仪器与试药

1. 仪器 高效液相色谱仪、pH 计、烘箱、量瓶、聚乙二醇(PEG-20MX 或极性相近)为固定液的毛细管柱、水分测定仪。
2. 试药 头孢呋辛钠原料药、头孢呋辛钠对照品、醋酸钠、冰醋酸、乙腈、乙二胺四醋酸二钠。

四、实验步骤

(一) 头孢呋辛钠原料药的质量分析

1. 鉴别

(1)在含量测定项下记录的色谱图中,供试品溶液主峰的保留时间应与对照品溶液主峰的保留时间一致。

(2)本品的红外光吸收图谱应与对照的图谱(药品标准红外光谱集 721 图)一致。

(3)本品显钠盐鉴别(1)的反应(通则 0301)。取铂丝,用盐酸湿润后,蘸取供试品,在无色火焰中燃烧,火焰即显鲜黄色。

2. 检查

(1)酸碱度:取本品,加水制成每 1ml 中含 0.1g 的混悬液,依法测定(通则 0631)pH 应为6.0~8.5。

(2)溶液的澄清度:取本品 5 份,各 0.60g,分别加水 5ml 使溶解,溶液应澄清;如显浑浊,与 1 号浊度标准液(通则 0902 第一法)比较,均不得更浓。

(3)溶液的颜色:取本品 5 份,各 0.60g,分别加 0.05mol/L 乙二胺四醋酸二钠溶液 5ml 使溶解,溶液应无色;如显色,与黄色或黄绿色 6 号标准比色液(通则 0901 第一法)比较,均不得更深。

(4)有关物质:照高效液相色谱法(通则 0512)测定。

取本品适量,加水溶解并稀释制成每 1ml 中含 0.5mg 的溶液,作为供试品溶液;精密量取供试品溶液适量,用水定量稀释制成每 1ml 中含 5μg 的溶液,作为对照溶液。

以辛基硅烷键合硅胶为填充剂;以醋酸盐缓冲液(取醋酸钠 0.68g,冰醋酸 5.8g,加水稀释成 1 000ml,用冰醋酸调节 pH 至 3.4)为流动相 A,以乙腈为流动相 B;流速为 1.5ml/min,按表 2-4 进行线性梯度洗脱;检测波长为 273nm。精密量取供试品溶液与对照溶液各 20μl,分别注入液相色谱仪,记录色谱图。

供试品溶液色谱图中如有杂质峰,单个杂质峰面积不得大于对照溶液主峰面积(1.0%),各杂质峰面积的和不得大于对照溶液主峰面积的 3 倍(3.0%),小于对照溶液主峰面积 0.05 倍的峰忽略不计。

表 2-4 梯度洗脱表

时间 /min	流动相 A/%	流动相 B/%
0	95	5
40	80	20
50	60	40
51	95	5
55	95	5

(5)残留溶剂:照残留溶剂测定法气相色谱法(通则 0861 第二法)测定。

取本品约 1.0g,精密称定,置 10ml 量瓶中,加水溶解并稀释至刻度,摇匀,作为供试品贮备液。精密量取供试品贮备液 1ml 置顶空瓶中,精密加水 1ml,密封,作为供试品溶液。取各溶剂适量,精密称定,用水定量稀释制成每 1ml 中含甲醇 0.3mg、乙醇 0.5mg、丙酮 0.5mg、异丙醇 0.5mg、二氯甲烷 60μg、正丙醇 0.5mg、乙酸乙酯 0.5mg、四氢呋喃 70μg、正丁醇0.5mg、环己烷 0.3mg 与甲基异丁基酮 0.5mg 的混合溶液,摇匀,精密量取 1ml,置顶空瓶中,加供试品贮备液 1ml,密封,作为对照品溶液。

照残留溶剂测定法(通则 0861 第二法)测定,以 100% 二甲基聚硅氧烷(或极性相近)为固定液的毛细管柱为色谱柱;起始温度为 35℃,维持 15 分钟,以 10℃/min 的速率升温至

150℃；进样口温度为 200℃；检测器温度为 250℃；顶空瓶平衡温度为 70℃，平衡时间 30 分钟。

取供试品溶液与对照品溶液分别顶空进样，记录色谱图。按标准加入法以峰面积计算，甲醇、乙醇、丙酮、异丙醇、二氯甲烷、正丙醇、乙酸乙酯、四氢呋喃、正丁醇、环己烷与甲基异丁基酮的残留量均应符合规定。

(6) 2-乙基己酸：取本品，依法测定（通则 0873），不得过 0.5%。

(7) 水分：取本品，照水分测定法（通则 0832 第一法 1）测定，含水分不得过 3.5%。

(8) 可见异物：取本品 5 份，每份各 3.0g，加微粒检查用水溶解，依法检查（通则 0904），应符合规定。

(9) 不溶性微粒：取本品，加微粒检查用水制成每 1ml 中含 50mg 的溶液，依法检查（通则 0903），每 1g 样品中，含 10μm 及 10μm 以上的微粒不得过 6 000 粒，含 25μm 及 25μm 以上的微粒不得过 600 粒。（供无菌分装用）

(10) 细菌内毒素：取本品，依法检查（通则 1143），每 1mg 头孢呋辛中含内毒素的量应小于 0.10EU。

(11) 无菌：取本品，用 0.9% 无菌氯化钠溶液溶解并稀释成每 1ml 中含 50mg 的溶液，经薄膜过滤法处理，用 pH 7.0 无菌氯化钠-蛋白胨缓冲液分次冲洗（每膜不少于 500ml），每管培养基中加入不少于 300 万单位的青霉素酶，以金黄色葡萄球菌为阳性对照菌，依法检查（通则 1101），应符合规定。

3. 含量测定   照高效液相色谱法（通则 0512）测定。

(1) 供试品溶液与对照品溶液：取本品适量，精密称定，加水溶解并定量稀释制成每 1ml 中含头孢呋辛 0.1mg 的溶液，作为供试品溶液；取头孢呋辛对照品适量，精密称定，加水并定量稀释制成每 1ml 中含头孢呋辛 0.1mg 的溶液，作为对照溶液。

(2) 色谱条件与系统适用性试验：以辛基硅烷键合硅胶为填充剂；以醋酸盐缓冲液（取醋酸钠 0.68g，冰醋酸 5.8g，加水稀释成 1 000ml，用冰醋酸调节 pH 至 3.4）-乙腈（85∶15）为流动相；检测波长为 273nm。取头孢呋辛对照品适量，加水溶解并稀释制成每 1ml 中含 0.5mg 的溶液，置 60℃ 水浴放置 30 分钟，放冷，使头孢呋辛部分转变为去氨甲酰头孢呋辛。取 20μl 注入液相色谱仪，记录色谱图，系统适用性溶液色谱图中，头孢呋辛峰和去氨甲酰头孢呋辛峰之间的分离度应大于 3.0，头孢呋辛峰与相对保留时间约为 1.1 处杂质峰之间的分离度应符合要求。

(3) 测定法：精密量取供试品溶液与对照品溶液，分别注入液相色谱仪，记录色谱图。按外标法以峰面积计算供试品中 $C_{16}H_{16}N_4O_8S$ 的含量。

(二) 注射用头孢呋辛钠无菌粉末的质量分析

1. 鉴别   取本品，照头孢呋辛钠项下的鉴别 (1) (3) 项试验，显相同的结果。

2. 检查

(1) 溶液的澄清度：取本品 5 瓶，按标示量分别加水制成每 1ml 中含 0.1g 的溶液，溶液应澄清；如显浑浊，与 1 号浊度标准液（通则 0902 第一法）比较，均不得更浓。

(2) 溶液的颜色：取本品 5 瓶，按标示量分别加 0.05mol/L 乙二胺四醋酸二钠溶液制成每 1ml 中含 0.1g 的溶液，溶液应无色；如显色，与黄色或黄绿色 8 号标准比色液（通则 0901 第一法）比较，均不得更深。

(3) 有关物质：取本品内容物适量，加水溶解并稀释制成每 1ml 中含 0.5mg 的溶液，作为供试品溶液;精密量取供试品溶液适量,用水定量稀释制成每 1ml 中含 5μg 的溶液,作为对照溶液。照头孢呋辛钠项下方法的测定,单个杂质峰面积不得大于对照溶液主峰面积(1.0%),各杂质峰面积的和不得大于对照溶液主峰面积的 3 倍(3.0%)。

(4)不溶性微粒:取本品,按标示量加微粒检查用水制成每 1ml 中含 60mg 的溶液,依法检查(通则 0903),标示量为 1.0g 以下的折算为每 1.0g 样品中含 10μm 及 10μm 以上的微粒不得过 6 000 粒,含 25μm 及 25μm 以上的微粒不得过 600 粒;标示量为 1.0g 以上(包括 1.0g)每个供试品容器中含 10μm 及 10μm 以上的微粒不得过 6 000 粒,含 25μm 及 25μm 以上的微粒不得过 600 粒。

(5)酸碱度、水分、细菌内毒素与无菌:照头孢呋辛钠项下的方法检查,均应符合规定。

3. 含量测定　取装量差异项下的内容物适量,精密称定,加水溶解并定量稀释制成每 1ml 中含头孢呋辛 0.1mg 的溶液,照头孢呋辛钠原料药项下方法的测定,即得。

五、注意事项

1. 水分测定所用仪器应干燥,并能避免空气中水分的侵入;测定操作宜在干燥处进行。

2. 原料药按无水物计算含量测定结果,指应取未经去水的供试品进行试验,并将计算中的取用量按检查项下测得的水分扣除。公式如下,其中“测得量”和“供试品量”的计量单位一致,“水分含量”为检查项下水分测定值,以百分比表示:

$$含量(\%) = \frac{测得量}{供试品量(1-水分含量)} \times 100\%$$

3. 高效液相色谱法系统适用性要求时注意各峰之间的分离度均应符合要求。

4. 检查有关物质或含量测定时,各溶液应临用新制或存放在 2~8℃ 条件下。

六、思考题

1. 头孢呋辛钠原料药及注射用无菌粉末质量分析中为何严格控制温度及水分的影响?

2. 水分测定常用哪些方法? 简述头孢呋辛钠原料药选用《中国药典》(2020 年版四部通则 0832 第一法 1)的依据。

3. 如何估算供试品所需称量的量(多少克)或量取的量(多少毫升)?

(张　楠)

实验 2-8　硫酸阿托品原料药及片剂的质量分析

一、实验目的

1. **掌握**　硫酸阿托品原料药和片剂含量测定方法的原理及操作要点。

2. **熟悉**　硫酸阿托品原料药和片剂的鉴别反应和有关物质的检查方法。

二、实验原理

硫酸阿托品为莨菪烷类生物碱。无色结晶或白色结晶性粉末；无臭。在水中极易溶解，在乙醇中易溶。按干燥品计算，含$(C_{17}H_{23}NO_3)_2 \cdot H_2SO_4$不得少于98.5%。硫酸阿托品片含硫酸阿托品$[(C_{17}H_{23}NO_3)_2 \cdot H_2SO_4 \cdot H_2O]$应为标示量的90.0%~110.0%。

硫酸阿托品

(一) 鉴别

1. 托烷生物碱类的特征反应（Vitali 反应）　硫酸阿托品结构中的酯键水解后生成莨菪醇和消旋莨菪酸。后者与发烟硝酸共热，生成黄色的三硝基衍生物，放冷后再与醇制氢氧化钾作用，转化为具有共轭结构的产物而显深紫色。

2. 硫酸盐反应　硫酸阿托品为阿托品的硫酸盐，其水溶液显硫酸盐的鉴别反应。例如，与氯化钡反应，生成硫酸钡白色沉淀，该沉淀在盐酸或硝酸中均不溶解。

(二) 检查

1. 硫酸阿托品为强酸弱碱盐，可通过其 5% 水溶液的 pH 应为 4.0~5.5，来控制本品中的酸性杂质。

2. 硫酸阿托品为外消旋体，旋光度净值为零。而莨菪碱为左旋体，可以利用旋光度测定法对莨菪碱杂质进行检查。

3. 硫酸阿托品的有关物质可采用高效液相色谱法进行检查。

4. 硫酸阿托品片的规格为 0.3mg，需要对其进行含量均匀度检查。

(三) 含量测定

1. 非水溶液滴定法　由于阿托品具有弱碱性，以冰醋酸（或其他溶剂）为溶剂、高氯酸作滴定液、结晶紫为指示剂，可测定硫酸阿托品原料药的含量。

2. 酸性染料比色法　在 pH 5.6 的缓冲溶液中，阿托品与氢离子结合成阳离子(BH^+)，而溴甲酚绿染料在此条件下解离为阴离子(In^-)。两者定量地结合成有色离子对$(BH^+ \cdot In^-)$，可被三氯甲烷定量萃取，在 420nm 波长处测定吸光度，与对照品比较，即可计算出硫酸阿托品的含量。硫酸阿托品片的含量测定采用酸性染料比色法。

三、仪器与试药

1. 仪器　高效液相色谱仪、紫外 - 可见分光光度计、旋光仪、离心机、分析天平、锥形瓶（50~100ml）、滴定管（10ml）、具塞试管、移液管、量瓶、研钵、分液漏斗。

2. 试药　硫酸阿托品原料药、硫酸阿托品片、硫酸阿托品对照品、高氯酸滴定液（0.1mol/L）、氨试液、结晶紫指示液、甲基红指示液、溴甲酚绿、邻苯二甲酸氢钾、氢氧化钠、磷酸二氢钾、庚烷磺酸钠、氢氧化钾、氯化钡、发烟硝酸、盐酸、磷酸、冰醋酸、乙酸酐醋酐、乙醇、乙腈、三氯甲烷、乙醚。

四、实验步骤

（一）硫酸阿托品原料药的质量分析

1. 鉴别

（1）取本品约 10mg，加发烟硝酸 5 滴，置水浴上蒸干，得黄色残渣，放冷，加乙醇 2~3 滴湿润，加固体氢氧化钾一小粒，即显深紫色。

（2）取本品适量，滴加氯化钡试液，即生成白色沉淀；分离，沉淀在盐酸或硝酸中均不溶解。

2. 检查

（1）酸度：取本品 0.50g，加水 10ml 溶解后，加甲基红指示液 1 滴，如显红色，加氢氧化钠滴定液（0.02mol/L）0.15ml，应变为黄色。

（2）莨菪碱：取本品，按干燥品计算，加水溶解并制成每 1ml 中含 50mg 的溶液，依法测定（通则 0621），旋光度不得过 −0.40°。

（3）有关物质：取本品，加水溶解并稀释制成每 1ml 中约含 0.5mg 的溶液，作为供试品溶液；精密量取 1ml，置 100ml 量瓶中，用水稀释至刻度，摇匀，作为对照溶液。照高效液相色谱法（通则 0512）试验：用十八烷基硅烷键合硅胶为填充剂，0.05mol/L 磷酸二氢钾溶液（含 0.002 5mol/L 庚烷磺酸钠）- 乙腈（84：16）（用磷酸或氢氧化钠试液调节 pH 至 5.0）为流动相，检测波长为 225nm，阿托品峰与相邻杂质峰的分离度应符合要求。精密量取供试品溶液与对照溶液各 20μl，分别注入液相色谱仪，记录色谱图至主成分峰保留时间的 2 倍。供试品溶液色谱图中如有杂质峰，扣除相对保留时间 0.17 之前的溶剂峰，各杂质峰面积的和不得大于对照溶液主峰面积（1.0%）。

3. 含量测定　取本品约 0.5g，精密称定，加冰醋酸与乙酸酐各 10ml 溶解后，加结晶紫指示液 1~2 滴，用高氯酸滴定液（0.1mol/L）滴定至溶液显纯蓝色，并将滴定的结果用空白试验校正。每 1ml 高氯酸滴定液（0.1mol/L）相当于 67.68mg 的 $(C_{17}H_{23}NO_3)_2 \cdot H_2SO_4$。

（二）硫酸阿托品片的质量分析

1. 鉴别

（1）取本品的细粉适量（约相当于硫酸阿托品 1mg），置分液漏斗中，加氨试液约 5ml，混匀，用乙醚 10ml 振摇提取后，分取乙醚层，置白瓷皿中，挥尽乙醚后，残渣显托烷生物碱类的鉴别反应（参见硫酸阿托品原料药的鉴别）。

（2）本品的水溶液显硫酸盐的鉴别反应（参见硫酸阿托品原料药的鉴别）。

2. 检查　含量均匀度：取本品 1 片，置具塞试管中，精密加水 6.0ml，密塞，充分振摇 30 分钟使硫酸阿托品溶解，离心，取上清液作为供试品溶液，照含量测定项下的方法测定含量，应符合规定。

3. 含量测定　取本品 20 片，精密称定，研细，精密称取适量（约相当于硫酸阿托品 2.5mg），置 50ml 量瓶中，加水振摇使硫酸阿托品溶解并稀释至刻度，滤过，取续滤液，作为供试品溶液;另取硫酸阿托品对照品约 25mg,精密称定,置 25ml 量瓶中,加水溶解并稀释至刻度,摇匀,精密量取 5ml,置 100ml 量瓶中,用水稀释至刻度,摇匀,作为对照品溶液。

精密量取供试品溶液与对照品溶液各 2ml,分别置预先精密加入三氯甲烷 10ml 的分液漏斗中,各加溴甲酚绿溶液(取溴甲酚绿 50mg 与邻苯二甲酸氢钾 1.021g,加 0.2mol/L 氢氧化钠溶液 6.0ml 使溶解,再用水稀释至 100ml,摇匀,必要时滤过)2.0ml,振摇提取 2 分钟后,静置使分层,分取澄清的三氯甲烷液,照紫外 - 可见分光光度法(通则 0401)在 420nm 的波长处分别测定吸光度,计算,并将结果乘以 1.027。

五、注意事项

1. 非水溶液滴定法所用的仪器用具均应干燥;滴定操作应在 18℃以上室温进行;因冰醋酸流动较慢,滴定到终点后应稍待片刻再读数;操作时应注意防护,避免所用溶剂或滴定液腐蚀皮肤。

2. 含量均匀度检查中必须充分振摇,使待测组分完全溶解后再离心。离心后取上清液时,切不可使所取溶液浑浊。

3. 酸性染料比色法测定片剂含量,对照液和供试液应平行操作,如振摇的方法、次数、力度及静置分层时间等均应一致,且振摇时需经常放气;分液漏斗必须干燥无水,以甘油淀粉糊作润滑剂;分取三氯甲烷层时宜采用"掐头去尾"方式,即:弃去初流液(约 1ml),所取三氯甲烷层须澄清透明,不得混有水珠;接触过三氯甲烷萃取液的容器,用完均应先以少量乙醇荡洗、水洗后,再以温热的清洁液处理后洗净、晾干备用。

六、思考题

1. 硫酸阿托品原料药选用非水溶液滴定法测定含量,试说明其测定原理和注意事项。
2. 硫酸阿托品片为什么需要进行含量均匀度检查?请考虑这项检查法的适用范围。
3. 酸性染料比色法的测定原理是什么?影响该测定的因素有哪些?为什么在测定时先加三氯甲烷、后加供试品溶液?

七、附录

根据旋光度测定法[《中国药典》(2020 年版)四部通则 0621)],平面偏振光通过含有某些光学活性化合物的液体或溶液时,能引起旋光现象,使偏振光的平面向左或向右旋转。旋转的度数,称为旋光度。在一定波长与温度下,偏振光透过每 1ml 中含 1g 旋光性物质的溶液、且光路长为 1dm 时,测得的旋光度称为比旋度。比旋度(或旋光度)可以用于鉴别或检查某些光学活性药品的纯杂程度,亦可用于测定光学活性药品的含量。

除另有规定外,本法系采用钠光谱的 D 线(589.3nm)测定旋光度,测定管长度为 1dm(如使用其他管长,应进行换算),测定温度为 20℃。使用读数至 0.01° 并经过检定的旋光计。旋光度测定一般应在溶液配制后 30 分钟内进行。测定旋光度时,将测定管用供试液体或溶液(取固体供试品,按各品种项下的方法制成)冲洗数次,缓缓注入供试液体或溶液适量(注意勿使发生气泡),置于旋光计内检测读数,即得供试液的旋光度。使偏振光向右旋转者(顺时针方向)为右旋,以"+"符号表示;使偏振光向左旋转者(逆时针方向)为左旋,以"–"符号表示。用同法读取旋光度 3 次,取 3 次的平均数,照下列公式计算,即得供试品的比旋度。

$$对液体供试品 \quad [\alpha]_D^t = \frac{\alpha}{ld}$$

$$对固体供试品 \quad [\alpha]_D^t = \frac{100\alpha}{lc}$$

式中,$[\alpha]$ 为比旋度;D 为钠光谱的 D 线;t 为测定时的温度,℃;l 为测定管长度,dm;α 为测得的旋光度;d 为液体的相对密度;c 为每 100ml 溶液中含有被测物质的质量(按干燥品或无水物计算),g/100ml。

旋光计的检定可用标准石英旋光管进行,读数误差应符合规定。旋光度测定法的注意事项如下。

(1)每次测定前应以溶剂作空白校正,测定后再校正 1 次,以确定在测定时零点有无变动;如第 2 次校正时发现旋光度差值超过 ±0.01,表明零点有变动,则应重新测定旋光度。

(2)配制溶液及测定时,均应调节温度至 20.0℃±0.5℃ (或各品种项下规定的温度)。

(3)供试的液体或固体物质应充分溶解,供试液应澄清。

(4)物质的旋光度与测定光源、测定波长、溶剂、浓度和温度等因素有关。因此,表示物质的旋光度时应注明测定条件。

(5)当已知供试品具有外消旋作用或旋光转化现象,则应采取相应的措施,对样品制备的时间以及将溶液装入旋光管的间隔测定时间进行规定。

(胡　爽)

实验 2-9　注射用盐酸普鲁卡因的质量分析

一、实验目的

1. 掌握　芳香第一胺类鉴别反应的原理。
2. 掌握　永停滴定法测定药物含量的原理和方法。
3. 熟悉　注射用盐酸普鲁卡因中的杂质对氨基苯甲酸检查的原理和方法。

二、实验原理

注射用盐酸普鲁卡因是盐酸普鲁卡因的无菌粉末。本品为白色结晶或结晶性粉末,无臭。按平均装量计算,含盐酸普鲁卡因($C_{13}H_{20}N_2O_2 \cdot HCl$)应为标示量的 95.0%~105.0%。

$$C_{13}H_{20}N_2O_2 \cdot HCl \qquad 272.77$$

（一）注射用盐酸普鲁卡因的鉴别反应

1. 盐酸普鲁卡因分子结构中具有芳伯氨基，可发生重氮化-偶合反应（芳香第一胺反应）。其原理为：具有芳伯氨基的药物在酸性条件下与亚硝酸钠反应生成重氮盐，在碱性条件下该重氮盐与β-萘酚偶合生成有色的偶氮染料。

2. 盐酸普鲁卡因是盐酸盐，因此可用氯化物的鉴别反应（通则0301）进行鉴别。

3. 对氨基苯甲酸酯类药物分子结构具有酯键，在碱性条件下可水解，可利用其水解产物的特性或与某些试剂反应进行鉴别。例如，盐酸普鲁卡因在氢氧化钠溶液中生成白色沉淀（普鲁卡因），加热后变为油状物（普鲁卡因）；继续加热，产生的蒸气能使湿润的红色石蕊试纸变为蓝色（部分普鲁卡因水解，生成溶于水的对氨基苯甲酸钠以及挥发性的二乙氨基乙醇）；加热至油状物消失（全部水解，生成对氨基苯甲酸钠）后，冷却，加盐酸酸化，即析出白色沉淀（对氨基苯甲酸），此沉淀能溶于过量的盐酸。

（二）注射用盐酸普鲁卡因中主要杂质检查方法

1. 对氨基苯甲酸　盐酸普鲁卡因分子结构中的酯键，可发生水解反应。特别是在无菌粉末制备过程中，受灭菌温度、时间、贮藏时间以及光线和金属离子等因素的影响，易发生水解反应生成对氨基苯甲酸类的杂质，其中对氨基苯甲酸随贮藏时间的延长或受热，可进一步脱羧转化为苯胺，而苯胺又可被氧化为有色物，使药物变黄、疗效下降、毒性增加。《中国药典》（2020年版）采用高效液相色谱法（通则0512）检查注射用盐酸普鲁卡因中的对氨基苯甲酸。

2. 酸度　取本品0.40g，加水10ml溶解后，加甲基红指示液1滴，如显红色，加氢氧化钠滴定液（0.02mol/L）0.20ml，应变为橙色。

3. 溶液的澄清度　取本品2.0g，加水10ml溶解后，溶液应澄清。

4. 干燥失重　取本品，在105℃干燥至恒重，减失重量不得过1.0%（通则0831）。

5. 细菌内毒素　取本品，可用0.06EU/ml以上高灵敏度的鲎试剂，依法检查（通则1143），每1mg盐酸普鲁卡因中含内毒素的量应小于0.20EU。

6. 无菌　取本品，分别用灭菌水制成每1ml中含30mg的溶液，经薄膜过滤法处理，依法检查（通则1101），应符合规定。

7. 其他　应符合注射剂项下有关的各项规定（通则0102）。

（三）注射用盐酸普鲁卡因的含量测定方法——亚硝酸钠滴定法

盐酸普鲁卡因具有芳伯氨基，在酸性溶液中可与亚硝酸钠定量发生重氮化反应，生成重氮盐，可用亚硝酸钠滴定法测定含量。反应式如下：

$$Ar-NHCOR+H_2O \xrightarrow{H^+} Ar-NH_2+RCOOH$$

$$Ar-NH_2+NaNO_2+2HCl \longrightarrow Ar-N_2^+Cl^-+NaCl+2H_2O$$

指示终点的方法有电位法、永停滴定法、外指示剂法和内指示剂法等。《中国药典》（2020年版）收载的盐酸普鲁卡因原料药和注射用盐酸普鲁卡因均采用永停滴定法指示终点。永停滴定法的装置如图2-5。

永停滴定法采用铂-铂电极系统。测定时，先将电极插入供试品的盐酸溶液中，当在电极间加一低电压（约50mV）时，电极在溶液中极化。滴定过程中观察电流计指针的变化。终点前，溶液中无亚硝酸，线路无电流通过，电流计指针指零。终点时，溶液中有微量亚硝酸存在，电极即起氧化还原反应，线路中遂有电流通过，此时电流计指针突然偏转，并不再回零,即为滴定终点。反应式如下。

阳极:NO+H$_2$O $\longrightarrow$ HNO$_2$+H$^+$+e

阴极:HNO$_2$+H$^+$+e $\longrightarrow$ NO+H$_2$O

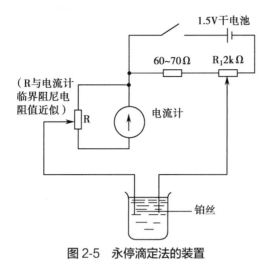

图 2-5　永停滴定法的装置

三、仪器与试药

1. 仪器　高效液相色谱仪、永停滴定仪、电磁搅拌器、酸度计、滴定管、移液管、容量瓶。

2. 试药　注射用盐酸普鲁卡因、盐酸普鲁卡因对照品、对氨基苯甲酸对照品、溴化钾、碱性 β- 萘酚试液、0.1mol/L 亚硝酸钠溶液、氢氧化钠溶液亚硝酸钠滴定液(0.1mol/L)、稀盐酸、稀硝酸、硝酸银试液、氨试液、甲醇、庚烷磺酸钠、磷酸二氢钾、磷酸、蒸馏水。

四、实验步骤

(一) 鉴别

1. 取本品 0.1g,加水 2ml 溶解后,加 10% 氢氧化钠溶液 1ml,即生成白色沉淀;加热,变为油状物;继续加热,发生的蒸气能使湿润的红色石蕊试纸变为蓝色;热至油状物消失后,放冷,加盐酸酸化,即析出白色沉淀。观察并记录实验现象。

2. 取本品,加氨试液使溶液成碱性,将析出的沉淀滤过除去,取续滤液进行试验。续滤液加稀硝酸使成酸性后,滴加硝酸银试液,即生成白色凝乳状沉淀;分离,沉淀加氨试液即溶解,再加稀硝酸酸化后,沉淀复生成。观察并记录实验现象。

3. 取本品适量(约相当于盐酸普鲁卡因 50mg),加稀盐酸 1ml,必要时缓缓煮沸使溶解,放冷,加 0.1mol/L 亚硝酸钠溶液数滴,加与 0.1mol/L 亚硝酸钠溶液等体积的 1mol/L 脲溶液,振摇 1 分钟,滴加碱性 β- 萘酚试液数滴,观察并记录实验现象。

(二) 对氨基苯甲酸的检查

对氨基苯甲酸的检查照高效液相色谱法(通则 0512)测定。

1. 供试品溶液　取装量差异项下的内容物适量,精密称定,加水溶解并定量稀释制成每 1ml 中含盐酸普鲁卡因 0.2mg 的溶液。

2. 对照品溶液　取对氨基苯甲酸对照品适量,精密称定,加水溶解并定量稀释制成每 1ml 中约含 1μg 的溶液。

3. 系统适用性溶液　取供试品溶液 1ml 与对照品溶液 9ml,混匀。

4. 色谱条件　用十八烷基硅烷键合硅胶为填充剂;以含 0.1% 庚烷磺酸钠的 0.05mol/L 磷酸二氢钾溶液(用磷酸调节 pH 至 3.0)- 甲醇(68∶32)为流动相;检测波长为 279nm;进样体积 10μl。

5. 系统适用性要求　系统适用性溶液色谱图中,理论板数按对氨基苯甲酸峰计算不低于 2 000,普鲁卡因峰与对氨基苯甲酸峰的分离度应大于 2.0。

6. 测定法　精密量取供试品溶液与对照品溶液,分别注入液相色谱仪,记录色谱图。

7. 限度　供试品溶液色谱图中如有与对氨基苯甲酸保留时间一致的色谱峰,按外标法以峰面积计算,不得过盐酸普鲁卡因标示量的 0.5%。

(三) 含量测定

注射用盐酸普鲁卡因的含量测定采用亚硝酸钠滴定法。

照《中国药典》(2020 年版)通则 0701 操作,调节永停滴定仪上电阻 R_1,使加于电极上电压约为 50mV。取装量差异项下的内容物,混合均匀,精密称取适量(约相当于盐酸普鲁卡因 0.6g),置烧杯中,加水 40ml 与盐酸溶液(1 → 2)15ml,而后置电磁搅拌器上,搅拌使溶解,再加溴化钾 2g,插入铂 - 铂电极后,在 15~25℃,将滴定管的尖端插入液面下约 2/3 处,用亚硝酸钠滴定液(0.1mol/L)迅速滴定,随滴随搅拌,至近终点时,将滴定管的尖端提出液面,用少量水淋洗尖端,洗液并入溶液中,继续缓缓滴定,至电流计指针突然偏转,并不再回复,即为滴定终点。每 1ml 亚硝酸钠滴定液(0.1mol/L)相当于 27.28mg 的 $C_{13}H_{20}N_2O_2 \cdot HCl$。

五、注意事项

1. 采用亚硝酸钠滴定法进行含量测定时,重氮化反应速度相对较慢,因此滴定速度不宜太快,为了避免滴定过程中亚硝酸挥发和分解,滴定时宜将滴定管尖端插入液面下约 2/3 处,一次性将大部分亚硝酸钠滴定液在搅拌条件下迅速加入,使其尽快反应。然后将滴定管尖端提出液面,用少量水淋洗尖端,再缓缓滴定。尤其是在近终点时,因尚未反应的芳伯氨基药物的浓度极低,须在最后一滴加入后,搅拌 1~5 分钟,再确定终点是否真正到达。

2. 重氮化反应的速度与温度成正比,但是生成的重氮盐又会随温度升高而加速分解,因此,滴定一般在低温下进行。经试验,约 15℃时滴定结果较准确。

3. 亚硝酸钠滴定法测定时,电流计的灵敏度除另有规定外,为 10^{-9}A/ 格。永停滴定法采用两支相同的铂电极,注意铂电极用含有少量三氯化铁的硝酸或铬酸清洁液浸洗。

4. 在反相离子对色谱法测定杂质对氨基苯甲酸时,流动相的 pH、离子对试剂的种类和浓度、有机溶剂的种类和浓度、缓冲盐、柱温等因素都会对分离产生很大影响,因此应特别注意色谱系统条件,以保证分离的重现性。

六、思考题

1. 亚硝酸钠滴定法在测定中应注意哪些反应条件?

2. 在亚硝酸钠滴定法中,常用指示终点方法有哪些? 各方法的操作注意事项是什么?

3. 反相离子对色谱法的基本原理是什么? 采用高效液相色谱法对注射用盐酸普鲁卡因中的杂质对氨基苯甲酸进行检查时,为什么要添加离子对试剂?

七、附录

ZDY-500 型自动永停滴定仪的基本操作。

1. 仪器主要用途及适用范围　本仪器适用于重氮化法测定终点指示和其他需用永停滴定法的试验。反应必须是如下类型:终点前,电极上电流很小,到终点后,产生较大的电流突跃。

2. 工作条件　环境温度:0~40℃。相对湿度:不大于80%。电源:交流电 220V ± 22V,频率 50Hz ± 1Hz。周围无影响性能的振动存在,周围除地磁场外无其他影响性能的电磁场存在。

3. 基本操作

(1)准备工作:按仪器使用说明书所示安装连接滴定装置。将滴定装置中的电磁阀三芯插头与电子单元的电磁阀接口连接好。将电子单元与搅拌器的电源线连接好。

(2)滴定液调节:将滴定液倒入滴定管。开启电子单元的电源,"手动 / 自动"旋钮置"手动",按下"滴定开始"旋钮,滴定液应滴下,调节电磁阀中的支头螺丝,使流量适宜;放开"滴定开始"旋钮,应无滴定液滴下;按此步骤去除硅胶管及滴液管的气泡,并调节滴定液的起始位置。

(3)滴定分析:在烧杯中放入搅拌子,将被滴定溶液移取到烧杯,并将烧杯放在搅拌器上;将 260 型电极插入被滴定溶液(必要时需对电极进行预 处理);调节搅拌器至合适转速;记录滴定管起始读数 V_0,调节"极化电压"旋钮,选择合适的极化电压(一般选择 50mV);根据表 2-5,调节"灵敏度"旋钮,选择合适的电流检测灵敏度。

表 2-5　灵敏度与反应电流参考值

灵敏度	反应电流 /A
×1	$(10\sim100)\times10^{-6}$
×0.1	$(10\sim100)\times10^{-7}$
×0.01	$(10\sim100)\times10^{-8}$
×0.001	$(10\sim100)\times10^{-9}$

调节"终点"旋钮,选择合适的终点电流(终点电流确定方法见后);调节"调零"旋钮,使电流表指针指向零刻度。将"手动 / 自动"旋钮置"自动",按一下"滴定开始"按钮,仪器即开始进行自动分析,待终点灯亮后,记下滴定管读数 V,$V-V_0$ 即是滴定体积。

终点电流确定方法:选择合适的极化电压和灵敏度,将"手动 / 自动"旋钮置"手动",反复按"滴定开始"按钮,直至电流表的指针发生明显偏转并在 10 秒内不恢复,则此点即为终点。

铂电极的活化:必要时在含少量 $FeCl_3$ 的硝酸溶液中煮沸半小时或用铬酸洗液浸泡进行活化;也可用细砂纸打磨铂片(丝)并擦拭干净。

(洪俊丽)

实验 2-10   复方左炔诺孕酮片的质量分析

一、实验目的

1. 掌握   复方左炔诺孕酮片的鉴别及含量测定方法。
2. 掌握   复方左炔诺孕酮片的含量均匀度检查法和溶出度测定法。
3. 熟悉   复方左炔诺孕酮片的杂质检查方法。

二、实验原理

复方左炔诺孕酮片为糖衣片或薄膜衣片,除去包衣后显白色或类白色。每片中含左炔诺孕酮($C_{21}H_{28}O_2$)与炔雌醇($C_{20}H_{24}O_2$)均应为标示量的 90.0%~115.0%。每片规格为含左炔诺孕酮 0.15mg、炔雌醇 0.03mg。

（$C_{21}H_{28}O_2$ 312.47）   （$C_{20}H_{24}O_2$ 296.41）

1. 复方左炔诺孕酮片的鉴别

(1)本品含有的左炔诺孕酮与炔雌醇均具甾体的骨架结构,可与三硝基酚等显色剂作用显棕黄色,该反应可用于本品的鉴别。

(2)本品含有的左炔诺孕酮与炔雌醇均为左旋异构体,其比旋度分别为 −30°~−35° 与 −26°~−31°,故可用旋光度法进行鉴别。

(3)利用甾体激素的薄层色谱行为特征,可以使用相应的对照品,根据甾体激素能与硫酸反应的性质,采用硫酸作为显色剂,对其进行鉴别。

(4)利用甾体激素的液相色谱行为特征,可以使用相应的对照品,以保留时间为指标,对其进行鉴别。

2. 复方左炔诺孕酮片的检查   基于复方左炔诺孕酮片的特点,可选用高效液相色谱法进行复方左炔诺孕酮片的含量均匀度检查和溶出度测定。

(1)含量均匀度检查法用于检查单剂量的固体、半固体和非均相液体制剂含量符合标示量的程度。

除另有规定外,片剂、硬胶囊剂、颗粒剂或散剂等,每一个单剂标示量小于 25mg 或主药含量小于每一个单剂重量 25% 者;药物间或药物与辅料间采用混粉工艺制成的注射用无菌粉末;内充非均相溶液的软胶囊;单剂量包装的口服混悬液、透皮贴剂和栓剂等品种项下规定含量均匀度应符合要求的制剂,均应检查含量均匀度。复方制剂仅检查符合上述条件的组分。复方左炔诺孕酮片中左炔诺孕酮和炔雌醇的标示量均小于 25mg,因此均需进行含量均匀度检查。

凡检查含量均匀度的制剂,一般不再检查重(装)量差异;若全部主成分均进行含量均匀度检查,则复方制剂一般亦不再检查重(装)量差异。

除另有规定外,取供试品 10 个,照各品种项下规定的方法,分别测定每一个单剂以标示量为 100 的相对含量 x_i,求其均值 $\overline{X}$ 和标准差 S 以及标示量与均值之差的绝对值 $A(A=|100-\overline{X}|)$。

结果判定:若 $A+2.2S \leqslant L$,则供试品的含量均匀度符合规定;若 $A+S>L$,则不符合规定;若 $A+2.2S>L$,且 $A+S \leqslant L$,则应另取 20 片复试。根据初、复试结果,计算 30 个单剂的均值 $\overline{X}$、标准差 S 和标示量与均值之差的绝对值 A。再按下述公式计算并判定。当 $A \leqslant 0.25L$ 时,若 $A^2+S^2 \leqslant 0.25L^2$,则供试品的含量均匀度符合规定;若 $A^2+S^2>0.25L^2$,则不符合规定。当 $A>0.25L$ 时,若 $A+1.7S \leqslant L$,则供试品的含量均匀度符合规定;若 $A+1.7S>L$,则不符合规定。上述公式中 L 为规定值。除另有规定外,$L=15.0$。

当各品种正文项下含量限度规定的上下限的平均值(T)大于 100.0(%)时,若 $\overline{X}<100.0$,则 $A=100-\overline{X}$;若 $100.0 \leqslant \overline{X} \leqslant T$,则 $A=0$;若 $\overline{X}>T$,则 $A=\overline{X}-T$。同上法计算,判定结果,即得。当 $T<100.0$(%)时,应在各品种正文中规定 A 的计算方法。

(2)溶出度系指活性药物从片剂、胶囊剂或颗粒剂等普通制剂在规定条件下溶出的速率和程度。溶出度是片剂、胶囊剂或颗粒剂等普通制剂质量控制的一个重要指标,难溶性的药物一般都应进行溶出度检查。凡检查溶出度的制剂,一般不再进行崩解时限检查。

3. 复方左炔诺孕酮片的含量测定　基于左炔诺孕酮与炔雌醇的化学结构与理化性质,可选用高效液相色谱法进行复方左炔诺孕酮片的含量测定。

三、仪器与试药

1. 仪器　高效液相色谱仪、超声振荡器、荧光检测器、旋光仪、微量旋光管、恒温水浴箱、G4 垂熔漏斗、硅胶 G 薄层板。

2. 试药　复方左炔诺孕酮片、左炔诺孕酮对照品、炔雌醇对照品、聚山梨酯 80、碱性三硝基苯酚溶液、硫酸、三氯甲烷、甲醇、无水乙醇、乙腈。

四、实验步骤

1. 鉴别

(1)取本品 5 片,研细,加三氯甲烷 10ml 充分搅拌后,滤过,取滤液 2ml,加碱性三硝基苯酚溶液(取 0.6% 三硝基苯酚乙醇溶液、7% 氢氧化钠溶液与稀乙醇,临用前等量混合)2ml,放置 30 分钟后,观察并记录实验现象。

(2)取本品细粉适量(约相当于左炔诺孕酮 15mg),分次加三氯甲烷约 200ml,充分搅拌后,用 G4 垂熔漏斗减压滤过,用三氯甲烷洗涤滤渣与滤器,合并滤液,置水浴上蒸干,放冷,精密加三氯甲烷 2ml,用 1dm 的微量旋光管,照通则 0621 方法测定旋光度,应为左旋,并不得低于 0.18°。

(3)取本品 5 片,研细,加三氯甲烷 10ml,充分搅拌后,滤过,滤液蒸干,精密加三氯甲烷 1ml 使左炔诺孕酮与炔雌醇溶解,作为供试品溶液;另取左炔诺孕酮与炔雌醇对照品各适量,用三氯甲烷溶解并稀释制成每 1ml 约含左炔诺孕酮 0.75mg 与炔雌醇 0.15mg 的溶液,作为对照品溶液。照薄层色谱法试验,吸取上述两种溶液各 30μl,分别点于同一硅胶 G 薄层板上,以三氯甲烷 - 甲醇(9∶1)为展开剂,展开,晾干,喷以硫酸 - 无水乙醇(1∶1)混合液,在 105℃加热使显色。供试品溶液所显两个成分的主斑点的位置和颜色应与对照品溶液相应的主斑点相同。

(4)在含量测定项下记录的色谱图中,供试品溶液两主峰的保留时间应与对照品溶液相应两主峰保留时间一致。

以上(3)(4)两项可选做一项。

2. 检查

(1)含量均匀度:以含量测定项下测得的每片含量计算,判断其是否符合规定(通则 0941)。

(2)溶出度:取本品,照溶出度与释放度测定法(0931 第二法),以 0.000 5% 聚山梨酯 80 溶液 500ml 为溶出介质,转速为 75r/min,依法操作,经 60 分钟时,取溶液 30ml,滤过,弃去初滤液 20ml,取续滤液作为供试品溶液。照高效液相色谱法(通则 0512)测定。用十八烷基硅烷键合硅胶为填充剂,以乙腈 - 水(60∶40)为流动相,左炔诺孕酮的检测波长为 247nm。炔雌醇用荧光检测器测定,激发波长为 285nm,发射波长为 310nm。理论板数按左炔诺孕酮峰计算不低于 5 000。精密量取供试品溶液 100μl 注入液相色谱仪,记录色谱图;另取左炔诺孕酮对照品,精密称定,加乙醇适量,超声处理使溶解,放冷,并定量稀释制成每 1ml 中含 0.75mg 的溶液,作为对照品贮备液(1);取炔雌醇对照品,精密称定,加乙醇适量,超声处理使溶解,放冷,并定量稀释制成每 1ml 中含 0.15mg 的溶液,作为对照品贮备液(2)。精密量取对照品贮备液(1)(2)各 2ml,置 100ml 量瓶中,用乙腈 - 溶出介质(1∶1)稀释至刻度,摇匀。精密量取 2ml,置 100ml 量瓶中,用溶出介质稀释至刻度,摇匀,作为对照品溶液,同法测定。按外标法以峰面积计算每片的溶出量。左炔诺孕酮与炔雌醇的限度均为标示量的 60%,应符合规定。

3. 含量测定   照高效液相色谱法(通则 0512)测定。

(1)色谱条件与系统适用性试验:用十八烷基硅烷键合硅胶为填充剂;以乙腈 - 水(60∶40)为流动相;检测波长为 220nm。理论板数按左炔诺孕酮峰计算应不低于 5 000,左炔诺孕酮峰与炔雌醇峰的分离度应大于 2.5。

(2)测定法:取本品 10 片,分别精密称定后,各置 10ml 量瓶中,加流动相适量,超声处理 40 分钟并不时振摇,使左炔诺孕酮与炔雌醇溶解,放冷,用流动相稀释至刻度,摇匀,滤过,精密量取续滤液 50μl 注入液相色谱仪,记录色谱图;另取左炔诺孕酮对照品与炔雌醇对照品各适量,精密称定,加乙腈,超声处理使溶解,放冷,并定量稀释制成每 1ml 中含左炔诺孕酮 0.75mg 与炔雌醇 0.15mg 的溶液,分别精密量取 2ml,至 100ml 量瓶中,用流动相稀释至刻度,摇匀;各精密量取 50μl 注入液相色谱仪,记录色谱图。按外标法以峰面积分别计算每片的含量,求出平均含量。

五、注意事项

使用旋光管时应注意两端旋盖不应拧得太紧,以免产生应力而影响测定结果。使用微量旋光管时应特别小心,避免污损。

硫酸 - 无水乙醇(1∶1)混合液的配制,临用前等量混合。配制操作要求:先加无水乙醇,再缓慢加入硫酸,边加边轻轻搅拌,混匀,放冷,以避免硫酸放热灼烧伤人。

六、思考题

1. 基于复方左炔诺孕酮片中激素类药物组成成分的结构特点,如何选择化学显色鉴别方法?
2. 结合复方左炔诺孕酮片含量测定方法的结果,如何判断其含量均匀度是否符合《中国药典》(2020 年版)的要求?

七、附录

含量均匀度检查法(《中国药典》2020 年版四部通则 0941)。

（张　倩）

实验 2-11　维生素 A 软胶囊的质量分析

一、实验目的

1. 掌握　紫外分光光度法(三点校正法)测定维生素 A 含量的基本原理及应用。
2. 掌握　软胶囊制剂分析的基本操作。
3. 熟悉　维生素 A 的三氯化锑鉴别方法。

二、实验原理

维生素 A 软胶囊为维生素 A 加精炼食用植物油(在 0 ℃左右脱去固体脂肪)溶解并调整浓度后制成的制剂,内容物为黄色或深黄色油状液。每丸含维生素 A 应为标示量的 90.0%~120.0%。

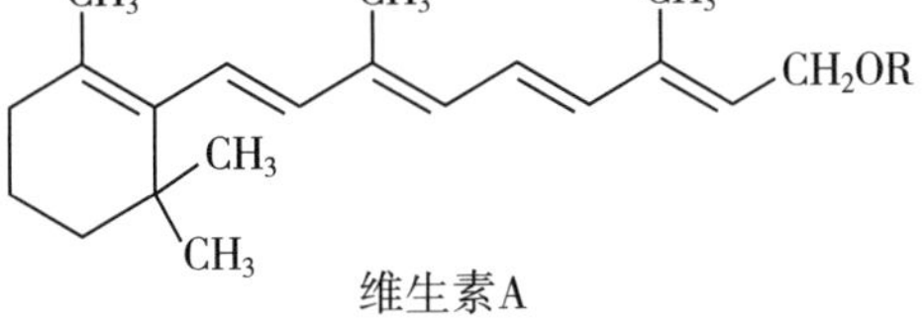

维生素A

维生素 A 的共轭多烯侧链在 325~328nm 的波长范围内具有强烈的紫外吸收,可用于含量测定。但这个结构也易产生多种顺反立体异构体、氧化产物、脱水产物等同样具有强烈紫外吸收的杂质,对紫外光谱的含量测定方法有干扰。《中国药典》(2020 年版)四部收载的维生素 A 测定法有两种方法。第一法为紫外 - 可见分光光度法(三点校正法),根据杂质干扰程度选用三种计算方法:①杂质干扰小时采用直接测得的吸光度进行计算。②杂质干扰可用等波长差法进行校正的,就用校正后的吸光度进行计算。③无法适用前两种方法的样品可皂化后再用等吸收比法对吸光度进行校正;无法用紫外分光光度法排除杂质干扰时,则要改用第二法(高效液相色谱法)。

维生素 A 的共轭多烯侧链在三氯甲烷中能与三氯化锑试剂作用,产生不稳定的蓝色,可用于鉴别。

三、仪器与试药

1. 仪器　紫外 - 可见分光光度计,电子天平,注射器。
2. 试药　维生素 A 软胶囊,三氯甲烷,三氯化锑,乙醚,环己烷。

四、实验步骤

(一) 鉴别

取本品内容物,用三氯甲烷稀释成每 1ml 中含维生素 A 10~20U 的溶液,取 1ml,加 25% 三氯化锑的三氯甲烷溶液 2ml,即显蓝色,渐变成紫红色。观察并记录实验现象。

(二) 装量差异检查

取软胶囊 20 粒,分别精密称定每粒重量后,依次放置于固定位置。每粒软胶囊用剪刀或刀片划破囊壳,倾出内容物(不得损失囊壳),囊壳用乙醚等易挥发溶剂洗净,置通风处使溶剂自然挥发尽,再依次精密称定每一囊壳重量,计算每粒胶囊内容物的装量和平均装量。

每粒装量与平均装量相比较,超出装量差异限度(见表 2-6)的不得多于 2 粒,并不得有 1 粒超出限度 1 倍。

表 2-6　《中国药典》(2020 年版)中软胶囊装量差异限度要求

平均装量或标示装量	装量差异限度
0.30g 以下	± 10%
0.30g 及 0.30g 以上	± 7.5%(中药 ± 10%)

(三) 含量测定

1. 供试品溶液的制备与测定　取维生素 A 软胶囊内容物适量,精密称定,加环己烷溶解并定量稀释制成每 1ml 中含 9~15U 的溶液。照紫外 - 可见分光光度法(通则 0401),测定其吸收峰的波长,并在表所列各波长处测定吸光度。

2. 选择用于含量计算的 A 值　按表 2-7 计算各吸光度与波长 328nm 处吸光度的比值和与药典规定值的差值。

表 2-7　A/A_{328} 的规定值、计算值及两个比值的差值

波长 /nm	测得吸光度	吸光度的比值		两个比值的差值
		药典规定值	计算值	
300	A_{300}	0.555	A_{300}/A_{328}	
316	A_{316}	0.907	A_{316}/A_{328}	
328	A_{328}	1.000	A_{328}/A_{328}	
340	A_{340}	0.811	A_{340}/A_{328}	
360	A_{360}	0.299	A_{360}/A_{328}	

(1) 如果吸收峰波长在 326~329nm 之间,且各波长吸光度比值的差值均不超过规定值的 ±0.02,直接用 328nm 波长处测得的吸光度 A_{328} 计算含量。

(2) 如果吸收峰波长在 326~329nm 之间,其中各波长吸光度比值的差值有一个及以上超过规定值的 ±0.02,按下列校正公式(三点校正法)求出校正吸光度,并计算其与未校正吸光度的相对偏差 f 值:

校正公式:
$$A_{328(校正)}=3.52\,(2\,A_{328}-A_{316}-A_{340})$$

$$f=\frac{A_{328(校正)}-A_{328}}{A_{328}}\times100\%$$

式中,如果 f 值在 ±3.0% 之间,则直接用 A_{328} 进行计算;如果 f 值在 −15%~−3% 之间,则以 $A_{328(校正)}$ 进行计算;如果 f 值小于 −15% 或大于 +3%,则供试品需按皂化法测定。

(3) 如果吸收峰波长不在 326~329nm 之间,则供试品需按皂化法测定。

3. 计算 将步骤 2 选择的 A 值(A_{328} 或 $A_{328(校正)}$)代入下式计算:

$$E_{1cm}^{1\%}=\frac{A}{cl}$$

$$每\,1g\,内容物含有维生素\,A\,的单位数 =E_{1cm}^{1\%}\times1\,900$$

$$标示量\%=\frac{每\,1g\,内容物含维生素\,A\,的单位数\times平均装量}{标示量}\times100\%$$

式中,计算所得的吸收系数为供试品溶液的测得吸收系数值,不是纯品的理论吸收系数,计算公式中的浓度(c)为内容物的浓度(g/100ml)。

五、注意事项

1. 鉴别实验中的仪器和试剂必须干燥无水,三氯甲烷中必须无醇。

2. 装量差异检查具体操作要注意:①剪开或划破囊壳时不可损失囊壳;②囊壳可通过少量多次的方法用尽量少的溶剂洗涤干净;③洗涤用溶剂一定要在自然条件下挥发干净后,再去称量囊壳重量。

3. 校正公式采用三点法,除其中一点是在吸收峰波长处测得外,其他两点分别在吸收峰两侧的波长处测定,因此仪器波长应准确,在测定前,应对仪器波长进行校正。

4. 维生素 A 遇光易氧化变质,故测定应在半暗室中快速进行,且供试液现配现用。

5. 其他途径引入的杂质对维生素 A 的测定结果影响非常大,因此要严格规范实验操作,比如为了避免环己烷试剂中存在杂质的干扰,要确保参比池中装入的环己烷溶液与样品池中的溶剂一致。

六、思考题

1. 本实验为何要对含量计算的 A 值进行选择?如何进行选择?

2. 计算式中 1 900 的含义是什么?如何导出的?

3. 维生素 A 软胶囊的含量测定:取胶丸内容物 Wg,置 10ml 量瓶中,加环己烷溶解并稀释至刻度,摇匀。精密量取 1ml,置另一个 100ml 量瓶中,加环己烷稀释至刻度,摇匀,使其浓度为 9~15U/ml。已知胶丸内容物平均重量为 80.0mg,其每丸标示量为 10 000U。取样量(W)的范围是多少?

七、附录

"三点校正法"的校正原理主要基于以下两点:①杂质的无关吸收在 310~340nm 的波长范围内几乎呈一条直线,且随波长的增大,吸光度下降;②物质对光吸收呈加和性的原理,即在某一样品的吸收曲线上,各波长处的吸收度是维生素 A 与杂质吸收度的代数和,吸收曲线也是两者吸收的叠加。

"三点校正法"选用三波长计算分光光度法,用校正公式扣除杂质的线性吸收对维生素 A 吸光度的干扰,求得与效价活性相应的校正吸光度,进行含量测定。

三个波长中的中间波长一般为维生素 A 的最大吸收波长(λ_1),另外在 λ_1 两侧分别根据"等波长差法"和"等吸光度法"选择两个波长(λ_2,λ_3),采用相似三角形法获得可扣除杂质干扰的校正公式。

该校正公式是以杂质在 300~340nm 之间的吸光度呈线性下降为前提,因此杂质的存在情况对校正结果影响很大。即该校正结果的准确性与杂质吸收情况密切相关,杂质吸收不符合前提条件时,校正结果的可信度将大大降低。

(陈晓颖)

实验 2-12 葡萄糖原料药及注射液的质量分析

一、实验目的

1. 掌握 一般杂质检查的基本原理、操作方法及限量计算。
2. 熟悉 旋光法测定葡萄糖注射液含量的基本原理、操作方法及结果计算。
3. 了解 葡萄糖分析的全过程及一般杂质检查的目的和意义。

二、实验原理

葡萄糖为营养药,化学名 D-(+)- 吡喃葡萄糖一水合物。无色结晶或白色结晶性或颗粒性粉末;无臭,味甜。在水中易溶,在乙醇中微溶。葡萄糖注射液为葡萄糖或无水葡萄糖的灭菌水溶液。含葡萄糖($C_6H_{12}O_6 \cdot H_2O$)应为标示量的 95.0%~105.0%。

$C_6H_{12}O_6 \cdot H_2O$ 198.17

1. 葡萄糖的鉴别反应 葡萄糖分子中具有醛基,可还原碱性酒石酸铜生成红色氧化亚铜沉淀。

2. 葡萄糖的杂质检查方法

(1)氯化物检查法：药物中微量氯化物在硝酸酸性溶液中与硝酸银试液作用,生成氯化银的白色浑浊液,与一定量标准氯化钠溶液在相同条件下生成的氯化银浑浊液比较,以判断药物中氯化物的限量。

$$Cl^- + Ag^+ \longrightarrow AgCl\downarrow$$

(2)硫酸盐检查法：药物中微量硫酸盐与氯化钡在酸性溶液中作用,生成硫酸钡白色浑浊液,与一定量标准硫酸钾溶液与氯化钡在相同条件下生成的浑浊比较,以判断药物中硫酸盐的限量。

$$SO_4^{2-} + Ba^{2+} \longrightarrow BaSO_4\downarrow$$

(3)铁盐检查法：药物中微量铁盐在盐酸酸性溶液中与硫氰酸盐生成红色可溶性的硫氰酸铁配离子,与一定量标准铁溶液用同法处理后进行比色,以判断供试品中铁盐的限量(加硝酸 3 滴,煮沸 5 分钟,可使 Fe^{2+} 氧化为 Fe^{3+})。

$$Fe^{3+} + 6SCN^- \xrightarrow{H^+} \left[Fe(SCN)_6 \right]^{3-}(红色)$$

(4)重金属检查法：采用《中国药典》(2020 年版)四部通则 0821 收载的重金属检查的第一法。硫代乙酰胺在弱酸性(pH 3.5 醋酸盐缓冲液)溶液中水解,产生硫化氢,与微量重金属离子作用,生成黄色到棕黑色的硫化物均匀混悬液,与一定量标准铅溶液经同法处理后所呈颜色比较,可判定药物中重金属的限量。

$$CH_3CSNH_2 + H_2O \longrightarrow CH_3CONH_2 + H_2S$$

$$Pb^{2+} + H_2S \longrightarrow PbS\downarrow$$

(5)砷盐检查法：采用古蔡氏法检查砷盐。利用金属锌与酸作用产生新生态的氢,与药物中的微量砷盐反应生成具挥发性的砷化氢,遇溴化汞试纸,产生黄色至棕色的砷斑,与定量标准砷溶液所生成的砷斑比较,可判定药物中砷盐的限量,其反应如下：

$$AsO_3^{3-} + 3Zn + 9H^+ \longrightarrow AsH_3\uparrow + 3Zn^{2+} + 3H_2O$$

$$AsH_3 + 2HgBr_2 \longrightarrow 2HBr + AsH(HgBr)_2(黄色)$$

$$AsH_3 + 3HgBr_2 \longrightarrow 3HBr + As(HgBr)_3(棕色)$$

(6)炽灼残渣检查法：有机药物经炽灼炭化,再加硫酸湿润、低温加热至硫酸蒸气除尽后,于高温(700~800℃)炽灼至完全灰化,使有机物质破坏分解变为挥发性物质逸出,残留的非挥发性无机杂质(多为金属的氧化物或无机盐类)成为硫酸盐,为炽灼残渣。如炽灼残渣需留作重金属检查,则控制炽灼温度在 500~600℃,否则将使重金属检查结果偏低。

本品除了检查氯化物、硫酸盐、铁盐、重金属、砷盐、炽灼残渣等一般杂质外,还需要检查酸度、溶液的澄清度与颜色(目的是检查水不溶性物质或有色杂质)、乙醇溶液的澄清度(目的是检查醇不溶性杂质,如糊精、蛋白质等)、亚硫酸盐与可溶性淀粉(因为制备时使用的酸可能带有亚硫酸盐,而可溶性淀粉为引入的中间体)等项目。

3. 葡萄糖注射液的含量测定方法　葡萄糖分子结构中的 5 个碳都是手性碳原子,具有旋光性,因此可用旋光法测定葡萄糖注射液的含量。葡萄糖有 α- 及 β- 两种互变异构体,其比旋度相差甚远,在水溶液中逐渐达到变旋平衡。

α-D-葡萄糖　　　　　醛式-D-葡萄糖　　　　　β-D-葡萄糖

$[\alpha]_D^{20}=+113.4°$　　　$[\alpha]_D^{20}=+52.75°$　　　$[\alpha]_D^{20}=+19.7°$

（约占36%）　　　　（约占0.024%）　　　　（约占64%）

此时比旋度趋于恒定,为 +52.5°~+53.0°。当进行葡萄糖旋光度测定时,首先应使上述反应达到平衡。《中国药典》(2020 年版)二部采用加氨试液的方法,加速变旋平衡的到达。计算公式为:

$$无水葡萄糖浓度(c)=\frac{100\alpha}{[\alpha]_D^{20}l}$$

$$含水葡萄糖浓度(c')=c\times\frac{198.17（含水葡萄糖的分子量）}{180.16（无水葡萄糖的分子量）}$$

$$=\alpha\times\frac{100}{52.75\times1}\times\frac{198.17}{180.16}$$

$$=\alpha\times2.085\,2$$

$$标示量\%=\frac{\alpha\times2.085\,2}{标示量}\times100\%$$

式中,$[\alpha]_D^{20}$ 为比旋度,D 为钠光谱的 D 线,20 表明测定时的温度为 20℃;52.75 为含水葡萄糖变旋平衡时的比旋度;l 为测定管的长度,dm;α 为测得的旋光度;c 为每 100ml 溶液中含有被测物质的质量(按干燥品或无水物计算),g/100ml。

三、仪器与试药

1. 仪器　紫外 - 可见分光光度计、旋光仪、检砷瓶、纳氏比色管、水浴锅、烘箱。

2. 试药　葡萄糖原料药、葡萄糖注射液、酚酞指示液、氢氧化钠滴定液(0.02mol/L)、氨试液、碱性酒石酸铜试液、比色用氯化钴液、比色用重铬酸钾液、比色用硫酸铜液、标准氯化钠溶液、硝酸银试液、标准硫酸钾溶液、25% 氯化钡溶液、磺基水杨酸溶液、碘试液、草酸铵试液、标准钙溶液、硫氰酸铵溶液、标准铁溶液、标准铅溶液、醋酸盐缓冲液(pH 3.5)、硫代乙酰胺试液、标准砷溶液、溴化汞试纸、醋酸铅棉花、溴化钾溴试液、碘化钾试液、酸性氯化亚锡试液、锌粒、无菌氯化钠 - 蛋白胨缓冲液、稀硝酸、稀硫酸、盐酸、乙醇、氯化钾。

四、实验步骤

(一) 葡萄糖原料药的质量分析

1. 性状　比旋度:取本品约 10g,精密称定,置 100ml 量瓶中,加水适量与氨试液

0.2ml,溶解后,用水稀释至刻度,摇匀,放置 10 分钟,在 25℃时,依法测定(通则 0621),比旋度为 +52.6°~+53.2°。

2. 鉴别

(1)取本品约 0.2g,加水 5ml 溶解后,缓缓滴入微温的碱性酒石酸铜试液中,即生成氧化亚铜的红色沉淀。

(2)取干燥失重项下的本品适量,依法测定,本品的红外光吸收图谱应与对照的图谱(光谱集 702 图)一致(见图 2-6)。

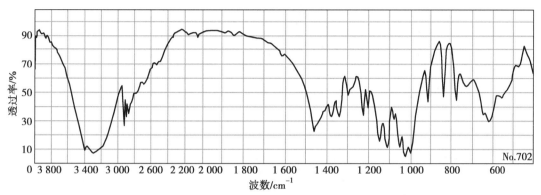

图 2-6　葡萄糖红外吸收图谱

3. 检查

(1) 酸度:取本品 2.0g,加水 20ml 溶解后,加酚酞指示液 3 滴与氢氧化钠滴定液(0.02mol/L)0.20ml,应显粉红色。

(2)溶液的澄清度与颜色:取本品 5.0g,加热水溶解后,放冷,用水稀释至 10ml,溶液应澄清无色;如显浑浊,与 1 号浊度标准液(通则 0902 第一法)比较,不得更浓;如显色,与对照液(取比色用氯化钴液 3.0ml、比色用重铬酸钾液 3.0ml 与比色用硫酸铜液 6.0ml,加水稀释成 50ml)1.0ml 加水稀释至 10ml 比较,不得更深。

(3)乙醇溶液的澄清度:取本品 1.0g,加乙醇 20ml,置水浴上加热回流约 40 分钟,溶液应澄清。

(4)氯化物:取本品 0.60g,依法检查(通则 0801),与标准氯化钠溶液 6.0ml 制成的对照液比较,不得更浓(0.01%)。

(5)硫酸盐:取本品 2.0g,依法检查(通则 0802),与标准硫酸钾溶液 2.0ml 制成的对照液比较,不得更浓(0.01%)。

(6)亚硫酸盐与可溶性淀粉:取本品 1.0g,加水 10ml 溶解后,加碘试液 1 滴,应即显黄色。

(7)干燥失重:取本品,在 105℃干燥至恒重,减失重量为 7.5%~9.5%(通则 0831)。

(8)炽灼残渣:不得过 0.1%(通则 0841)。

(9)蛋白质:取本品 1.0g,加水 10ml 溶解后,加磺基水杨酸溶液(1 → 5)3ml,不得发生沉淀。

(10)钡盐:取本品 2.0g,加水 20ml 溶解后,溶液分成两等份,一份中加稀硫酸 1ml,另一份中加水 1ml,摇匀,放置 15 分钟,两液均应澄清。

(11)钙盐:取本品 1.0g,加水 10ml 溶解后,加氨试液 1ml 与草酸铵试液 5ml,摇匀,放置 1 小时,如发生浑浊,与标准钙溶液[精密称取碳酸钙 0.125 0g,置 500ml 量瓶中,加水 5ml

与盐酸 0.5ml 使溶解,用水稀释至刻度,摇匀。每 1ml 相当于 0.1mg 的钙(Ca)。]1.0ml 制成的对照液比较,不得更浓(0.01%)。

(12)铁盐:取本品 2.0g,加水 20ml 溶解后,加硝酸 3 滴,缓慢煮沸 5 分钟,放冷,用水稀释制成 45ml,加硫氰酸铵溶液(30 → 100)3.0ml,摇匀,如显色,与标准铁溶液 2.0ml 用同一方法制成的对照液比较,不得更深(0.001%)。

(13)重金属:取本品 4.0g,加水 23ml 溶解后,加醋酸盐缓冲液(pH 3.5)2ml,依法检查(通则 0821 第一法),含重金属不得过百万分之五。

(14)砷盐:取本品 2.0g,加水 5ml 溶解后,加稀硫酸 5ml 与溴化钾溴试液 0.5ml,置水浴上加热约 20 分钟,使保持稍过量的溴存在,必要时,再补加溴化钾溴试液适量,并随时补充蒸散的水分,放冷,加盐酸 5ml 与水适量使成 28ml,依法检查(通则 0822 第一法),应符合规定(0.000 1%)。

(15)微生物限度:取本品 10g,用 pH 7.0 无菌氯化钠 - 蛋白胨缓冲液制成 1 : 10 的供试液。

需氧菌总数、霉菌和酵母菌总数:取供试液 1ml,依法检查(通则 1105 平皿法),1g 供试品中需氧菌总数不得过 1 000cfu,霉菌和酵母菌总数不得过 100cfu。

大肠埃希菌:取 1 : 10 的供试液 10ml,依法检查(通则 1106),1g 供试品中不得检出。

(二) 葡萄糖注射液的质量分析

1. 鉴别　取本品,缓缓滴入微温的碱性酒石酸铜试液中,即生成氧化亚铜的红色沉淀。

2. 检查

(1)pH:取本品或本品适量,用水稀释制成含葡萄糖为 5% 的溶液,每 100ml 加饱和氯化钾溶液 0.3ml,依法检查(通则 0631),pH 应为 3.2~6.5。

(2)5- 羟甲基糠醛:精密量取本品适量(约相当于葡萄糖 1.0g),置 100ml 量瓶中,用水稀释至刻度,摇匀,照紫外 - 可见分光光度法(通则 0401),在 284nm 的波长处测定,吸光度不得大于 0.32。

(3)重金属:取本品适量(约相当于葡萄糖 3g),必要时,蒸发至约 20ml,放冷,加醋酸盐缓冲液(pH 3.5)2ml 与水适量使成 25ml,依法检查(通则 0821 第一法),按葡萄糖含量计算,含重金属不得过百万分之五。

(4)细菌内毒素:取本品,依法检查(通则 1143),每 1ml 中含内毒素的量应小于 0.50EU。

(5)无菌:取本品,经薄膜过滤法,以金黄色葡萄球菌为阳性对照菌,依法检查(通则 1101),应符合规定。

(6)其他:应符合注射剂项下有关的各项规定(通则 0102)。

3. 含量测定　精密量取本品适量(约相当于葡萄糖 10g),置 100ml 量瓶中,加氨试液 0.2ml(10% 或 10% 以下规格的本品可直接取样测定),用水稀释至刻度,摇匀,静置 10 分钟,在 25℃时,依法测定旋光度(通则 0621),与 2.085 2 相乘,即得供试量中含有 $C_6H_{12}O_6 \cdot H_2O$ 的质量(g)。

五、注意事项

1. 对照法进行杂质的限量检查应遵循平行原则,即仪器的配对性和供试品与对照品的同步操作。供试品与对照品所加入试剂的反应温度、反应时间等均应完全相同。采用纳氏比色管时,加入液体后体积应一致。

2. 比色、比浊操作,一般均在纳氏比色管中进行。在选用比色管时,必须注意使样品管与标准管的体积相等、玻璃色泽一致,最好不带任何颜色,比色管上的刻度均匀,如有差别,不得相差超过 2mm。比色、比浊前应采用手腕转动 360° 旋摇的操作使比色管内液体充分混匀,不可以颠倒振摇。比色应在白色背景上观察,比浊应在黑色背景上观察,从比色管上方向下透视。使用过的比色管应及时清洗,比色管可用铬酸洗液浸泡洗涤,不能用毛刷刷洗,以免管壁划出条痕影响比色或比浊。

3. 铁盐检查,供试品溶液加硝酸煮沸时,应注意防止暴沸,必要时补充适量水,且对照液与供试液应同法操作。

4. 砷盐检查时要注意 ①供试品与对照品所用检砷器导气管的长短、内径一定要相同,以免生成的砷斑大小不同,影响砷斑的比较。②在酸性溶液中加溴化钾溴试液进行有机破坏,使砷游离,破坏过程中要保持稍过量的溴存在,使破坏完全。标准砷溶液同法处理后,依法制备砷斑。③砷斑遇光、热、湿气即变浅或褪色,因此砷斑制成后应立即观察比较。

5. 旋光法测定含量时应注意 ①旋光管装样时光路中不应有气泡;②应取 2 份供试品做平行试验,测定结果的偏差应在 0.02° 以内,否则重做;③供试液应不显浑浊或含有混悬的小粒,否则应预先滤过并弃去初滤液;④测定完毕,测定管必须立即洗涤,以避免两头衬垫的橡皮圈因接触溶剂而发黏。不允许将盛有供试品的测定管长时间置于仪器样品室内。

六、思考题

1. 比色、比浊操作应遵循的原则是什么? 比浊检查时为什么将反应液稀释后再加沉淀剂?

2. 古蔡法检砷需用到哪些试剂? 各有什么作用? 操作注意事项有哪些?

3. 葡萄糖注射液的检查项中为何要检查 5- 羟甲基糠醛?

4. 为什么应于 10% 以上的葡萄糖溶液中加入氨试液并放置 10 分钟后才能测定旋光度?

(周 萍)

实验 2-13 化学药物鉴别的设计性实验

一、实验目的

1. 掌握药物鉴别试验的内容和要求。
2. 熟悉常用的鉴别试验方法及其原理。
3. 了解药物鉴别方法设计的实验思路、条件优化、方法验证等过程。

二、实验原理

(一) 药物鉴别方法的选择

1. 药品质量标准中,鉴别是用以判定某已知药品的真伪而不是对未知药物进行结构确证的,所以鉴别方法应以专属性好、简便易行为宜,尤其能将结构相似的同类药品加以区别为主要考虑因素。质量标准的鉴别项目一般选用不同原理的方法(如化学法、光谱法、色谱法等)相结合以起到互补作用,每种药物一般选用 2~4 种方法进行鉴别试验。同类试验原理或相同官能团的化学鉴别法尽量不同时出现在同一标准中。对于组分单一、结构明确的化学原料药,红外光谱法专属性最强;对于制剂,合适的色谱法专属性较好。

2. 创新药物鉴别试验常选择"光谱法(或化学法)+ 色谱法 + 盐基或酸根鉴别"的组合方式;如果不能说明其特性,可增加其他方法,条目不宜过多,足以区别真伪即可。在进行鉴别试验方法建立过程中,需要充分了解药物的结构及理化性质,突出专属鉴别试验方法,兼顾一般鉴别试验方法,制订实验方案。

(二)常用药物鉴别方法

1. 化学法根据药物特定官能团或特定结构的特性反应,选择化学鉴别方法,该方法要能够与其他鉴别方法结合使用,使得鉴别的专属性更加突出。化学鉴别法需要反应迅速、现象明显,可以是适当条件下产生颜色或荧光、发生沉淀反应或产生气体等现象。

2. 光谱法在组分单一、结构明确的原料药鉴别中首选红外光谱法。如果红外光谱图可以反映药物的有效晶型特点,也可以使用该法鉴别其有效晶型。制剂中的辅料影响、提取过程可能导致晶型变化,一般不采用此法,而采用所受影响因素较少的紫外光谱法。

选用紫外光谱法时候,一般通过核对其光谱特征参数进行鉴别,如最大吸收波长或同时测定最小吸收波长等。一般不用单一吸收峰或者 220nm 以下波长的吸收特性作为鉴别依据。为提高专属性,可将上述几个方法结合起来使用。

3. 色谱法是利用不同物质在不同色谱条件下,各自色谱行为(比移值或保留时间)的不同,与对照品在相同色谱条件下进行色谱分离,比较其色谱行为的一致性,来鉴别药品的真伪。采用薄层色谱法时,一般制备供试品溶液和对照品溶液,在同一薄层板上点样、展开与检视,供试品色谱图中所显斑点的位置和颜色(或荧光)应与标准物质色谱图的斑点一致。必要时,化学药品可采用供试品溶液与标准溶液混合点样、展开,与标准物质相应斑点应为单一、紧密斑点。

在含量测定或有关物质项下已采用高效液相色谱法的情况下,可以采用该法进行鉴别试验。方法中色谱系统的稳定性要好,同一物质不同进样时保留时间的重现性必须有保证。《中国药典》(2020 年版)中对保留时间的一致性未予具体规定,此时,操作中可增加供试品溶液与对照品溶液等量混合,进样后出现单一色谱峰作为鉴别依据,弥补该法之不足。

三、实验步骤

1. 酸性药物的鉴别(示例)

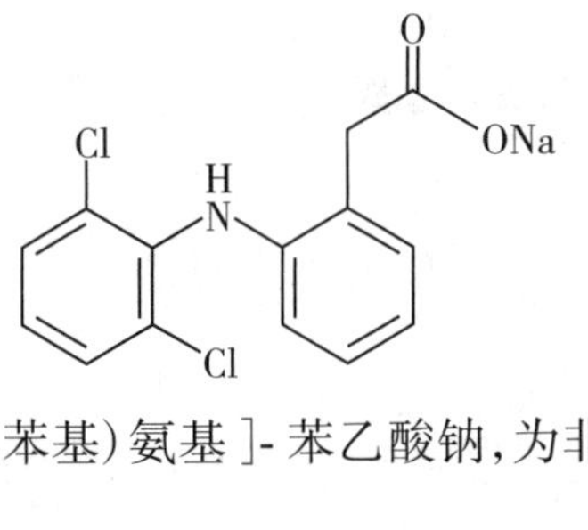

双氯芬酸钠,2-[(2,6-二氯苯基)氨基]-苯乙酸钠,为非甾体抗炎药,主要发挥解热镇

痛作用。该药物结构中含有氯元素和钠元素,可以通过将其炽灼炭化后,生成无机氯离子和钠离子,分别采用氯化物和钠盐的一般鉴别试验方法,对其进行鉴别;药物结构中具有苯环,可以在一定溶剂中测定其紫外吸收光谱,以光谱特征进行鉴别;对于双氯芬酸钠原料药,可以采用红外光谱法鉴别;在获得对照品的前提下,可以采用高效液相色谱法对该药进行色谱鉴别。《中国药典》(2020 年版)二部收载双氯芬酸钠质量标准中,鉴别项如下。

(1)取本品,加水溶解并稀释制成每 1ml 中含 20μg 的溶液,照紫外 - 可见分光光度法(通则 0401)测定,在 276nm 的波长处有最大吸收。

(2)本品的红外光吸收图谱应与对照图谱(光谱集 53 图)一致。

(3)取本品约 50mg,加碳酸钠 0.2g,混匀,炽灼至炭化,放冷,加水 5ml,煮沸,滤过,滤液显氯化物鉴别(1)的反应(通则 0301)。

(4)本品炽灼后,显钠盐的鉴别反应(通则 0301)。

可见,该质量标准中采用紫外光谱法对该药进行鉴别,方法建立中需要考虑紫外光谱测定的溶剂和浓度选择。一般以最大吸收在 0.3~0.7 之间,尽量接近 0.434 为宜;同时采用红外光谱法进行鉴别,以供试品获得的图谱与对照图谱比对的方式进行;另外针对所含的氯元素和钠元素,均采用炽灼后的一般鉴别试验:氯化物鉴别和钠盐鉴别。

2. 碱性药物的鉴别(示例)

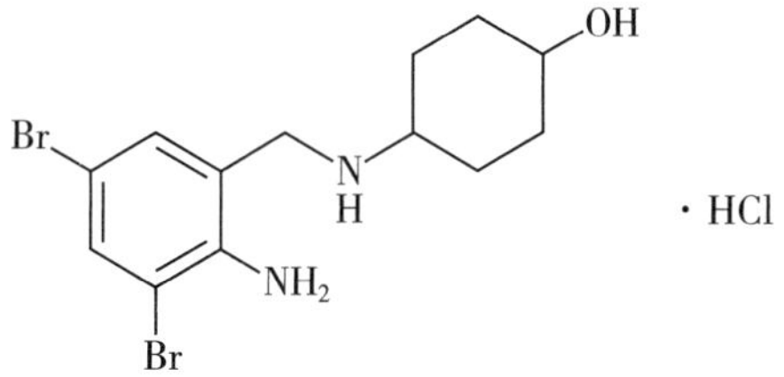

盐酸氨溴索,反式 -4-〔(2- 氨基 -3,5- 二溴苄基)氨基〕环己醇盐酸盐,是溴己胺的衍生物,为祛痰药,是新一代呼吸道黏液调节剂。该药为盐酸盐,因此可对结构中的氯化物进行鉴别,药物结构中具有苯环,可以在一定溶剂中测定其紫外光吸收光谱,以光谱特征进行鉴别,对于原料药,可以采用红外光谱法鉴别。在获得对照品的前提下,可以采用与含量测定项下一致的高效液相色谱法对该药进行色谱鉴别。《中国药典》(2020 年版)二部收载的盐酸氨溴索质量标准中,鉴别项如下。

(1)在含量测定项下记录的色谱图中,供试品溶液主峰的保留时间应与对照品溶液主峰的保留时间一致。

(2)取本品适量,加 0.01mol/L 盐酸溶液制成每 1ml 中约含 25μg 的溶液,照紫外 - 可见分光光度法(通则 0401)测定,在 244nm 与 308nm 的波长处有最大吸收。

(3)本品的红外光吸收图谱应与对照图谱(光谱集 1102 图)一致。

(4)本品的水溶液显氯化物鉴别(1)的反应(通则 0301)。

可见,该质量标准中采用与含量测定项下一致的色谱法对该药进行鉴别,主要依据为供试品与对照品的保留时间一致;其次采用紫外光谱法,方法建立中需要考虑紫外光谱测定的溶剂和浓度选择,该药为盐酸盐,宜用一定浓度的盐酸溶液为溶剂,吸收度值一般在 0.3~0.7 范围内,同时规定了在两个不同波长处有最大吸收波长,提高了方法的专属性;另外采用红外光谱法,以供试品获得的图谱与对照图谱比对的方式进行鉴别;最后针对所含的氯化物进行鉴别。

3. 甾体激素类药物的鉴别(示例)

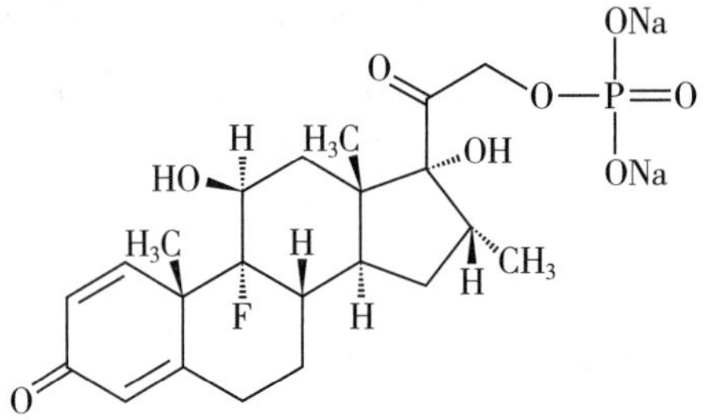

地塞米松磷酸钠,16α- 甲基 -11β,17α,21- 三羟基 -9α- 氟孕甾 -1,4- 二烯 -3,20- 二酮 -21- 磷酸酯二钠盐,为肾上腺皮质激素药,具有抗炎、抗过敏、抗病毒等作用。该药物属于有机氟化物,可将有机氟转化成氟离子,用氧瓶燃烧法进行破坏,用水或碱性溶液吸收成无机氟离子,用氟化物的一般鉴别试验对其进行鉴别;另外结构中含有钠和磷,因此可以通过将其炽灼炭化后,生成无机氯离子和磷酸根离子,分别采用氯化物和磷酸盐的一般鉴别试验对其进行鉴别;对于地塞米松磷酸钠原料药,可以采用红外光谱法鉴别。在获得对照品的前提下,可以采用高效液相色谱法对该药进行色谱法鉴别。《中国药典》(2020 年版)二部收载的地塞米松磷酸钠质量标准中,鉴别项如下。

(1)在含量测定项下记录的色谱图中,供试品溶液主峰的保留时间应与对照品溶液主峰的保留时间一致。

(2)本品的红外光吸收图谱应与对照图谱(光谱集 141 图)一致。

(3)本品显有机氟化物的鉴别反应(通则 0301)。

(4)取本品约 40mg,加硫酸 2ml,缓缓加热至发生白烟,滴加硝酸 0.5ml,继续加热至氧化氮蒸气除尽,放冷,滴加水 2ml,再缓缓加热至发生白烟,溶液显微黄色,放冷,滴加水 10ml,用氨试液中和至溶液遇石蕊试纸显中性反应,加少许活性炭脱色,滤过,滤液显钠盐与磷酸盐的鉴别反应(通则 0301)。

可见,该质量标准中采用与含量测定项下一致的色谱法对该药进行鉴别,主要依据为供试品与对照品的保留时间一致;其次采用红外光谱法进行鉴别,以供试品获得的图谱与对照图谱比对的方式进行;另外对结构中含有的氟原子采用有机氟化物的鉴别方法进行;最后针对所含的氯化物和磷酸盐进行鉴别。

4. 复方制剂组成药物的鉴别(示例)

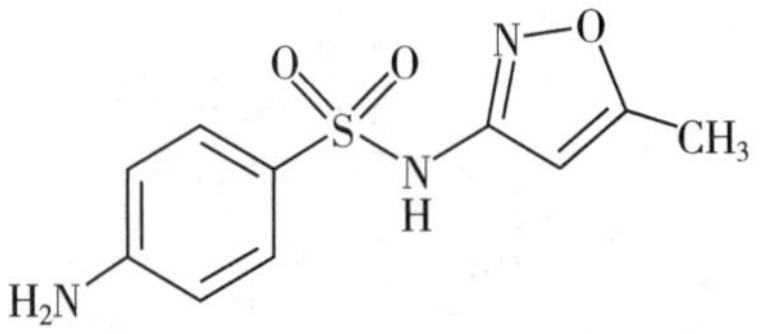

磺胺甲噁唑 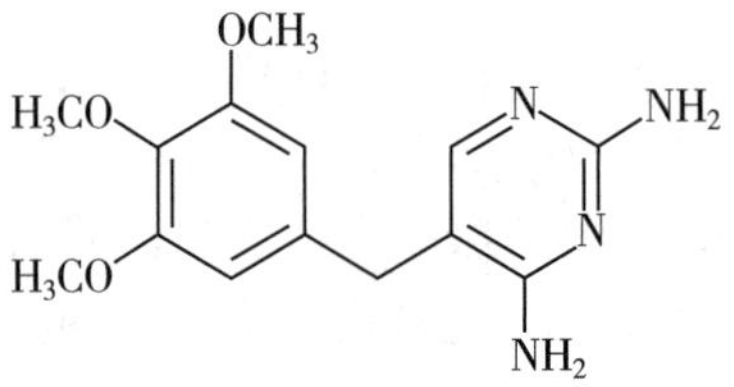   甲氧苄啶

复方磺胺甲噁唑片剂,为磺胺甲噁唑($C_{10}H_{11}N_3O_3S$)与甲氧苄啶($C_{14}H_{18}N_4O_3$)组成的片剂,为磺胺类抗菌药。磺胺甲噁唑母核为对氨基苯磺酰胺,属于磺胺类药物,甲氧苄啶为广谱抗菌增效剂,临床上常与磺胺类药物联用以增强磺胺类药物的抗菌效果。甲氧苄啶分子结构中含有嘧啶杂环,可与碘试液发生反应;磺胺甲噁唑和甲氧苄啶分子结构中都含有苯

环,可以通过薄层色谱法或高效液相色谱法对它们进行鉴别,分别通过观察在紫外线灯下供试品与对照品的主斑点位置和颜色或主峰的保留时间进行比对;磺胺甲噁唑分子中含有芳伯氨基,可通过芳香第一胺的反应对其进行鉴别。《中国药典》(2020 年版)二部收载的复方磺胺甲噁唑片剂标准中,鉴别项如下。

(1)取本品的细粉适量(约相当于甲氧苄啶 50mg),加稀硫酸 10ml,微热使甲氧苄啶溶解后,放冷,滤过,滤液加碘试液 0.5ml,即生成棕褐色沉淀。

(2)取本品的细粉适量(约相当于磺胺甲噁唑 0.2g),加甲醇 10ml,振摇,滤过,取滤液作为供试品溶液;另取磺胺甲噁唑对照品 0.2g 与甲氧苄啶对照品 40mg,加甲醇 10ml 溶解,作为对照品溶液。照薄层色谱法(通则 0502)试验,吸取上述两种溶液各 5μl,分别点于同一硅胶 GF$_{254}$ 薄层板上,以三氯甲烷 - 甲醇 -N,N- 二甲基甲酰胺(20∶2∶1)为展开剂,展开,晾干,置紫外线灯(254nm)下检视。供试品溶液所显两种成分的主斑点的位置和颜色应与对照品溶液的主斑点相同。

(3)在含量测定项下记录的色谱图中,供试品溶液两主峰的保留时间应与对照品溶液相应的两主峰的保留时间一致。

(4)取本品的细粉适量(约相当于磺胺甲噁唑 50mg),显芳香第一胺类的鉴别反应(通则 0301)。

以上(2)(3)两项可选做一项。

可见,该质量标准中采用薄层色谱法或高效液相色谱法对两主药进行鉴别,两种方法均为色谱鉴别法,故选择其中之一即可,主要依据分别比对供试品与对照品主斑点的颜色和位置或保留时间一致,其中,薄层色谱法的主斑点比移值一般在 0.2~0.8 之间,最好控制在 0.3~0.7 范围以内;同时针对甲氧苄啶中所含的杂环和磺胺甲噁唑中含有的芳香第一胺结构,均采用化学鉴别法对其进行鉴别。

5. 从以下药物中选择任一实验对象,进行药物鉴别试验的方法建立。

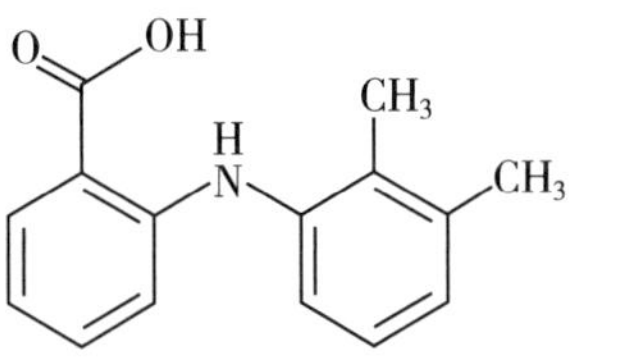

甲芬那酸
(C$_{15}$H$_{15}$NO$_2$　241.29)

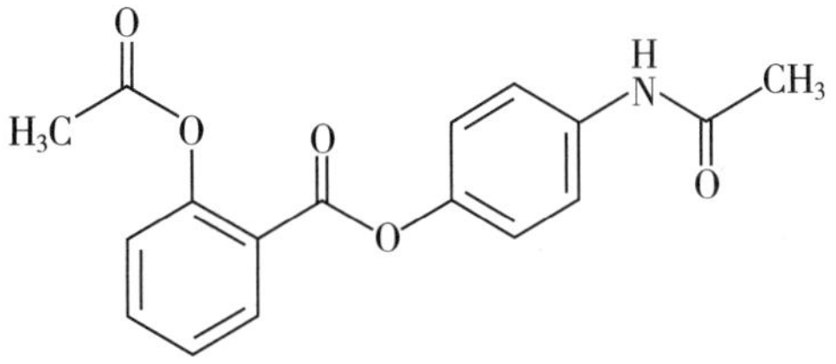

贝诺酯
(C$_{17}$H$_{15}$NO$_5$　313.31)

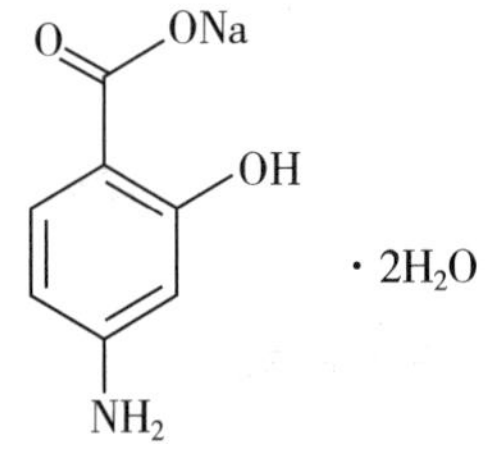

对氨基水杨酸钠肠溶片
(C$_7$H$_6$NNaO$_3$·2H$_2$O　211.14)

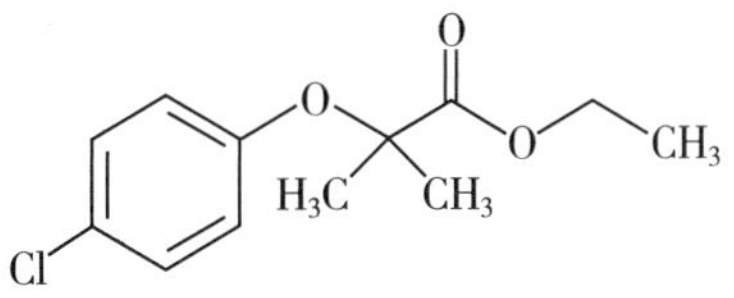

氯贝丁酯胶囊
(C$_{12}$H$_{15}$ClO$_3$　242.70)

肾上腺素
（C$_9$H$_{13}$NO$_3$　183.21）

盐酸克伦特罗
（C$_{12}$H$_{18}$Cl$_2$N$_2$O · HCl　313.65）

硫酸沙丁胺醇片
[（C$_{13}$H$_{21}$NO$_3$）$_2$ · H$_2$SO$_4$　576.70]

盐酸多巴胺注射液
（C$_8$H$_{11}$NO$_2$ · HCl　189.64）

复方甲苯咪唑乳膏：

甲苯咪唑
（C$_{16}$H$_{13}$N$_3$O$_3$　295.30）

盐酸左旋咪唑
（C$_{11}$H$_{12}$N$_2$S · HCl　240.76）

四、注意事项

1. 在鉴别试验中加入的各种试剂一般是过量的,溶液的浓度主要是指被鉴别药物的浓度,药物的浓度会直接影响对试验结果的判断,必须严格规定。

2. 鉴别试验时溶液的温度、溶液的酸碱度也应严格控制。

五、思考题

1. 在药物制剂的鉴别试验方法学验证过程中,如何对方法的专属性进行考察?

2. 化学药物在选择鉴别方法时应掌握哪些原则?

（杜英峰）

实验 2-14　化学药物杂质检查的设计性实验

一、实验目的

1. 掌握　化学药物杂质检查的常用方法和应用注意事项。

2. 熟悉　化学药物杂质检查方法的实验思路、条件优化、方法验证等过程。

二、实验原理

微量杂质与活性药物成分（active pharmaceutical ingredient，API）、辅料等共存，杂质检查的首要问题是充分研究和利用杂质与主成分在结构、理化性质上存在的差异，选择专属性强、灵敏度满足测定需要的分析方法。

化学药物杂质检查的常用方法包括化学方法（显色、沉淀、生成气体、滴定、酸碱度等）、光谱法（紫外-可见分光光度法、红外光谱法）、色谱法（薄层色谱、高效液相色谱、气相色谱）和物理方法（热分析法、物理性状检查法）。

杂质限量的控制方法一般分两种：一种是限量检查法（limit test），另一种是定量测定法。限量检查法通常不要求测定其准确含量，只需检查杂质是否超过限量。进行限量检查时，多数采用对照法，此外还可采用灵敏度法和比较法。杂质定量测定与 API 定量测定类似，但由于样品中杂质含量水平与 API 含量水平不同，对分析方法定量测定结果的准确度和精密度要求也有所差异。

根据《中国药典》（2020 年版）四部通则 9102 药品杂质分析指导原则要求，杂质检查应尽量采用现代分离分析手段。一般应考虑以下问题。

（1）在杂质分析的研究阶段，将可能存在的杂质、强制降解产物，加入主成分中配制供试溶液进行色谱分析，优化色谱条件，确定适用性要求，保证方法专属、灵敏。

（2）在采用现代色谱技术对杂质进行分离分析的情况下，对特定杂质中的已知杂质和毒性杂质，应使用杂质对照品进行定位；如无法获得杂质对照品，可用相对保留值进行定位。

（3）研究时，应采用几种不同的分离分析方法或不同检测条件以便比对结果，选择较佳的方法作为列入质量标准的检查方法。杂质检查分析方法的建立，应考虑普遍适用性，所用的仪器和实验材料应容易获得。对于特殊实验材料，应在质量标准中写明。

（4）用于杂质检查和定量测定的分析方法须按照《分析方法验证指导原则》、《中国药典》（2020 年版）四部（通则 9101）和 ICH 指导原则（Q2）进行验证。尤为重要的是，应能证明分析方法具有检查杂质的专属性。对于对映异构体杂质检查方法的验证，立体选择性是实验考察的重点。手性色谱法不能直接反映手性药品的光学活性，需要与旋光度或比旋度测定相互补充，以有效控制手性药品的质量。

（5）由于采用色谱法进行杂质限度检查时，受色谱参数设置值的影响较大，有关操作注意事项应在起草说明中写明，必要时，可在质量标准中予以规定。

三、实验步骤

案例 1. 地蒽酚中二羟基蒽醌的检查

二羟基蒽醌是制备地蒽酚的原料，同时也可由地蒽酚氧化产生。《中国药典》（2020 年版）收载的地蒽酚中二羟基蒽醌的检查方法为：取本品，加三氯甲烷溶液制成每 1ml 中约含 0.10mg 的溶液，照紫外-可见分光光度法（通则 0401）在 432nm 的波长处测定吸光度，不得过 0.12。

方法设计思路：从结构上来看，地蒽酚和杂质二羟基蒽醌都具有较大的共轭体系，但二羟基蒽醌的 C-10 位羰基的存在增大了共轭程度，因此可利用二者的紫外-可见吸收光谱的差异设计杂质检查方法。

地蒽酚和二羟基蒽醌在三氯甲烷中溶解,分别配制 10μg/ml 的地蒽酚和二羟基蒽醌的三氯甲烷溶液,在 200~500nm 波长范围内扫描并记录紫外 - 可见吸收光谱(如图 2-7)所示。数据记录如表 2-8 所示。

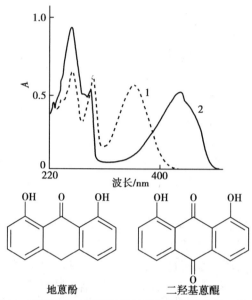

图 2-7 地蒽酚和二羟基蒽醌的结构式及其紫外吸收光谱

注:1. 地蒽酚三氯甲烷溶液(10μg/ml);2. 二羟基蒽醌三氯甲烷溶液(10μg/ml)。

表 2-8 地蒽酚和杂质二羟基蒽醌的紫外吸收

波长 /nm	A(地蒽酚)	A(二羟基蒽醌)
254	0.62	0.90
287	0.58	0.54
312	0.15	0.05
385	0.55	0.10
432	0.00	0.60

已知地蒽酚在三氯甲烷中的溶解度为 100μg/ml,地蒽酚中二羟基蒽醌的限度值为 2.0%。配制 100μg/ml 的供试品溶液,其中所含有的二羟基蒽醌的浓度最大不得超过 2.0μg/ml。由图 2-7 和表 2-8 可知,在 432nm 处,地蒽酚几乎无吸收,而二羟基蒽醌有吸收峰值。根据表中二羟基蒽醌(10μg/ml)在 432nm 处的吸光度的数据可求算出吸收系数,进而计算出二羟基蒽醌浓度为 2.0μg/ml 时对应的吸光度值为 0.12。由此设计出地蒽酚中二羟基蒽醌的检查方法如下:取本品,加三氯甲烷溶液,制成每 1ml 中约含 0.10mg 的溶液,照紫外 - 可见分光光度法(通则 0401)在 432nm 的波长处测定吸光度,不得过 0.12。

案例 2. 两性霉素 B 中有关物质检查

两性霉素 B 发酵生产过程中,形成的主要副产物为杂质 A(两性霉素 A),同时还可能存在杂质 B、C、D 和 E。两性霉素 B 及其有关物质的结构式见图 2-8。

两性霉素B

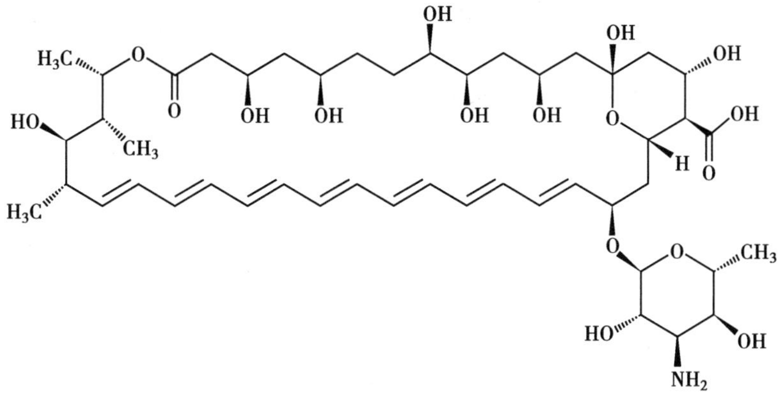

$C_{47}H_{73}NO_{17}$　　　924.09

杂质A

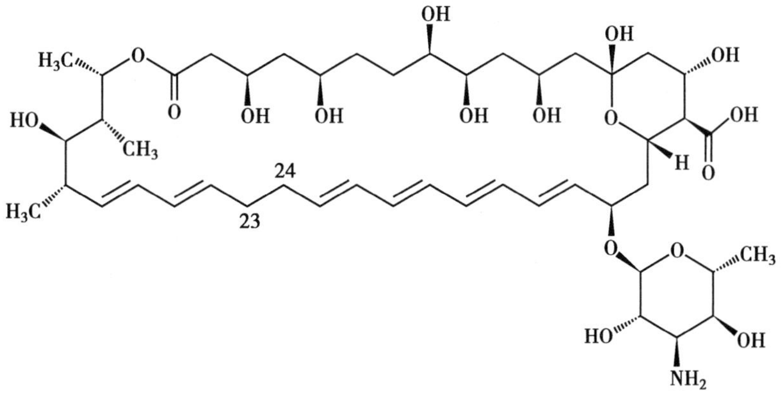

两性霉素A　　　　　　　　$C_{47}H_{75}NO_{17}$　　　926.11

杂质B

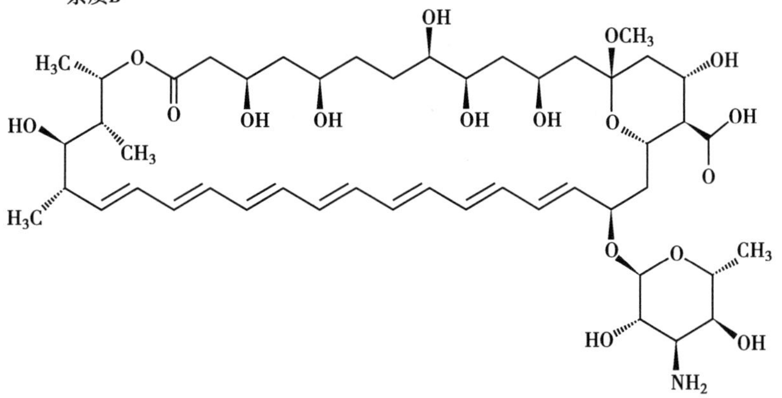

$C_{48}H_{75}NO_{17}$　　　938.12

1R-氧-甲基-两性霉素B

杂质C

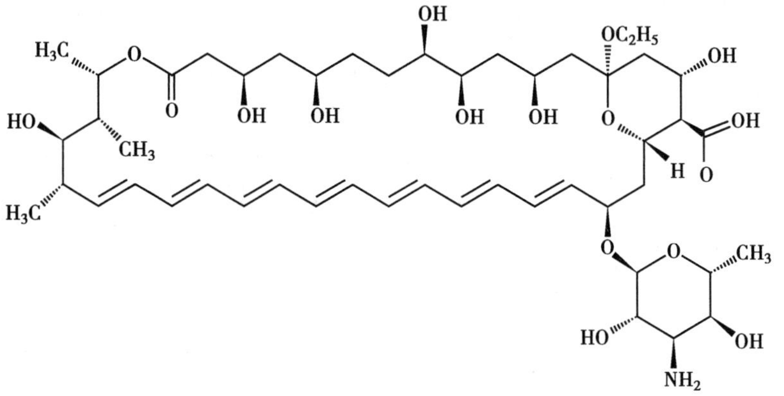

$C_{49}H_{77}NO_{17}$ 952.15

1-氧-乙基-两性霉素B

杂质D

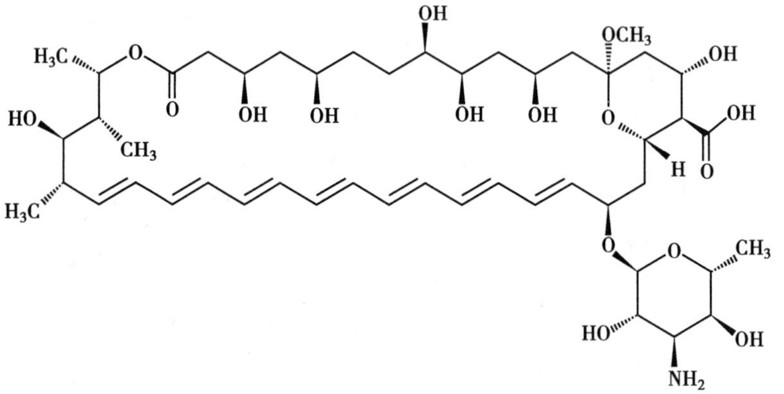

$C_{48}H_{75}NO_{17}$ 938.12

1S-氧-甲基-两性霉素B

杂质E

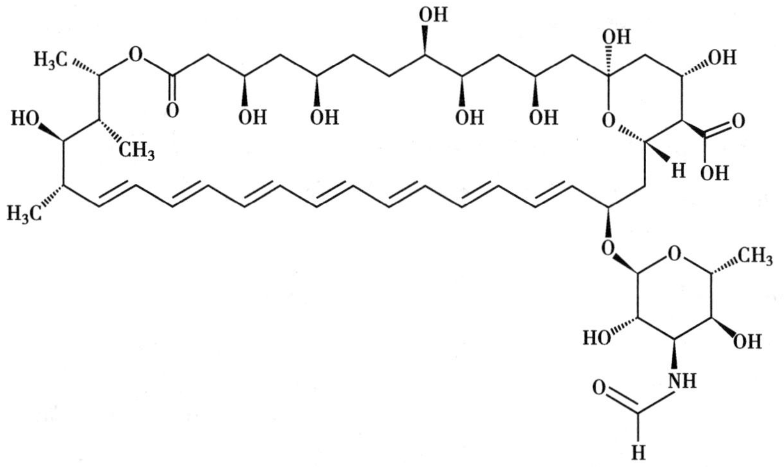

$C_{48}H_{73}NO_{18}$ 952.10

33-（3-甲酰基）-两性霉素B

图 2-8 两性霉素 B 及其有关物质的结构式

《欧洲药典》(EP 11.0)收载的两性霉素 B 中有关物质检查方法如下。

有关物质：照液相色谱法(2.2.29)测定。溶液避光，除对照溶液(c)需制备后立即进样外，其余溶液在制备后 24 小时内使用。

溶剂：10g/L 混合溶液，醋酸铵：N-甲基吡咯烷酮：甲醇(1:1:2，$V/V/V$)。

供试品溶液：将 20.0mg 的供试品溶解在 15ml 的 N-甲基吡咯烷酮中，于 2 小时内用溶剂稀释至 50.0ml。取 5.0ml，用溶剂稀释至 25.0ml。

对照溶液(a)：将 20.0mg 的两性霉素 B 对照品溶解在 15ml 的 N-甲基吡咯烷酮中，于 2 小时内用溶剂稀释至 50.0ml。取 5.0ml，用溶剂稀释至 25.0ml。

对照溶液(b)：取对照溶液(a)1.0ml，用溶剂稀释至 100.0ml。

对照溶液(c)：将 20.0mg 的制霉菌素对照品溶解在 15ml 的 N-甲基吡咯烷酮中，于 2 小时内用溶剂稀释至 50.0ml。取 5.0ml，用对照溶液(a)稀释至 25.0ml。取此溶液 2.0ml，用溶剂稀释至 100.0ml。

对照溶液(d)：为了制备杂质 B 和 C，将 10mg 供试品溶解在 5ml N-甲基吡咯烷酮中，并在 2 小时内加入 35ml 甲醇和无水乙醇的混合溶液(1:4)。加入 0.10ml 的稀盐酸，混合并在 25℃孵育 2.5 小时。加入 10ml 醋酸铵(10g/L)混匀。

对照溶液(e)：用于色谱峰的识别。将 4mg 两性霉素 B 对照品(含杂质 A 和 B)溶解在 5ml N-甲基吡咯烷酮中，并在 2 小时内用溶剂稀释至 50ml。

空白溶液：溶剂。

色谱条件：十八烷基键合硅胶为填料(150×4.6mm，3μm)；柱温为 20℃。流动相：A 相为甲醇-乙腈-柠檬酸一水合物(4.2g/L 使用浓氨水调节 pH 4.7)=1:3:6；B 相为甲醇-柠檬酸一水合物(4.2g/L 使用浓氨水调节 pH 3.9)-乙腈=12:20:68。按下表进行线性梯度洗脱，流速为 0.8ml/min，采用紫外检测器，分别在 303nm 和 383nm 检测四烯和庚烯类化合物。供试品溶液、对照溶液(b)、对照溶液(c)、对照溶液(d)和对照溶液(e)进样体积均为 20μl。梯度洗脱程序见表 2-9。

表 2-9　梯度洗脱程序

时间 /min	A 相(V/V)	B 相(V/V)
0~3	100	0
3~23	100 → 70	0 → 30
23~33	70 → 0	30 → 100
33~40	0	100

杂质的识别：使用色谱峰识别用两性霉素 B 对照品内附的色谱图和对照溶液(e)的色谱图，进行杂质 A 和 B 的识别(色谱峰定位)。

相对于两性霉素 B(RT~16min)的保留时间：杂质 B=~0.75min，杂质 A=~0.8min，制霉菌素 =~0.85min。

383nm 的系统适用性：对照溶液(d)的分离度最小为 1.5，两色谱峰的相对保留时间约 0.7min。

限度：①–303nm 下检出的杂质 A，不大于对照溶液(c)主峰面积的 2.5 倍(5.0%)；若用于胃肠外给药,不大于对照溶液(c)主峰面积(2.0%);② –303nm 检出的其他杂质,单个杂质,不大于对照溶液(c)主峰面积的 0.5 倍(1.0%);③ –383nm 下检出的杂质 B,不大于对照溶液(b)主峰面积的 4 倍(4.0%);④ –383nm 检出的其他杂质,单个杂质,不大于对照溶液(b)主峰面积的 2 倍(2.0%);⑤ –303nm 和 –383nm 下检出的总杂质,不超过 15.0%;⑥ –303nm 检出的可忽略不计的杂质,小于对照溶液(c)主峰面积的 0.05 倍(0.1%);⑦ –383nm 检出的可忽略不计的杂质,小于对照溶液(b)主峰面积的 0.1 倍(0.1%)。

方法设计思路:从结构上来看,两性霉素 B 与杂质 B、C、D 和 E 均为含有 7 个共轭双键的庚烯类化合物,仅个别取代基存在差异;主要副产物两性霉素 A 则是含有 4 个共轭双键的四烯类化合物。由于两性霉素 B 与几种杂质的结构非常相似,应考虑将具有高分离效能的高效液相色谱法作为杂质检查的首选方法。

由于两性霉素 B 由发酵生产得到,各杂质对照品获取难度较大,常规质量检验中不宜采用杂质对照品法作为杂质检查方式,采用主成分自身对照法更为适宜。考虑到在同一检测器上(如紫外检测器),相同量的不同物质往往会产生不同值的色谱响应信号(峰面积或峰高)。因此,根据紫外检测器的检测原理,对于四烯类杂质(两性霉素 A)和庚烯类杂质(杂质 B、C、D 和 E)应考虑采用不同的对照物。可以看到,在上述方法中,对于庚烯类杂质(杂质 B、C、D 和 E)的检查,采用两性霉素 B 制备的对照溶液(b)中的主成分峰作为限度检查的比对依据,而对于四烯类杂质(两性霉素 A),则采用结构类似且同属于四烯化合物的制霉菌素(结构见图 2-9)制备的对照溶液(c)中的主成分峰作为限度检查的比对依据。

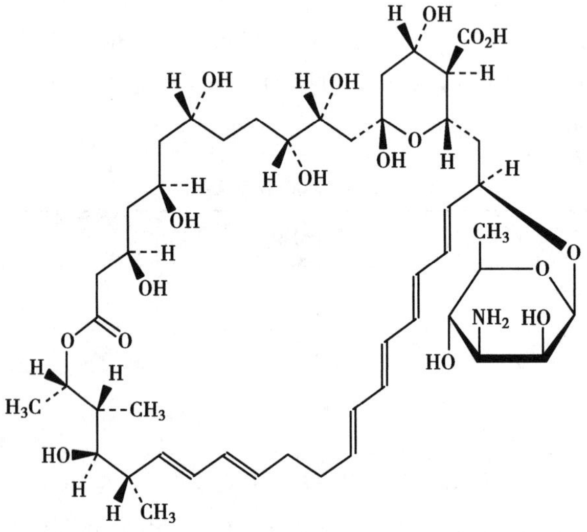

C₄₇H₇₅NO₁₇ M_r 926

图 2-9　制霉菌素结构式

案例 3.杂质限度检查实验方法的设计从以下药物中选择任一实验对象,进行相应杂质限度检查实验方法的设计,要求:①能写出杂质检查方法的设计思路;②能在参阅包括各国药典在内的文献资料基础上,设计方案对思路进行实验验证。

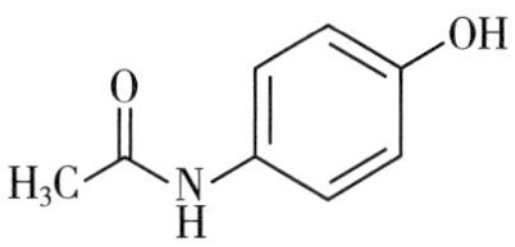

对乙酰氨基酚

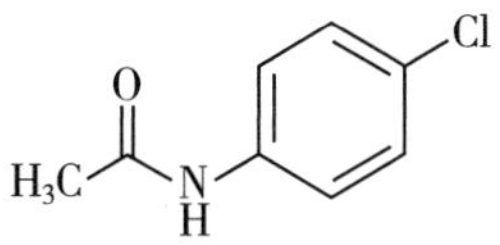

对乙酰氨基酚杂质A
（0.005%）

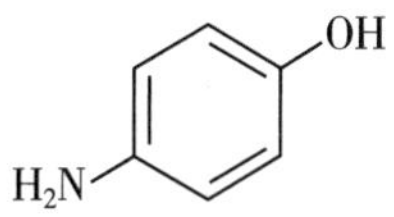

对乙酰氨基酚杂质B
（0.005%）

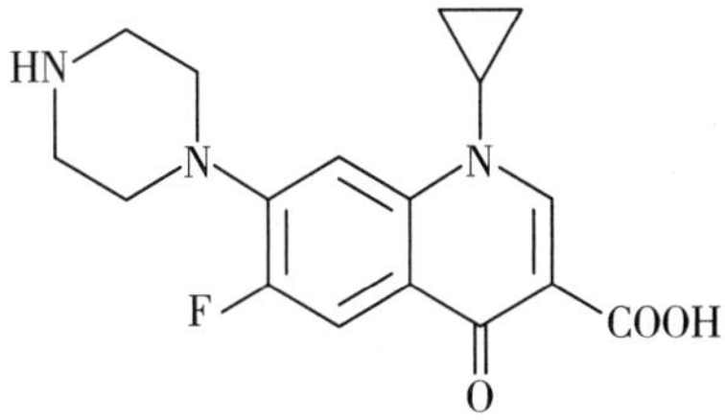

环丙沙星

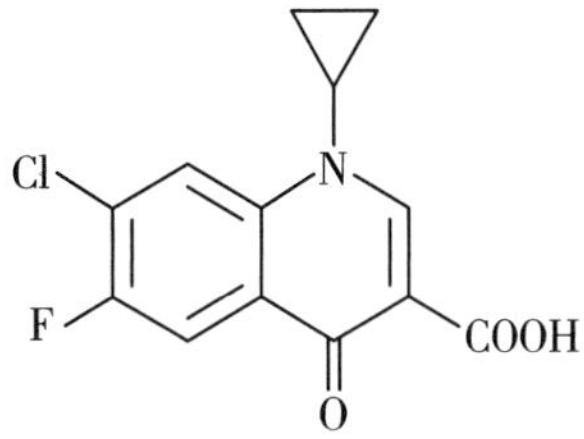

环丙沙星杂质A（0.2%）

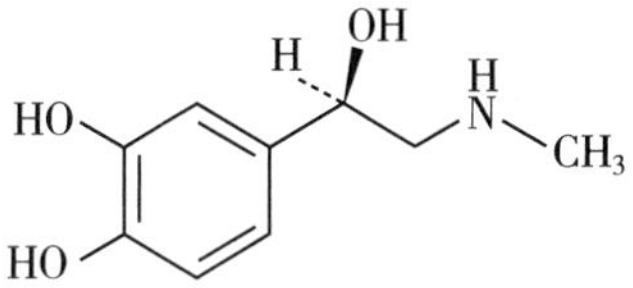

肾上腺素

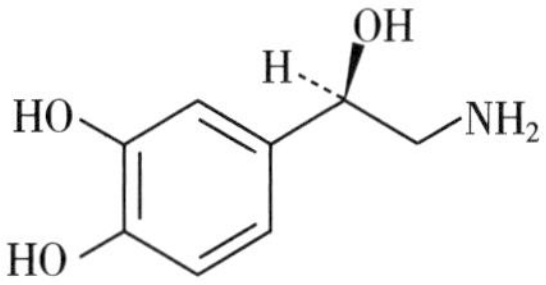

肾上腺素杂质B（0.2%）

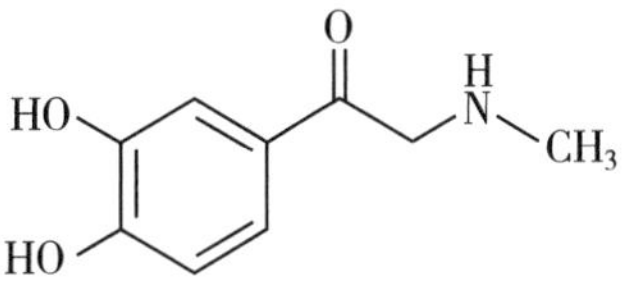

肾上腺素杂质C（0.2%）

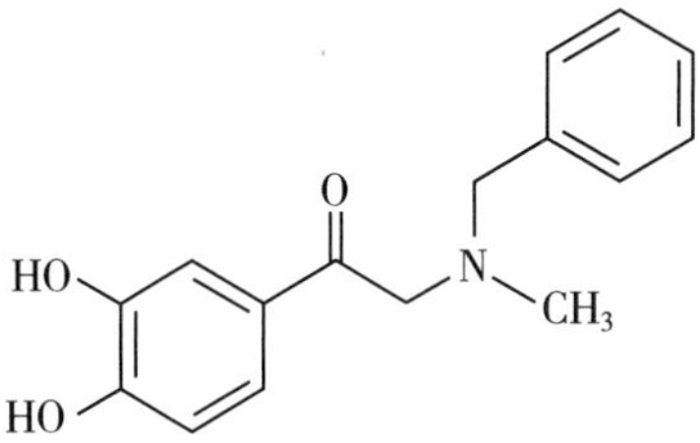

肾上腺素杂质D（0.1%）

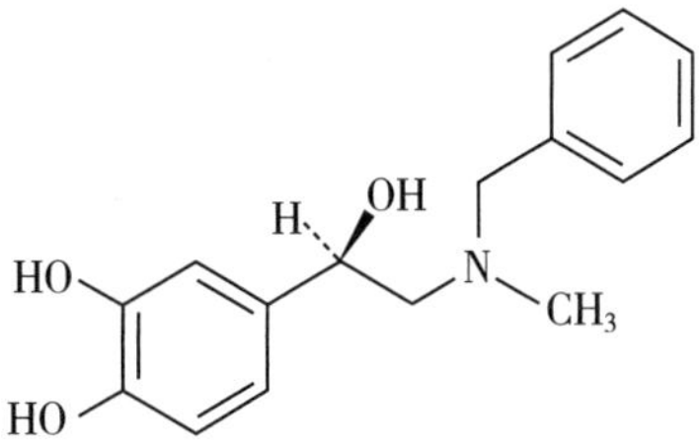

肾上腺素杂质E（0.1%）

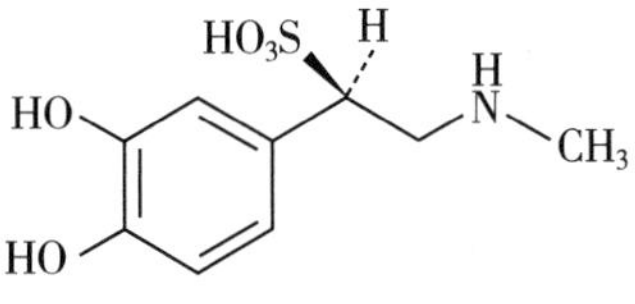

肾上腺素杂质F（0.2%）

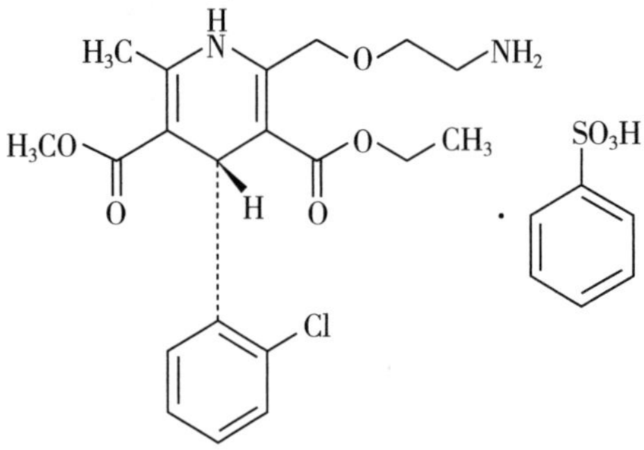

苯磺酸氨氯地平

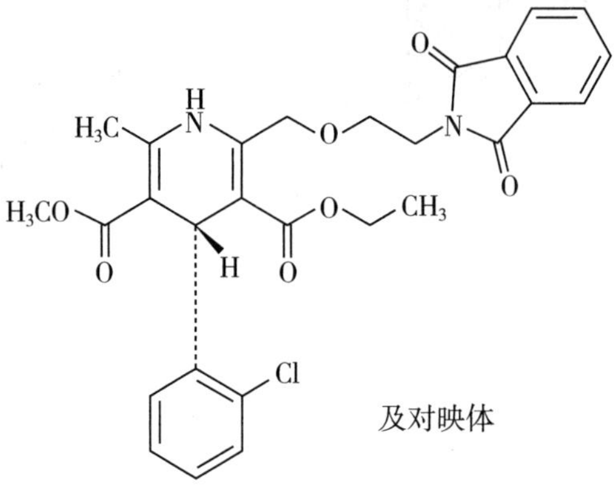

及对映体

苯磺酸氨氯地平杂质A（0.15%）

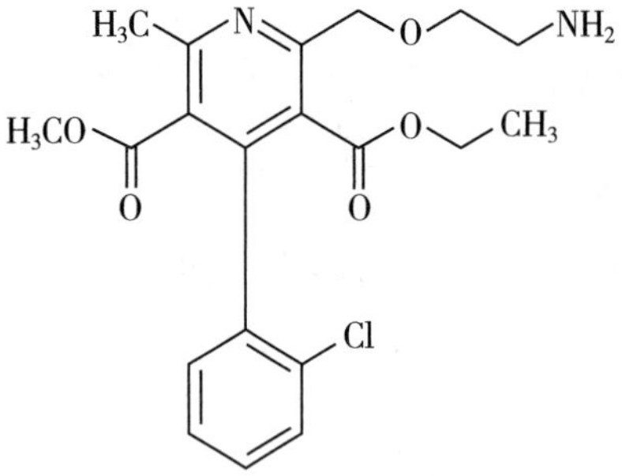

苯磺酸氨氯地平杂质D（0.3%）

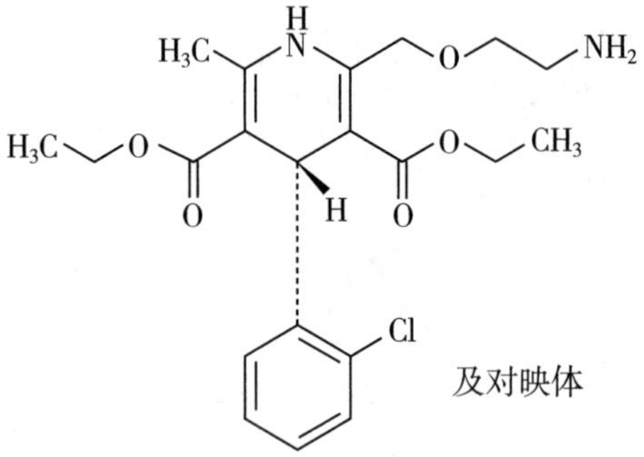

及对映体

苯磺酸氨氯地平杂质E（0.15%）

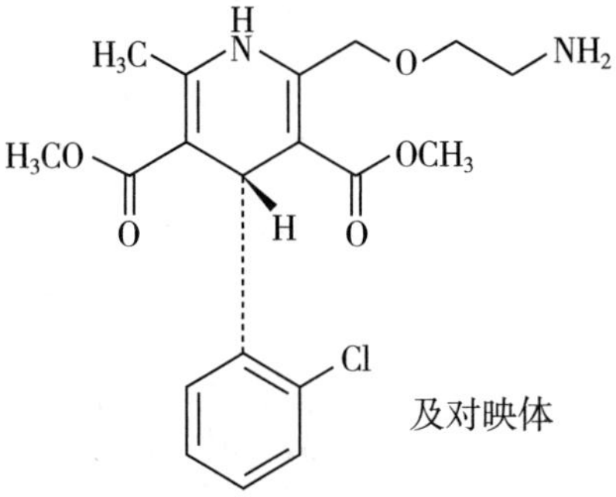

及对映体

苯磺酸氨氯地平杂质F（0.15%）

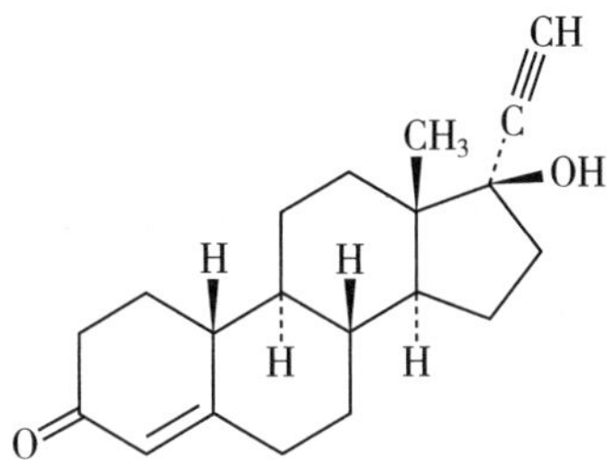

炔诺酮

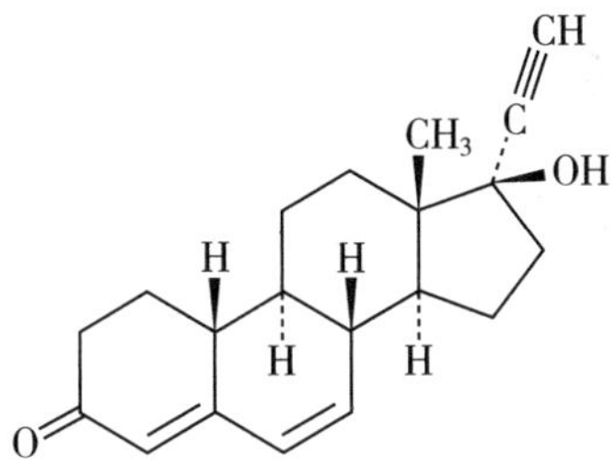

炔诺酮杂质A（0.1%）

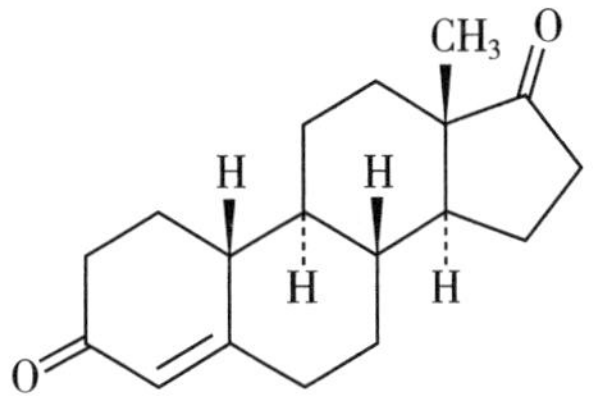

炔诺酮杂质B（0.1%）

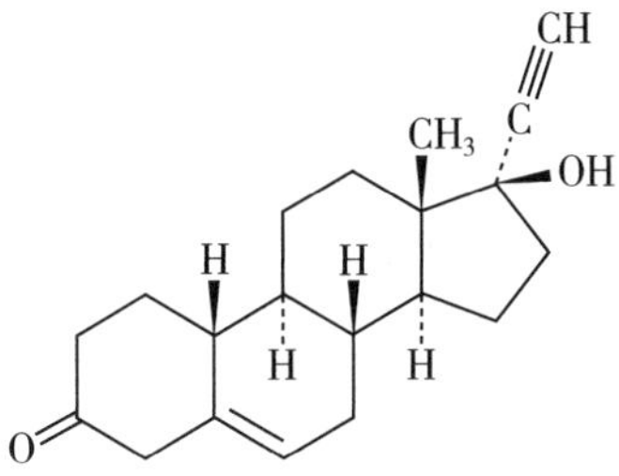

炔诺酮杂质C（0.2%）

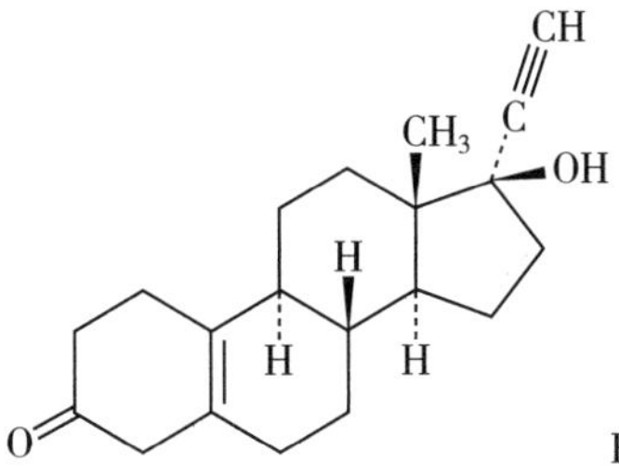

炔诺酮杂质D（0.2%）

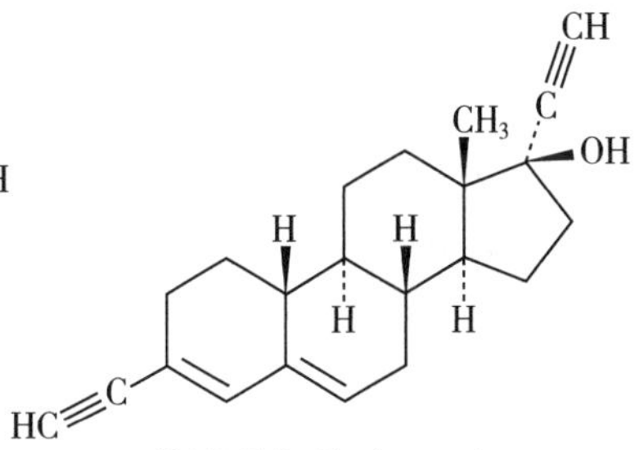

炔诺酮杂质E（0.2%）

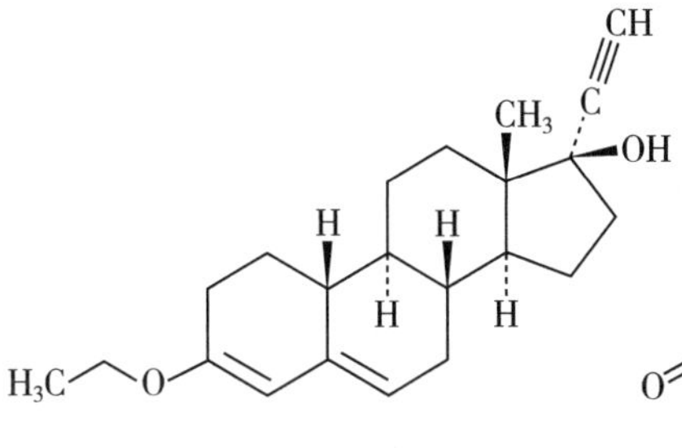

炔诺酮杂质F（0.1%）

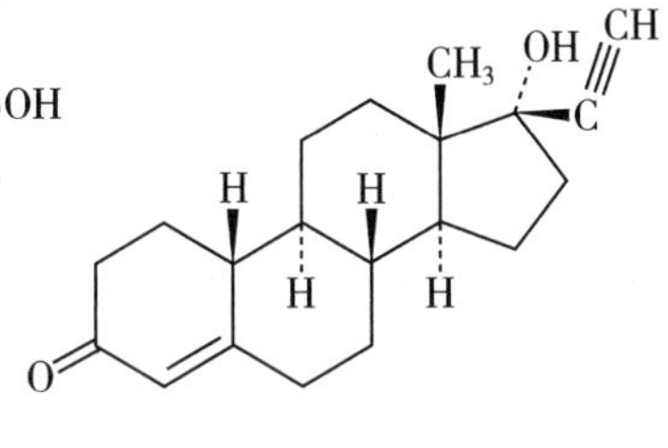

炔诺酮杂质G（0.2%）

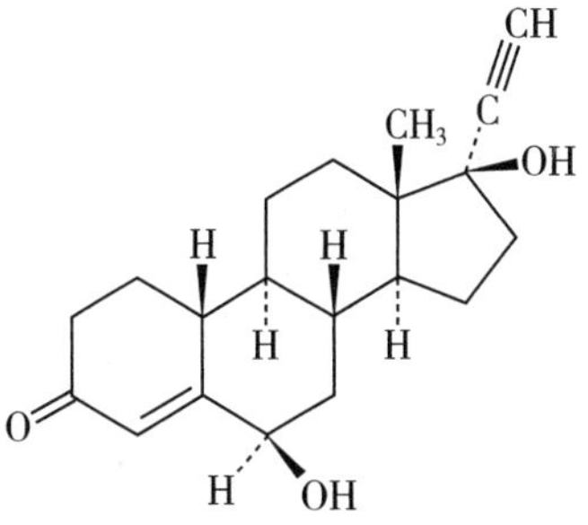

炔诺酮杂质H（0.2%）

（苏梦翔）

实验 2-15　化学药物含量测定方法建立
与评价设计性实验

一、实验目的

1. 掌握　根据药物含量测定的内容和要求。
2. 掌握　含量测定方法容量分析法、光谱分析法和色谱分析法的原理与应用。
3. 熟悉　药物含量测定方法的实验思路、条件优化、方法验证等过程。

二、实验设计思路

药品质量标准中含量测定通常运用化学、物理学或生物学及微生物学的方法,对药物中所含主成分的量进行测定。含量测定所采用的分析方法一般要求操作简便,结果准确、可重现。对于药物的不同形式,含量测定方法选择不一样。原料药的纯度要求高,限度要求严格。如果杂质可严格控制,含量测定可注重方法的准确性,一般首选容量分析法。药物制剂组分复杂、干扰物质多,且含量限度一般较宽,更强调方法的灵敏度和专属性,首选色谱法。如果辅料不干扰测定,也可以选择光谱法。对于药物的含量测定,其方法学验证是保证定量分析结果精确、可靠的必要和充分条件,应根据《中国药典》(2020 年版)四部通则 9101 分析方法验证的指导原则进行(见第六章)。

1. 容量分析法　根据药物的结构特点选择合适的容量分析法,主要有酸碱滴定法(包括非水酸碱滴定法)、氧化还原滴定法、配位滴定法和沉淀滴定法。方法的建立需要从滴定分析准确度的角度出发,尽可能地避免系统误差,减少偶然误差。例如控制滴定相对误差在0.1% 以内,则要求滴定体积大于 20ml;在非水滴定法中,则需要考虑指示剂指示终点与电位法指示终点所带来的终点误差大小,在允许范围内选择合适的终点指示方法。因此,方法建立阶段,需要重点考虑滴定液的浓度和体积、待测药物的取样量、溶解待测药物的溶剂、指示终点的方法(指示剂法或电位法)、滴定方式以及滴定度的计算等;同时查阅滴定液的配制和标定方法。

2. 紫外 - 可见分光光度法　紫外 - 可见分光光度法一般以吸光度最大的波长作为测定波长,并一般要求待测药物的测定浓度吸光度值在 0.3~0.7 之间。实验研究中考虑供试品的取用量及溶剂选择,将其配制成合适的浓度后,对其进行波长扫描,并同时对对照品进行测定,确定待测药物的最大吸收波长。该法的定量包括对照品比较法、吸收系数法、计算分光光度法和比色法。采用吸收系数法,要求 $E_{1cm}^{1\%}$ 应大于 100;采用对照品比较法,则要求对照品溶液中所含待测药物的量应为供试品溶液中被测成分规定量的 100% ± 10%,并在选择的最大吸收波长下同时测定吸光度值并比较计算,以减少不同仪器的测定误差。

3. 高效液相色谱法　反相键合相色谱法是应用最广泛的色谱法,适合分离非极性至中等极性的组分,固定相一般首选十八烷基硅烷键合硅胶;流动相首选甲醇 - 水或乙腈 - 水系统;可以选用含较低浓度缓冲液的流动相。水相 pH 的选择应考虑待测药物的 pK_a,使其峰形良好,保留时间合适。紫外吸收检测器为最常用的检测器,检测波长一般选择待测药物在流动相系统中的最大吸收波长,或其他具有较高专属性的波长。优化后的色谱条件应实现对待测药物的选择性检测。一般单一成分的含量测定可以在 20 分钟内完成,复方制剂可以在 30 分钟内完成多组分同时测定。建立好的色谱分析方法应满足色谱系统适用性试验的要求。定量多采用峰面积法,常为内标法或者外标法。

4. 分析方法验证　药物含量测定分析方法验证主要包括专属性、线性、范围、准确度、精密度、耐用性。方法建立和验证阶段,应根据所选分析方法的特点,合理安排实验流程,完成分析方法的验证。

容量分析法先采用对照品确定滴定曲线及终点指示,在此基础上进行线性与范围、准确度、精密度和耐用性研究。

紫外 - 可见分光光度法先采用对照品确定最大吸收波长及检测浓度,对于制剂,需要评价辅料在该波长处对测定结果的影响,即方法专属性;在专属性符合要求的基础上,再进行线性与范围、准确度、精密度、耐用性研究。

高效液相色谱法在进行色谱条件优化过程中,需要考虑待测成分之间、待测成分与其结构相近的化合物(如杂质)以及与制剂辅料之间的分离度,即方法专属性;在满足色谱系统适用性试验要求的基础上,再进行线性与范围、准确度、精密度、耐用性研究。

三、典型案例分析

苯磺酸氨氯地平为(±)-2-[(2-氨基乙氧基)甲基]-4-(2-氯苯基)-6-甲基-1,4-二氢吡啶-3,5-二羧酸-3-乙酯-5-甲酯苯磺酸盐,为二氢吡啶类钙通道阻滞剂,直接作用于血管平滑肌,可降低外周血管阻力,从而降低血压。临床用于治疗高血压。苯磺酸氨氯地平片为白色片剂,规格按氨氯地平计为 5mg/ 片。

根据该药的结构和形式,采用高效液相色谱法 - 紫外检测对其进行片剂的含量测定。根据文献查阅拟采用 C18 柱,流动相为甲醇 -0.03mol/L 的 KH_2PO_4(65∶35,V/V);流速为 1ml/min;柱温为室温;检测波长为 237nm(待测药物的最大紫外吸收波长);进样量为 20μl。

1. 专属性　考察待测药物及其制剂破坏试验后产生的降解产物与主峰氨氯地平的分离程度。精密称取苯磺酸氨氯地平对照品适量(相当于氨氯地平 5mg)数份,分别加入 1mol/L 盐酸溶液、1mol/L 氢氧化钠溶液、浓过氧化氢溶液适量,在一定温度下水浴加热,对药物进行破坏处理。同法精密称取苯磺酸氨氯地平片 10 片,充分研细后精密称取粉末适量(相当于氨氯地平 5mg)数份,按上述步骤同样进行破坏。破坏结束后制成降解产物溶液(氨氯地平浓度约为 0.5mg/ml)分别在上述色谱条件下进样分析,判断氨氯地平与各降解产物之间是否获得基线分离。若未达到基线分离,调整色谱条件。

确定色谱条件后,以氨氯地平峰具有良好的色谱行为(分离度、理论板数、拖尾因子)、灵敏度和重复性确定供试品溶液配制成含氨氯地平为 50μg/ml 为宜。根据该供试品溶液中待测药物的测定浓度,确定片剂的处理方法,即:取本品 10 片,精密称定,充分研细,精密称取相当于氨氯地平 5mg 的片粉,置于 100ml 量瓶中,加入流动相溶解并稀释至刻度,摇匀,过滤,取续滤液进样分析。

按供试品处理方法,依苯磺酸氨氯地平片处方中各辅料比例,取各辅料适量置 100ml 量瓶中,加入流动相溶解并稀释至刻度,摇匀,过滤,取续滤液进样分析。记录辅料和氨氯地平对照品色谱图,判断辅料对主成分是否有干扰。若无干扰,则本方法专属性良好。

2. 线性和范围　以 50μg/ml 确定范围,制备浓度为 10μg/ml、30μg/ml、50μg/ml、80μg/ml、100μg/ml、120μg/ml 共 6 个浓度点的系列标准溶液,按确定的色谱条件分别进样分析,以氨氯地平的峰面积为纵坐标（y）、浓度（μg/ml）为横坐标（x），用最小二乘法进行线性回归分析，求得回归方程为 $y=ax+b$ 和回归系数 r，r 应大于 0.999 0，截距应趋于 0。

3. 精密度　按供试品处理方法，分别制备 6 份供试品溶液，进样分析，将氨氯地平峰面积代入回归方程中求算浓度，计算含量，求算 6 个测定结果的相对标准偏差，表征重复性。其结果应符合"通则 9101"的要求。

4. 准确度　精密称取苯磺酸氨氯地平对照品适量，相当于氨氯地平 4mg、5mg、6mg（相当于含量测定的 80%、100% 和 120%）各 3 份，分别置于 100ml 量瓶中，各加入相当于氨氯地平 5mg 的片粉，按供试品处理方法处理后，分别进样分析，将氨氯地平峰面积代入回归方程中求算浓度，计算测定值，测定值减去原有值之后，与真实值之比为加样回收率，表征准确度。其结果应符合"通则 9101"的要求。

5. 耐用性　取苯磺酸氨氯地平破坏样品适量，改变色谱条件如流动相的组成（甲醇的比例 55%~75%，KH_2PO_4 浓度 0.02~0.04mol/L），固定相规格（色谱柱柱长 150mm、200mm、250mm），流速（0.8~1.2ml/min），柱温（20~30℃），氨氯地平主峰与其降解产物应能获得基线分离。上述改变条件中对分离度有显著影响的，则需要特别注明。另取供试品溶液在不同时间进样（1 小时、2 小时、4 小时、8 小时），结果应稳定。苯磺酸氨氯地平见光易分解，故对照品及供试品溶液应避光操作，在棕色量瓶中配制。

6. 确定含量测定方法　取苯磺酸氨氯地平片 10 片，精密称定，充分研细，精密称取片粉适量（约相当于氨氯地平 5mg），置于 100ml 量瓶中，加入流动相溶解并稀释至刻度，摇匀，过滤，取续滤液，精密量取 20μl 注入液相色谱仪，记录色谱图。另取苯磺酸氨氯地平对照品溶液（相当于氨氯地平 50μg/ml），同法测定，按外标法以峰面积计算，即得。

四、实验内容

从以下药物中选择任一实验对象，进行药物含量测定的方法建立与评价（也可以根据药典或文献列举的方法，进行含量测定分析方法验证）。

1. 局部麻醉药物

苯佐卡因
（$C_9H_{11}NO_2$　165.19）

盐酸左旋布比卡因
（$C_{18}H_{28}N_2O \cdot HCl \cdot H_2O$　342.91）

甲磺酸罗哌卡因注射液
（$C_{17}H_{26}N_2O \cdot CH_4O_3S$　370.51）

盐酸利多卡因胶浆
（$C_{14}H_{22}N_2O \cdot HCl \cdot H_2O$　288.82）

2. 解热镇痛药物

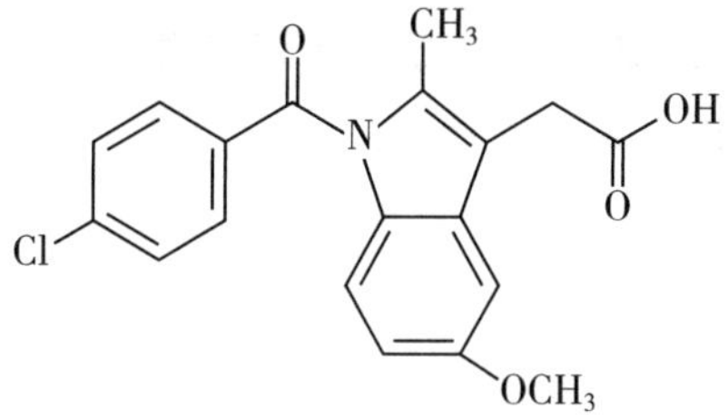

吲哚美辛
（ $C_{19}H_{16}ClNO_4$ 　357.79 ）

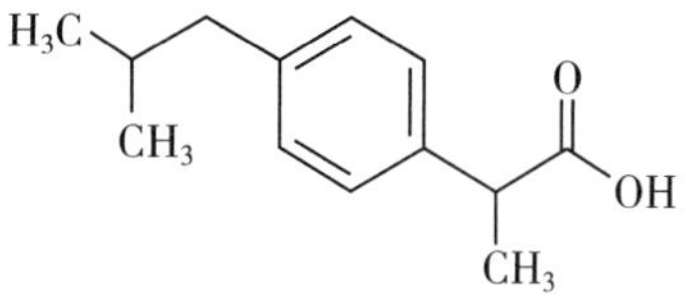

布洛芬混悬剂
（ $C_{13}H_{18}O_2$ 　206.28 ）

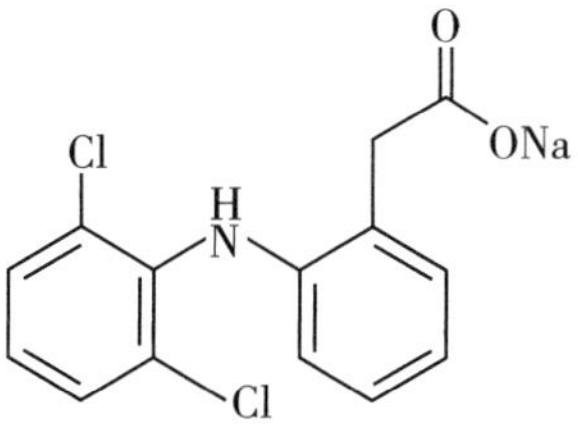

双氯芬酸钠凝胶
（ $C_{14}H_{10}Cl_2NNaO_2$ 　318.13 ）

3. 药物复方制剂

（1）复方对乙酰氨基酚片

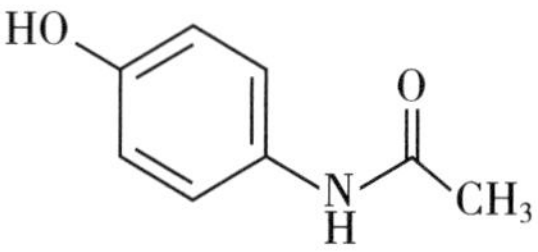

对乙酰氨基酚
（ $C_8H_9NO_2$ 　151.16 ）

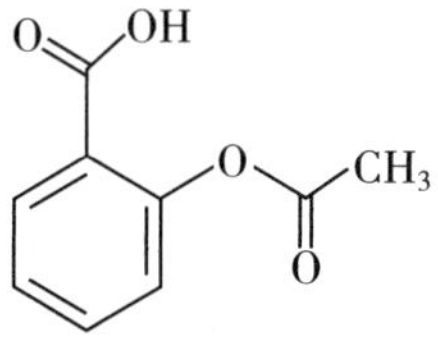

阿司匹林
（ $C_9H_8O_4$ 　180.16 ）

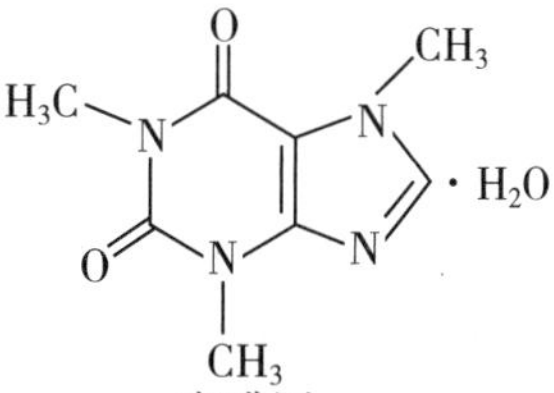

咖啡因
（ $C_8H_{10}N_4O_2 \cdot H_2O$ 　212.21 ）

（2）酚麻美敏片

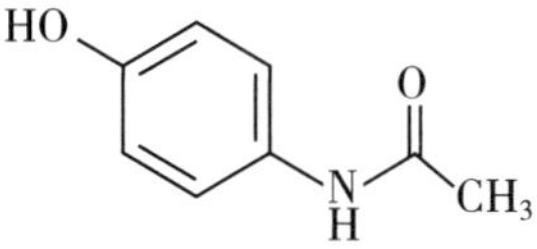

对乙酰氨基酚
（ $C_8H_9NO_2$ 　151.16 ）

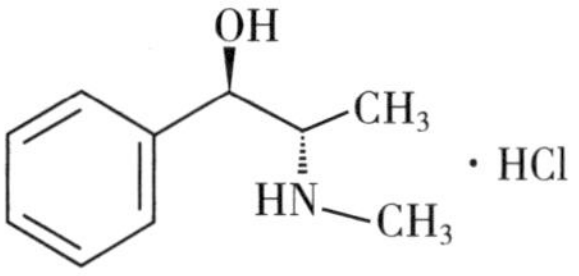

盐酸伪麻黄碱
（ $C_{10}H_{15}NO \cdot HCl$ 　201.70 ）

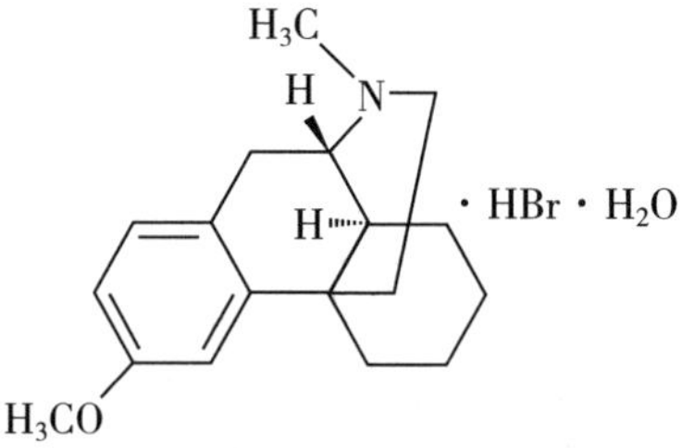

氢溴酸右美沙芬
（ $C_{18}H_{25}NO \cdot HBr \cdot H_2O$ 　370.33 ）

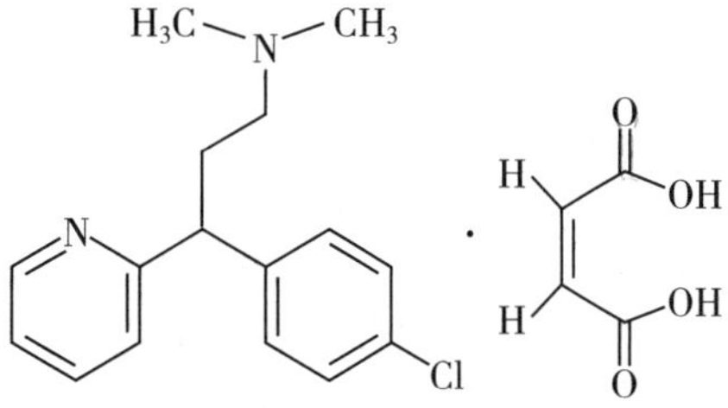

马来酸氯苯那敏
（ $C_{16}H_{19}ClN_2 \cdot C_4H_4O_4$ 　390.87 ）

（周婷婷）

Experiment 2-16   Analysis of Paracetamol and Its Tablets

1. Purposes

1.1   To learn about the procedures and the items for drug analysis.

1.2   To exercise on the analysis of paracetamol and its tablets.

2. Principles

Paracetamol acts as an analgesic and antipyretic agent, its structure, molecular formula and molecular mass are as follows.

Paracetamol($C_8H_9NO_2$, FW=151.2)

Paracetamol is *N*-(4-hydroxyphenyl) acetamide. It contains 99.0 percent to 101.0 percent of $C_8H_9NO_2$ (dried substance).

Appearance: White or almost white, crystalline powder.

Solubility: Sparingly soluble in water, freely soluble in alcohol, very slightly soluble in methylene chloride.

Paracetamol tablets contain 95.0 percent to 105.0 percent of the stated amount of paracetamol, $C_8H_9NO_2$.

The structure, molecular formula of paracetamol impurities are as follows.

Structure I

A. R_1=R_3=R_4=H, R_2=OH: *N*-(2-hydroxyphenyl) acetamide.

B. R_1=CH_3, R_2=R_3=H, R_4=OH: *N*-(4-hydroxyphenyl) propanamide.

C. R_1=R_2=H, R_3=Cl, R_4=OH: *N*-(3-chloro-4-hydroxyphenyl) acetamide.

D. R_1=R_2=R_3=R_4=H: *N*-phenylacetamide.

H. R_1=R_2=R_3=H, R_4=O—CO—CH_3: 4-(acetylamino) phenyl acetate.

J. R_1=R_2=R_3=H, R_4=Cl: *N*-(4-chlorophenyl) acetamide (chloroacetanilide).

Structure Ⅱ

E. X=O, R$_2$=H, R$_4$=OH: 1-(4-hydroxyphenyl) ethanone.

G. X=N—OH, R$_2$=H, R$_4$=OH: 1-(4-hydroxyphenyl) ethanone oxime.

I. X=O, R$_2$=OH, R$_4$=H: 1-(2-hydroxyphenyl) ethanone.

Structure Ⅲ

F. R=NO$_2$: 4-nitrophenol.

K. R=NH$_2$: 4-aminophenol.

3. Apparatus and Reagents

HPLC equipment, UV spectrophotometer, infrared spectrometer, potentiometer, analytical balance; flask, volumetric flask, volumetric cylinder, pipette, dropper, burette, beaker; Paracetamol CRS, Paracetamol impurity K CRS, Paracetamol impurity J CRS, chloroacetanilide, 4-nitrophenol, 4-aminophenol, 4′-chloroacetanilide; dipotassium hydrogen phosphate, tetrabutylammonium hydroxide, disodium hydrogen phosphate, sodium dihydrogen phosphate, disodium hydrogen orthophosphate, sodium dihydrogen orthophosphate, potassium dichromate, ferroin, cerium sulphate, potassium dichromate, sodium hydroxide, dilute sulphuric acid, dilute hydrochloric acid, hydrochloric acid, methanol, water for chromatography, acetone.

4. Procedures and Methods

4.1 Analysis of paracetamol

4.1.1 Identification

First identification B.

Second identification A.

A. Melting point (*Ph. Eur. Vol 1 2.2.14*).

Determination A: determine the melting point of the substance to be examined.

Result A: 168℃ to 172℃.

Determination B: mix equal parts of the substance to be examined and Paracetamol CRS and determine the melting point of the mixture.

Result B: the absolute difference between the melting point of the mixture and the value obtained in determination A is not greater than 2℃.

B. Infrared absorption spectrophotometry (*Ph Eur Vol 1 2.2.24*).

Comparison Paracetamol CRS.

4.1.2　Tests

A. Related substances

Liquid chromatography (*Ph Eur Vol 12.2.29*).

Solvent mixture: methanol R, water R (15 : 85 *V/V*).

Test solution: Dissolve 50.0mg of the substance to be examined in the solvent mixture and dilute to 5.0ml with the solvent mixture.

Reference solution (a): Dilute 1.0ml of the test solution to 100.0ml with the solvent mixture. Dilute 1.0ml of this solution to 20.0ml with the solvent mixture.

Reference solution (b): Prepare immediately before use. Dissolve 5.0mg of paracetamol impurity K CRS and 5mg of paracetamol CRS in the solvent mixture and dilute to 100.0ml with the solvent mixture. Dilute 1.0ml of the solution to 100.0ml with the solvent mixture.

Reference solution (c): Dissolve 5.0mg of paracetamol impurity J CRS in the solvent mixture and dilute to 250.0ml with the solvent mixture. Dilute 1.0ml of the solution to 200.0ml with the solvent mixture.

Precolumn:

—size: $l=0.005$m, $\varPhi=2.1$mm.

—stationary phase: end-capped solid core octadecylsilyl silica gel for chromatography R (2.7μm).

Column:

—size: $l=0.10$m, $\varPhi=2.1$mm.

—stationary phase: end-capped solid core octadecylsilyl silica gel for chromatography R (2.7μm).

—temperature: 30℃.

Mobile phase:

—mobile phase A: dissolve 1.7g of potassium dihydrogen phosphate R and 1.8g of dipotassium hydrogen phosphate R in water for chromatography R and dilute to 1 000ml with the same solvent.

—mobile phase B: methanol R.

The mobile phase and gradient are shown in Table 2-10.

Table 2-10　The gradient of mobile phase.

Time/min	Mobile phase A (*V/V*)/%	Mobile phase B (*V/V*)/%
0~1	95	5
1~10	95 → 90	5 → 10
10~20	90	10
20~40	90 → 66	10 → 34
40~50	66	34

Flow rate: 0.3ml/min.

Detection: Spectrophotometer at 254nm.

Injection: 5μl.

Identification of impurities: use the chromatogram obtained with reference solution (b) to identify the peak due to impurity K; use the chromatogram obtained with reference solution (c) to identify the peak due to impurity J.

Relative retention with reference to paracetamol (retention time=about 4min): impurity K=about 0.4; impurity J=about 10.1.

System suitability:

Reference solution (b):

—resolution: minimum 5.0 between the peaks due to impurity K and Paracetamol.

Calculation of percentage contents:

—for impurity J, use the concentration of impurity J in reference solution (c).

—for impurity K, use the concentration of impurity K in reference solution (b).

—for impurities other than J and K, use the concentration of Paracetamol in reference solution (a).

Limits:

—impurity K: maximum 50ppm.

—impurity J: maximum 10ppm.

—unspecified impurities: for each impurity, maximum 0.05 percent.

—total: maximum 0.2 percent.

—reporting threshold: 0.03 percent, except for impurities J and K.

B. Loss on drying (*Ph Eur Vol 1 2.2.32*): Maximum 0.5 percent, determined on 1.000g by drying in an oven at 105℃.

C. Sulphated ash (*Ph Eur Vol 1 2.4.14*): Maximum 0.1 percent, determined on 1.0g.

4.1.3 Assay

Dissolve 0.300g in a mixture of 10volumes of water R and 30ml of dilute sulphuric acid R. Boil under a reflux condenser for 1h, cool and dilute to 100.0ml with water R. To 20.0ml of the solution add 40ml of water R, 40g of ice, 15ml of dilute hydrochloric acid R and 0.1ml of ferroin R. Titrate with 0.1mol/L cerium sulfate until a greenish-yellow colour is obtained. Carry out a blank titration.

1ml of 0.1mol/L cerium sulfate is equivalent to 7.56mg of $C_8H_9NO_2$.

4.2 Analysis of paracetamol Tablets

4.2.1 Identification

Extract a quantity of the powdered tablets containing 0.5g of Paracetamol with 20ml of acetone, filter, evaporate the filtrate to dryness and dry at 105℃. The residue complies with the following tests.

A. The infrared absorption spectrum, BP Appendix II A, is concordant with the reference spectrum of Paracetamol (*RS* 258).

B. Boil 0.1g with 1ml of hydrochloric acid for 3min, add 10ml of water and cool; no precipitate is produced. Add 0.05ml of 0.016 7mol/L potassium dichromate; a violet colour is produced slowly which does not turn red.

C. Melting point, about 169℃ , BP Appendix ⅤA.

4.2.2   Tests

A. Dissolution

Comply with the requirements for Monographs of *British Pharmacopoeia* in the dissolution test for tablets and capsules, BP Appendix ⅫB1, using Apparatus 2.Use as the medium 900ml of phosphate buffer pH 5.8 and rotate the paddle at 50 revolutions per minute. Withdraw a sample of 20ml of the medium and filter. Dilute the filtrate with 0.1mol/L sodium hydroxide to give a solution expected to contain about 0.000 75% *W/V* of Paracetamol. Measure the absorbance of this solution, BP Appendix ⅡB, at the maximum at 257nm using 0.1mol/L sodium hydroxide in the reference cell. Calculate the total content of Paracetamol, $C_8H_9NO_2$, in the medium taking 715 as the value of A (1%, 1cm) at the maximum at 257nm.

B. Related substances

Carry out the method for liquid chromatography, BP Appendix ⅢD, using the following solutions. Prepare the solutions immediately before use and protect from light.

For solution (1) disperse a quantity of powdered tablets containing 0.2g of Paracetamol in 8ml of the mobile phase with the aid of ultrasound, add sufficient mobile phase to produce 10ml, mix well and filter. For solution (2) dilute 1 volume of solution (1) to 20 volumes with mobile phase and dilute 1 volume of this solution to 20 volumes with mobile phase. Solution (3) contains 0.002% *W/V* each of 4-aminophenol and Paracetamol BPCRS in the mobile phase. For solution (4) dilute a 0.02% *W/V* of 4′-chloroacetanilide in methanol with the mobile phase to produce a solution containing 0.000 02% *W/V* of 4′-chloroacetanilide.

The chromatographic procedure may be carried out using (a) a stainless steel column (25cm × 4.6mm) packed with octylsilyl silica gel for chromatography (5μm)(Zorbax Rx C8 is suitable),(b) as the mobile phase with a flow rate of 1.5ml/min, at a temperature of 35℃, a mixture of 250 volumes of methanol containing 1.15g of a 40% *W/V* solution of tetrabutylammonium hydroxide with 375 volumes of 0.05mol/L disodium hydrogen orthophosphate and 375 volumes of 0.05mol/L sodium dihydrogen orthophosphate and (c) a detection wavelength of 245nm.

The test is not valid unless, in the chromatogram obtained with solution (3), the resolution factor between the two principal peaks is at least 4.0.

Inject solution (1) and allow the chromatography to proceed for 12 times the retention time of principal peak. In the chromatogram obtained with solution (1) the area of any peak corresponding to 4-aminophenol is not greater than the area of the corresponding peak in solution (3)(0.1%), the area of any peak corresponding to 4′-chloroacetanilide is not greater than the area of the principal peak in solution (4)(10 ppm) and no other impurity is greater than the area of the principal peak with solution (2)(0.25%).

4.2.3   Assay

Weight and powder 20 tablets. Add a quantity of the powder containing 0.15g of Paracetamol to 50ml of 0.1mol/L sodium hydroxide, dilute with 100ml of water, shake foe 15min and add sufficient water to produce 200ml. Mix, filter and dilute 10ml of the filtrate to 100ml with water. Add 10ml of the resulting solution to 10ml of 0.1mol/L sodium hydroxide, dilute to 100ml with water and measure the absorbance of the resulting solution at the maximum at 257nm, BP Appendix Ⅱ B. Calculate the content of $C_8H_9NO_2$ taking 715 as the value of A (1%, 1cm) at the maximum at 257nm.

5. Discussions

Paracetamol and its tablets should be protected from light.

What are the principles of identification of Paracetamol and its tablets？

What are the commonly used method for, and the significance of the limit test for related substances of Paracetamol and its tablets？

What are the standard operation procedures for the limit test for heavy metals？

6. References

6.1　ChP 2020 Monograph of Paracetamol

对乙酰氨基酚

Duiyixian'anjifen

Paracetamol

$C_8H_9NO_2$　　151.16

本品为 4'-羟基乙酰苯胺。按干燥品计算,含 $C_8H_9NO_2$ 应为 98.0%~102.0%。

【性状】　本品为白色结晶或结晶性粉末;无臭。

本品在热水或乙醇中易溶,在丙酮中溶解,在水中略溶。

熔点　本品的熔点(通则 0612)为 168~172℃.

【鉴别】

(1)本品的水溶液加三氯化铁试液,即显蓝紫色。

(2)取本品约 0.1g,加稀盐酸 5ml,置水浴中加热 40 分钟,放冷;取 0.5ml,滴加亚硝酸钠试液 5 滴,摇匀,用水 3ml 稀释后,加碱性 β-萘酚试液 2ml,振摇,即显红色。

(3)本品的红外光吸收图谱应与对照的图谱(光谱集 131 图)一致。

【检查】

酸度　取本品 0.10g,加水 10ml 使溶解,依法测定(通则 0631),pH 应为 5.5~6.5。

乙醇溶液的澄清度与颜色　取本品 1.0g,加乙醇 10ml 溶解后,溶液应澄清无色;如显浑浊,与 1 号浊度标准液(通则 0902 第一法)比较,不得更浓;如显色,与棕红色 2 号或橙红色 2 号标准比色液(通则 0902 第一法)比较,不得更深。

氯化物　取本品 2.0g,加水 100ml,加热溶解后,冷却,滤过,取滤液 25ml,依法检查(通则 0801),与标准氯化钠溶液 5.0ml 制成的对照液比较,不得更浓(0.01%)。

硫酸盐   取氯化物项下剩余的滤液 25ml,依法检查(通则 0802),与标准硫酸钾溶液 1.0ml 制成的对照液比较,不得更浓(0.02%)。

有关物质   照高效液相色谱法(通则 0512)测定。临用新制。

溶剂   甲醇 - 水(4:6)。

供试品溶液   取本品适量,精密称定,加溶剂溶解并定量稀释成每 1ml 中约含 20mg 的溶液。

对照品溶液   取对氨基酚对照品适量,精密称定,加溶剂溶解并定量稀释成每 1ml 中约含 0.1mg 的溶液。

对照溶液   精密量取对照品溶液与供试品溶液各 1ml,置同一 100ml 量瓶中,用溶剂稀释至刻度,摇匀。

色谱条件   用辛烷基硅烷键合硅胶为填充剂;以磷酸盐缓冲液(取磷酸氢二钠 8.95g,磷酸二氢钠 3.9g,加水溶解至 1 000ml,加 10% 四丁基氢氧化铵溶液 12ml)- 甲醇(90:10)为流动相;检测波长为 245nm;柱温为 40℃;进样体积 20μl。

系统适用性要求   理论板数按对乙酰氨基酚峰计算不低于 2 000。对氨基酚峰与对乙酰氨基酚峰的分离度应符合要求。

测定法   精密量取供试品溶液与对照溶液,分别注入液相色谱仪,记录色谱图至主峰保留时间的 4 倍。

限度   供试品溶液的色谱图中如有与对氨基酚保留时间一致的色谱峰,按外标法以峰面积计算,含对氨基酚不得过 0.005%,其他单个杂质峰面积均不得大于对照溶液中对乙酰氨基酚峰面积的 0.1 倍(0.1%),其他各杂质峰面积的和不得大于对照溶液中对乙酰氨基酚峰面积的 0.5 倍(0.5%)。

对氯苯乙酰胺   照高效液相色谱法(通则 0512)测定。临用新制。

溶剂与供试品溶液   见有关物质项下。

对照品溶液   取对氯苯乙酰胺对照品与对乙酰氨基酚对照品各适量,精密称定,加溶剂溶解并定量稀释制成每 1ml 中约含对氯苯乙酰胺 1μg 与对乙酰氨基酚 20μg 的混合溶液。

色谱条件   用辛烷基硅烷键合硅胶为填充剂,以磷酸盐缓冲液(取磷酸氢二钠 8.95g,磷酸二氢钠 3.9g,加水溶解至 1 000ml,加 10% 四丁基氢氧化铵 12ml)- 甲醇(60:40)为流动相;检测波长为 245nm;柱温为 40℃;进样体积 20μl。

系统适用性要求   理论板数按对乙酰氨基酚峰计算不低于 2 000,对氯苯乙酰胺峰与对乙酰氨基酚峰的分离度应符合要求。

测定法   精密量取供试品溶液与对照品溶液,分别注入液相色谱仪,记录色谱图。

限度   按外标法以峰面积计算,含对氯苯乙酰胺不得过 0.005%。

干燥失重   取本品,在 105℃干燥至恒重,减失重量不得过 0.5%(通则 0831)。

炽灼残渣   不得过 0.1%(通则 0841)。

重金属   取本品 1.0g,加水 20ml,置水浴中加热使溶解,放冷,滤过,取滤液加醋酸盐缓冲液(pH 3.5)2ml 与水适量使成 25ml,依法检查(通则 0821 第一法),含重金属不得过百万分之十。

【含量测定】   照紫外 - 可见分光光度法(通则 0401)测定。

供试品溶液   取本品约 40mg,精密称定,置 250ml 量瓶中,加 0.4% 氢氧化钠溶液 50ml 溶解后,加水稀释至刻度,摇匀,精密量取 5ml,置 100ml 量瓶中,加 0.4% 氢氧化钠溶液

10ml,加水至刻度,摇匀。

测定法 取供试品溶液,在 257nm 的波长处测定吸光度,按 $C_8H_9NO_2$ 的吸收系数 $(E_{1cm}^{1\%})$ 为 715 计算。

【类别】 解热镇痛、非甾体抗炎药。

【贮藏】 密封保存。

【制剂】 ①对乙酰氨基酚片;②对乙酰氨基酚咀嚼片;③对乙酰氨基酚泡腾片;④对乙酰氨基酚注射液;⑤对乙酰氨基酚栓;⑥对乙酰氨基酚胶囊;⑦对乙酰氨基酚颗粒;⑧对乙酰氨基酚滴剂;⑨对乙酰氨基酚凝胶。

6.2 ChP 2020 Monograph of Paracetamol Tablets

对乙酰氨基酚片

Duiyixian'anjifen Pian

Paracetamol Tablets

本品含对乙酰氨基酚 $(C_8H_9NO_2)$ 应为标示量的 95.0%~105.0%。

【性状】 本品为白色片、薄膜衣或明胶包衣片,除去包衣后显白色。

【鉴别】

(1)取本品的细粉适量(约相当于对乙酰氨基酚 0.5g),用乙醇 20ml 分次研磨使对乙酰氨基酚溶解,滤过,合并滤液,蒸干,残渣照对乙酰氨基酚项下的鉴别(1)(2)项试验,显相同的反应。

(2)取本品细粉适量(约相当于对乙酰氨基酚 100mg),加丙酮 10ml,研磨溶解,滤过,滤液水浴蒸干,残渣经减压干燥,依法测定。本品的红外光吸收图谱应与对照的图谱(光谱集 131 图)一致。

【检查】 对氨基酚 照高效液相色谱法(通则 0512)测定。临用新制。

供试品溶液 取本品细粉适量(约相当于对乙酰氨基酚 0.2g),精密称定,置 10ml 量瓶中,加溶剂适量,振摇使对乙酰氨基酚溶解,加溶剂稀释至刻度,摇匀,滤过,取续滤液。

对照品溶液 取对氨基酚对照品与对乙酰氨基酚对照品各适量,精密称定,加溶剂溶解并定量稀释制成每 1ml 中各约含 20μg 的混合溶液。

溶剂、色谱条件与系统适用性要求 见对乙酰氨基酚有关物质项下。

测定法 精密量取供试品溶液与对照品溶液,分别注入液相色谱仪,记录色谱图。

限度 供试品溶液色谱图中如有与对照品溶液中对氨基酚保留时间一致的色谱峰,按外标法以峰面积计算,含对氨基酚不得过对乙酰氨基酚标示量的 0.1%。

溶出度 照溶出度与释放度测定法(通则 0931 第一法)测定。

溶出条件 以稀盐酸 24ml 加水至 1 000ml 为溶出介质,转速为 100r/min,依法操作,经 30 分钟时取样。

测定法 取溶出液适量,滤过,精密量取续滤液适量,用 0.04% 氢氧化钠溶液稀释成每 1ml 中含对乙酰氨基酚 5~10μg 的溶液。照紫外 - 可见分光光度法(通则 0401),在 257nm 的波长处测定吸光度,按 $C_8H_9NO_2$ 的吸收系数 $(E_{1cm}^{1\%})$ 为 715 计算每片的溶出量。

限度 标示量的 80%,应符合规定。

其他 应符合片剂项下有关的各项规定(通则 0101)。

【含量测定】 取本品 20 片,精密称定,研细,精密称取适量(约相当于对乙酰氨基酚 40mg),置 250ml 量瓶中,加 0.4% 氢氧化钠溶液 50ml 与水 50ml,振摇 15 分钟,用水稀释至刻度,摇匀,滤过,精密量取续滤液 5ml,置 100ml 量瓶中,加 0.4% 氢氧化钠溶液 10ml,用水稀释至刻度,摇匀。

测定法   见对乙酰氨基酚含量测定项下。

【类别】   同对乙酰氨基酚。

【规格】   ① 0.1g; ② 0.3g; ③ 0.5g。

【贮藏】   密封保存。

（周婷婷）

第三章 中药材及其制剂分析

实验 3-1 槐花药材中总黄酮的质量分析

一、实验目的

1. 掌握 比色法测定槐花药材中总黄酮含量的具体步骤及原理。
2. 熟悉 槐花药材的薄层色谱鉴别法。

二、实验原理

槐花为豆科植物槐 *Sophora japonica* L. 的干燥花及花蕾。夏季花开放或花蕾形成时采收,及时干燥,除去枝、梗及杂质。前者习称"槐花",后者习称"槐米"。槐花药材的主要有效成分是黄酮类化合物,其中芦丁的含量最高,所以槐花药材的鉴别及含量测定均以芦丁为指标成分。

芦丁（$C_{27}H_{30}O_{16}$ 610.51）

黄酮类化合物在碱性条件下可与铝盐发生配位反应,生成红色的配位化合物,使得最大吸收波长红移至可见光区,且具有较高的吸收系数。此反应中,黄酮类化合物可定量生成有色物质,因此可采用比色法测定槐花药材中总黄酮的含量,避免其他非黄酮成分对测定准确度的影响。

芦丁   配位产物

三、仪器与试药

1. 仪器   紫外 - 可见分光光度计, 比色皿, 三用紫外分析仪, 索氏提取器, 漏斗, 滤纸, 分析天平, 层析缸, 喷雾瓶, 硅胶 G 薄层板, 量瓶, 水浴锅, 移液管, 吸量管, 粉碎机, 药筛。

2. 试药   槐花药材, 芦丁对照品, 三氯化铝试液, 5% 亚硝酸钠溶液, 10% 硝酸铝溶液, 氢氧化钠试液, 甲醇, 乙酸乙酯, 甲酸, 乙醚。

四、实验步骤

(一) 薄层色谱鉴别

(1) 供试品溶液的制备: 取槐花药材粉末 0.2g, 置于具塞试管中, 加甲醇 5ml, 密塞, 振摇 10 分钟, 滤过, 取滤液作为供试品溶液。

(2) 对照品溶液的制备: 取芦丁对照品适量, 加甲醇制成浓度为 4mg/ml 的溶液, 作为对照品溶液。

(3) 测定法: 吸取上述两种溶液各 10μl, 分别点于同一硅胶 G 薄层板上, 以乙酸乙酯 - 甲酸 - 水 (8:1:1) 为展开剂, 展开, 取出, 晾干, 喷以三氯化铝试液, 待溶剂挥干后, 置紫外线灯 (365nm) 下检视, 供试品色谱中, 在与对照品色谱相应的位置上, 显相同颜色的荧光斑点。

(二) 总黄酮含量测定

(1) 对照品溶液的制备: 取芦丁对照品 50mg, 精密称定, 置于 25ml 量瓶中, 加甲醇适量, 置水浴上微热使溶解, 放冷, 加甲醇至刻度, 摇匀。精密量取 10ml, 置于 100ml 量瓶中, 加水至刻度, 摇匀, 即得浓度为 0.2mg/ml 的芦丁对照品溶液。

(2) 标准曲线的绘制: 精密量取对照品溶液 1ml、2ml、3ml、4ml、5ml 与 6ml, 分别置于 6 个 25ml 量瓶中, 各加水使成 6.0ml, 精密加 5% 亚硝酸钠溶液 1ml, 摇匀, 放置 6 分钟, 再加 10% 硝酸铝溶液 1ml, 摇匀, 放置 6 分钟, 加氢氧化钠试液 10ml, 加水稀释至刻度, 摇匀, 放置 15 分钟, 以相应的试剂为空白, 按照紫外 - 可见分光光度法 (通则 0401), 在 500nm 波长处测定各溶液的吸光度, 以浓度为横坐标、吸光度为纵坐标, 绘制标准曲线。

(3) 测定法: 将槐花药材粉碎, 取槐花粗粉约 1g, 精密称定, 置于索氏提取器中, 加乙醚适量, 水浴加热回流至乙醚提取液无色, 放冷, 弃去乙醚提取液。提取器中再加入甲醇 90ml, 加热回流至甲醇提取液无色, 将提取液置于 100ml 量瓶中, 用少量甲醇洗涤索氏提取器, 洗液并入上述 100ml 量瓶中,加甲醇稀释至刻度,摇匀。精密量取上述溶液 10ml,置于 100ml 量瓶中,加水稀释至刻度,摇匀,作为供试品溶液。精密量取供试品溶液 3ml,置 25ml 量瓶中,按照标准曲线绘制项下的方法,自"加水使成 6.0ml"起,依法测定吸光度,由标准曲线计算出供试品溶液中含芦丁的重量(μg),即得。

槐花按干燥品计算,含总黄酮以芦丁($C_{27}H_{30}O_{16}$)计,槐花不得少于 8.0%、槐米不得少于 20.0%。

五、注意事项

1. 使用乙醚时,注意实验室不得有明火。

2. 在测定波长下,空白实验可以消除吸收池、溶液中显色试剂和其他试剂等对光反射和吸收引入的误差。它系指使用相同体积的溶剂代替对照品或供试品溶液,然后依次加入等量的相应试剂,并采用与供试品溶液同样的方法处理。

3. 比色法中显色反应及条件对形成的稳定配位化合物有一定影响,因此实验中需要遵守平行操作原则:如配制标准系列溶液时,空白与标准系列溶液中加入各种反应试剂的量、顺序、反应时间与温度等操作步骤均应保证平行;所有加入的反应试剂均应使用刻度吸管精密量取,准确加入。

4. 进行含量测定时,洗涤索氏提取器的甲醇量需控制。

六、思考题

1. 槐花含量测定法中,为何先用乙醚回流提取并将提取液弃去?
2. 简述比色法测定槐花药材中总黄酮含量的基本原理。

七、附录

1. 比色法　待测样品本身在紫外-可见光区没有强吸收或在紫外光区虽有吸收,但为了排除干扰、增加选择性或提高测定灵敏度,可加入适当的显色剂,使待测样品与显色剂的反应产物的最大吸收波长移至可见光区,这种测定方法称为比色法。这种分析方法可以用于药物的定性、定量测定。

用比色法测定时,由于显色时有很多因素会影响显色的深浅,所以供试品与对照品或标准品应遵循平行操作原则。在规定的波长处测定对照品和供试品溶液的吸光度后,按照紫外分光光度法项下对照品比较法来计算供试品浓度。

当吸光度和浓度关系不成线性时,应取数份浓度呈梯度的对照品溶液,用溶剂补充至同一体积,加入显色剂显色后测定各份溶液的吸光度,然后以吸光度为纵坐标、浓度为横坐标绘制标准曲线,再根据供试品的吸光度在标准曲线上查得其相应的浓度,并求出其含量。

2. 药材粉碎后粉末的粒度大小影响有效成分的提取,按照《中国药典》(2020 年版)一部凡例,药材粉末分等如下:最粗粉指能全部通过一号筛,但混有能通过三号筛不超过 20% 的粉末;粗粉指能全部通过二号筛,但混有能通过四号筛不超过 40% 的粉末;中粉指能全部通过四号筛,但混有能通过五号筛不超过 60% 的粉末;细粉指能全部通过五号筛,并含能通过六号筛不少于 95% 的粉末;最细粉指能全部通过六号筛,并含能通过七号筛不少于 95% 的粉末;极细粉指能全部通过八号筛,并含能通过九号筛不少于 95% 的粉末。

其中《中国药典》(2020 年版)所用药筛选用国家标准的 R40/3 系列,分等如表 3-1。

表 3-1   药筛筛号与规格

筛号	筛孔内径(平均值)/μm	目号
一号筛	$2\,000 \pm 70$	10 目
二号筛	850 ± 29	24 目
三号筛	355 ± 13	50 目
四号筛	250 ± 9.9	65 目
五号筛	180 ± 7.6	80 目
六号筛	150 ± 6.6	100 目
七号筛	125 ± 5.8	120 目
八号筛	90 ± 4.6	150 目
九号筛	75 ± 4.1	200 目

(杨新颖)

实验 3-2   双黄连口服液的质量分析

一、实验目的

1. 掌握   双黄连口服液鉴别及含量测定方法。
2. 熟悉   双黄连口服液质量分析的主要项目。
3. 了解   中药口服液的检查内容。

二、实验原理

双黄连口服液处方组成为:金银花 375g,黄芩 375g,连翘 750g。本品为棕红色的澄清液体;味甜,微苦。双黄连口服液主要有效成分为金银花药材成分绿原酸、黄芩药材成分黄芩苷和连翘药材成分连翘苷。

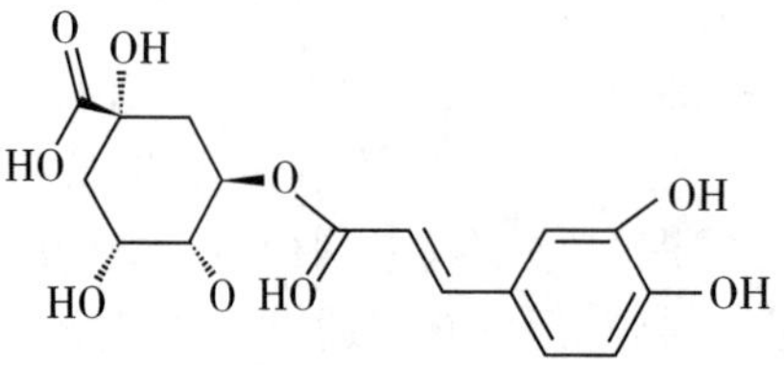

绿原酸($C_{16}H_{18}O_9$ 354.31)

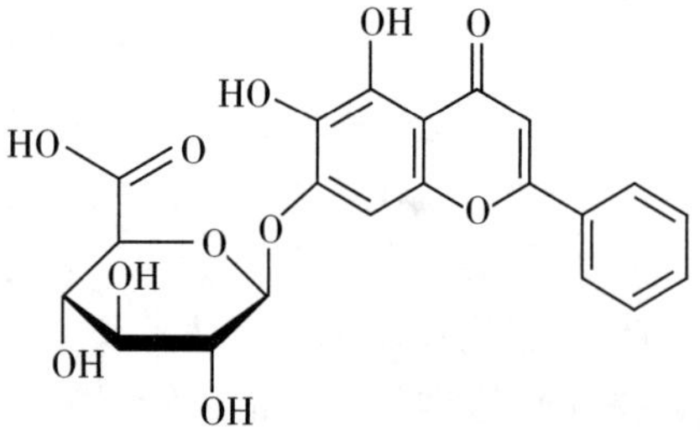

黄芩苷($C_{21}H_{18}O_{11}$ 446.37)

连翘苷（$C_{27}H_{34}O_{11}$ 534.55）

1. 双黄连口服液的鉴别和含量测定方法均基于上述三种药材的主要成分绿原酸、黄芩苷和连翘苷而进行。

2. 双黄连口服液主要成分的色谱特征是其鉴别和含量测定的依据。

三、仪器与试药

1. 仪器 高效液相色谱仪,中性氧化铝柱(100~200 目,6g,内径为 1cm),紫外线灯(365nm),聚酰胺薄膜,硅胶 G 薄层板,微量定量点样毛细管,展开缸,超声波处理器,干燥箱,酸度计(玻璃电极、饱和甘汞电极),比重瓶,回流所需的玻璃仪器(加热套、球形冷凝管、圆底烧瓶等),量瓶,棕色量瓶。

2. 试药 双黄连口服液,连翘对照药材,黄芩苷对照品,绿原酸对照品,连翘苷对照品,75% 乙醇,冰醋酸,甲醇,三氯甲烷,10% 硫酸乙醇溶液,50% 甲醇,乙腈等。

四、实验步骤

(一) 鉴别

1. 取本品 1ml,加 75% 乙醇 5ml,摇匀,作为供试品溶液。另取黄芩苷对照品、绿原酸对照品,分别加 75% 乙醇制成每 1ml 含 0.1mg 的溶液,作为对照品溶液。照薄层色谱法(通则 0502)试验,吸取上述 3 种溶液各 1~2μl,分别点于同一聚酰胺薄膜上,以醋酸为展开剂,展开,取出,晾干,置紫外线灯(365nm)下检视。供试品色谱中,在与黄芩苷对照品色谱相应的位置上,显相同颜色的斑点;在与绿原酸对照品色谱相应的位置上,显相同颜色的荧光斑点。

2. 取本品 1ml［规格(1)、规格(2)］或 0.5ml［规格(3)］,加甲醇 5ml,振摇使溶解,静置,取上清液,作为供试品溶液。另取连翘对照药材 0.5g,加甲醇 10ml,加热回流 20 分钟,滤过,滤液作为对照药材溶液。照薄层色谱法(通则 0502)试验,吸取上述两种溶液各 5μl,分别点于同一硅胶 G 薄层板上,以三氯甲烷 - 甲醇(5:1)为展开剂,展开,取出,晾干,喷以10% 硫酸乙醇溶液,在 105℃加热至斑点显色清晰。供试品色谱中,在与对照药材色谱相应的位置上,显相同颜色斑点。

(二) 检查

1. 密度 应不低于 1.12(通则 0601)［规格(1)］［规格(2)］或不低于 1.15［规格(3)］。

2. pH 应为 5.0~7.0(通则 0631)。

3. 其他 应符合合剂项下有关的各项规定(通则 0181)。

(三) 含量测定

1. 黄芩　照高效液相色谱法(通则 0512)测定。

(1)色谱条件与系统适用性试验:以十八烷基硅烷键合硅胶为填充剂;以甲醇 - 水 - 冰醋酸(50∶50∶1)为流动相;检测波长为 274nm。理论板数按黄芩苷峰计算应不低于 1 500。

(2)对照品溶液的制备:取黄芩苷对照品适量,精密称定,加 50% 甲醇制成每1ml 含 0.1mg 的溶液,即得。

(3)供试品溶液的制备:精密量取本品 1ml,置 50ml 量瓶中,加 50% 甲醇适量,超声处理 20 分钟,放置至室温,加 50% 甲醇稀释至刻度,摇匀,即得。

(4)测定法:分别精密吸取对照品溶液与供试品溶液各 5μl,注入液相色谱仪,测定,即得。本品每 1ml 含黄芩以黄芩苷计($C_{21}H_{18}O_{11}$),不得少于 10.0mg。[规格(1)、规格(2)]或 0.5ml [规格(3)]。

2. 金银花　照高效液相色谱法(通则 0512)测定。

(1)色谱条件与系统适用性试验:以十八烷基硅烷键合硅胶为填充剂;以甲醇 - 水 - 冰醋酸(20∶80∶1)为流动相;检测波长为 324nm。理论板数按绿原酸峰计算应不低于 6 000。

(2)对照品溶液的制备:取绿原酸对照品适量,精密称定,置棕色量瓶中,加水制成每 1ml 含 40μg 的溶液,即得。

(3)供试品溶液的制备:精密量取本品 2ml,置 50ml 棕色量瓶中,加水稀释至刻度,摇匀,即得。

(4)测定法:分别精密吸取对照品溶液 10μl 与供试品溶液 10~20μl,注入液相色谱仪,测定,即得。本品每 1ml 含金银花以绿原酸($C_{16}H_{18}O_9$)计,不得少于 0.60mg。[规格(1)、规格(2)]或 0.5ml [规格(3)]。

3. 连翘　照高效液相色谱法(通则 0512)测定。

(1)色谱条件与系统适用性试验:以十八烷基硅烷键合硅胶为填充剂;以乙腈 - 水(25∶75)为流动相;检测波长为 278nm,理论板数按连翘苷峰计算应不低于 6 000。

(2)对照品溶液的制备:取连翘苷对照品适量,精密称定,加 50% 甲醇制成每 1ml 含 60μg 的溶液,即得。

(3)供试品溶液的制备:精密量取本品 1ml,加在中性氧化铝柱(100~120 目,6g,内径为 1cm)上,用 70% 乙醇 40ml 洗脱,收集洗脱液,浓缩至干,残渣加 50% 甲醇适量,温热使溶解,转移至 5ml 量瓶中,并稀释至刻度,摇匀,即得。

(4)测定法:分别精密吸取对照品溶液与供试品溶液各 10μl,注入液相色谱仪,测定,即得。本品每 1ml 含连翘以连翘苷($C_{27}H_{34}O_{11}$)计,不得少于 0.30mg。[规格(1)、规格(2)]或 0.5ml [规格(3)]。

五、注意事项

1. 本实验项目较多,可分两次实验来完成。需准备的仪器与试药也较多,应提前做好准备。实验前应查阅相关资料,以使实验能顺利完成。

2. 测定金银花含量时,由于绿原酸受光照易破坏,配制对照品和供试品溶液应用棕色量瓶。

3. 双黄连口服液中连翘苷的高效液相色谱测定,采用中性氧化铝柱(100~120 目,6g,内径为 1cm)纯化处理,需要考虑样品的提取回收率。

六、思考题

1. 双黄连口服液的鉴别依据是什么?
2. 双黄连口服液的含量测定项目有哪些? 具体要求是什么?
3. 双黄连口服液测定金银花含量时,配制对照品和供试品溶液,为什么用棕色量瓶?

七、附录

1. 双黄连口服液制法　金银花、黄芩、连翘,以上三味,黄芩加水煎煮 3 次,第一次 2 小时,第二次、第三次各 1 小时,合并煎液,滤过,滤液浓缩并在 80℃时加入 2mol/L 盐酸溶液适量调节 pH 至 1.0~2.0,保温 1 小时,静置 12 小时;滤过,沉淀加 6~8 倍量水,用 40% 氢氧化钠调节 pH 至 7.0,再加等量乙醇,搅拌使溶解;滤过,滤液用 2mol/L 盐酸溶液调节 pH 至 2.0,60℃保温 30 分钟,静置 12 小时;滤过,沉淀用乙醇洗至 pH 为 7.0,回收乙醇备用。金银花、连翘加水温浸 30 分钟后,煎煮 2 次,每次 1.5 小时,合并煎液,滤过,滤液浓缩至相对密度为 1.20~1.25(70~80℃)的清膏,冷至 40℃时缓缓加入乙醇,使含醇量达 75%,充分搅拌,静置 12 小时;滤取上清液,残渣加 75% 乙醇适量,搅匀,静置 12 小时,滤过,合并乙醇液,回收乙醇至无醇味。加入上述黄芩提取物,并加水适量,以 40℃氢氧化钠溶液调节 pH 至 7.0,搅匀,冷藏(4~8℃)72 小时,滤过,滤液加入蔗糖 300g,搅拌使溶解,或再加入香精适量,调节 pH 至 7.0,加水制成 1 000ml［规格(1)］［规格(2)］或 500ml［规格(3)］,搅匀,静置 12 小时,滤过,灌装,灭菌,即得。

本品为棕红色的澄清液体;味甜,微苦［规格(1)、规格(2)］;或为深棕色的澄清液体;味苦,微甜［规格(3)］。

2. 中药合剂与口服液简介　合剂系指饮片用水或其他溶剂,采用适宜方法提取制成的口服液体制剂(单剂量灌装者也可称口服液)。合剂和口服液为汤剂的改进剂型,既保持了汤剂的特点,又可免去临时煎煮的麻烦,便于服用、携带和保存。

合剂中常含有糖类、蛋白质等,微生物容易繁殖,所以常加入适宜的防腐剂,如苯甲酸、苯甲酸钠和尼泊金酯类等,必要时可加入矫味剂和适量的乙醇。《中国药典》(2020 年版)四部规定,合剂不得有酸败、异臭、产生气体或其他变质现象。中药合剂质量标准中一般应制定相对密度、pH 检查项目。对单剂量灌装的合剂(即口服液)还应进行装量检查。

合剂中溶剂水和矫味剂蔗糖以及其他附加剂对检验常有干扰,所以在测定前一般需要用有机溶剂将待测组分从制剂中萃取出来再进行检验。若其他共存组分有干扰,需要采用柱色谱或其他纯化方法处理。

3. 绿原酸稳定性问题　绿原酸是由咖啡酸与奎尼酸形成的酯,其分子结构中有酯键、不饱和双键及多元酚 3 个不稳定部分。研究表明,植物提取过程中,往往通过水解和分子内酯基迁移而发生异构化。绿原酸的特殊结构决定了其可以利用乙醇、丙酮、甲醇等极性溶剂从植物中提取出来,但是由于绿原酸本身的不稳定性,提取条件不能为高温、强光及长时间加热。建议保存时避光、密封、低温保存。

（富　戈）

实验 3-3 银杏叶提取物及制剂的质量分析

一、实验目的

1. 掌握 高效液相色谱法测定银杏叶提取物及制剂含量的原理与方法。
2. 熟悉 银杏叶提取物中总银杏酸限度检查项目的原理与方法。

二、实验原理

1. 银杏叶为银杏科植物银杏(*Ginko biloba* L.)的干燥叶,为秋季叶尚绿时采收,及时干燥后得到。银杏叶提取物为银杏叶经过加工制成的提取物。取银杏叶,粉碎,用稀乙醇加热回流提取,合并提取液,回收乙醇并浓缩至适量,加在已处理好的大孔吸附树脂柱上,依次用水及不同浓度的乙醇洗脱,收集相应的洗脱液,回收乙醇,喷雾干燥;或回收乙醇,浓缩成稠膏,真空干燥,粉碎,即得。银杏叶制剂是采用银杏叶提取物,加辅料适量制成,《中国药典》(2020 年版)一部收载了银杏叶片、银杏叶胶囊和银杏叶滴丸三种制剂。银杏叶提取物及其制剂中的主要化学成分为银杏内酯类和黄酮醇苷类。其中银杏内酯属于萜类化合物,无紫外吸收,因此采用高效液相色谱法 - 蒸发光散射检测器对其中该类成分进行测定,峰面积外标两点法进行定量;黄酮醇苷成分则先进行酸水解,生成相应的黄酮醇,以槲皮素为对照品,采用高效液相色谱法 - 紫外分析仪对该类成分进行分析,通过相对保留时间和定量校正因子对槲皮素、异鼠李素、山柰酚进行定性及峰面积外标法定量。

4 个银杏内酯和 3 个黄酮醇苷元结构如下。

白果内酯
（$C_{15}H_{18}O_8$ 326.30）

银杏内酯
（$C_{20}H_{24}O_9$ 408.40）

银杏内酯B
（$C_{20}H_{24}O_{10}$ 424.40）

银杏内酯C
（$C_{20}H_{24}O_{11}$ 440.40）

槲皮素
（ $C_{15}H_{10}O_7$ 　302.24）

山柰酚
（ $C_{15}H_{10}O_6$ 　286.23）

异鼠李素
（ $C_{16}H_{12}O_7$ 　316.26）

2. 银杏酸是一类水杨酸类的衍生物,其6位上的侧链碳原子数可为13~17,侧链双键数可为0~3个。它具有致敏作用、致癌以及胚胎毒性、肾毒性等,因此在银杏叶提取物及其制剂中,需要严格控制其限量。《中国药典》(2020年版)一部采用甲醇超声提取供试品中的总银杏酸,采用高效液相色谱梯度洗脱分离待测成分,与总银杏酸制成的对照品溶液比较定位各银杏酸保留时间,以白果新酸为对照品峰面积外标法定量总银杏酸含量,不得过5mg/kg。

三、仪器与试药

1. 仪器　高效液相色谱仪、硅胶 G 薄层板、紫外分析仪等。

2. 试药　银杏叶提取物、银杏叶片、银杏叶口服液、银杏叶软胶囊、槲皮素对照品、芦丁、银杏内酯 A 对照品、银杏内酯 B 对照品、银杏内酯 C 对照品银杏叶总内酯对照提取物、白果新酸对照品、总银杏酸对照品、硅胶 G、羧纤维素钠、正丁醇、乙醇、乙酸乙酯、丁酮、甲酸、三氯化铝、乙腈、盐酸、醋酸钠、四氢呋喃、正丙醇、0.4%磷酸溶液、含 0.1% 三氟乙酸的乙腈溶液等。

四、实验步骤

（一）银杏叶提取物的质量分析

1. 性状　本品为浅棕黄色至棕褐色的粉末;味微苦。

2. 薄层色谱鉴别

(1)供试品溶液制备:取本品 0.2g,加正丁醇 15ml,置水浴中温浸 15 分钟并时时振摇,放冷,滤过,滤液蒸干,残渣加乙醇 2ml 使溶解,作为供试品溶液。

(2)对照溶液制备:取银杏叶对照提取物 0.2g,同法制成对照提取物溶液。

(3)操作方法:照薄层色谱法(通则 0502)试验,吸取上述两种溶液各 1μl,分别点于同一含 4% 醋酸钠的羧纤维素钠溶液为黏合剂的硅胶 G 薄层板上,以乙酸乙酯 - 丁酮 - 甲酸 - 水(5∶3∶1∶1)为展开剂,展开,取出,晾干,喷以 3% 三氯化铝乙醇溶液,在紫外线灯(365nm)下检视。供试品色谱中,在与对照提取物色谱相应的位置上,显相同颜色的荧光斑点。

3. 检查

(1)水分:不得过 5%(通则 0832 第二法)。

(2)炽灼残渣:不得过 0.8%(通则 0841)。

(3)重金属:取炽灼残渣项下遗留的残渣,依法检查(通则 0821),不得过 20mg/kg。

(4)黄酮醇苷元峰面积比:按(含量测定)项下的总黄酮醇苷色谱计算,槲皮素与山柰酚的峰面积比应为 0.8~1.2,异鼠李素与槲皮素的峰面积比值应大于 0.15。

(5)总银杏酸:照高效液相色谱法(通则 0512)测定。

1)色谱条件与系统适用性试验:以十八烷基硅烷键合硅胶为填充剂(柱长为 150mm,柱内径为 4.6mm,粒径为 5μm);以含 0.1% 三氟乙酸的乙腈为流动相 A,含 0.1% 三氟乙酸的水为流动相 B,按表 3-2 中的规定进行梯度洗脱;检测波长为 310nm。理论板数按白果新酸峰计算应不低于 4 000。

表 3-2　梯度洗脱表

时间 /min	流动相 A/%	流动相 B/%	时间 /min	流动相 A/%	流动相 B/%
0~30	75~90	25~10	35~36	90~75	10~25
30~35	90	10	36~45	75	25

2)对照品溶液的制备:取白果新酸对照品适量,精密称定,加甲醇制成每 1ml 含 1μg 的溶液,作为对照品溶液;另取总银杏酸对照品适量,加甲醇制成每 1ml 含 20μg 的溶液,作为定位用对照品溶液。

3)供试品溶液的制备:取本品粉末约 2g,精密称定,置具塞锥形瓶中,精密加入甲醇 10ml,称定重量,超声使其溶解,放冷,用甲醇补足减失的重量,摇匀,滤过,取续滤液,即得。

4)测定法:精密吸取供试品溶液、对照品溶液及定位用对照溶液各 50μl,注入液相色谱仪,计算供试品溶液中与总银杏酸对照品相应色谱峰的总峰面积,以白果新酸对照品外标法计算总银杏酸含量,即得。本品含总银杏酸不得过 5mg/kg。

(6)指纹图谱:照高效液相色谱法(通则 0512)测定。

1)色谱条件与系统适用性试验

方法一:以十八烷基硅烷键合硅胶为填充剂(柱长为 25cm,内径为 4.6mm,粒径为 5μm);以乙腈为流动相 A、0.4% 磷酸溶液为流动相 B,按表 3-3 中的规定进行梯度洗脱;流速为 1.0ml/min;检测波长为 360nm;柱温 45℃。理论板数按芦丁峰计算应不低于 10 000。

表 3-3　洗脱程序表

时间 /min	A/%	B/%	时间 /min	A/%	B/%
0~8	15	85	25~34	17~20	83~80
8~17	15~17	85~83	34~40	20	80
17~25	17	83	40~70	20~35	80~65

方法二：以十八烷基硅烷键合硅胶为填充剂(柱长为10cm，内径为2.1mm，粒径为1.8μm)，按表3-4中的规定进行梯度洗脱；流速为0.4ml/min；柱温35℃。其他同方法一。

表3-4 梯度洗脱表

时间/min	A/%	B/%	时间/min	A/%	B/%
0~2.3	16.6	83.4	9.0~12.0	27.0~30.0	73.0~70.0
2.3~4.6	16.6~19.7	83.4~80.3	12.0~14.0	30.0~40.0	70.0~60.0
4.6~7.3	19.7~24.0	80.3~76.0	14.0~14.01	40.0~80.0	60.0~20.0
7.3~9.0	24.0~27.0	76.0~73.0	14.01~15.0	80.0	20.0

2) 参照物溶液的制备：精密称取芦丁对照品适量，加80%甲醇制成每1ml含30μg的溶液，即得。

3) 对照提取物溶液的制备：精密称取银杏叶对照提取物40mg，精密加入80%甲醇20ml，超声处理(功率250W，频率33kHz)10分钟，滤过，取续滤液，即得。

4) 供试品溶液的制备：精密称取本品40mg，同对照提取物溶液的制备方法制得供试品溶液。

5) 测定法：分别精密吸取参照物溶液、对照提取物溶液与供试品溶液各10μl(方法一)或1μl(方法二)，注入液相色谱仪，测定，记录70分钟(方法一)或15分钟(方法二)的色谱图，即得。

供试品指纹图谱中应呈现17个与对照提取物指纹图谱相对应的色谱峰，其中6号峰与参照物峰保留时间相对应；全峰匹配，按中药色谱指纹图谱相似度评价系统计算供试品指纹图谱与对照提取物指纹图谱的相似度，应不得低于0.90。银杏叶对照提取物指纹图谱见图3-1和图3-2。

4. 含量测定

(1) 总黄酮醇苷测定：照高效液相色谱法(通则0512)测定。

1) 色谱条件与系统适用性试验：以十八烷基硅烷键合硅胶为填充剂；以甲醇-0.4%磷酸溶液(50∶50)为流动相；检测波长为360nm。理论板数按槲皮素峰计算应不低于2 500。

2) 对照品溶液的制备：取槲皮素对照品适量，精密称定，加甲醇制成每1ml含30μg的溶液，即得。

3) 供试品溶液的制备：取本品约35mg，精密称定，加甲醇-25%盐酸溶液(4∶1)的混合溶液25ml，置水浴中加热回流30分钟，迅速冷却至室温，转移至50ml量瓶中，用甲醇稀释至刻度，摇匀，滤过，取续滤液，即得。

4) 测定法：分别精密吸取对照品溶液与供试品溶液各10μl，注入液相色谱仪，测定，以槲皮素对照品的峰面积为对照，分别按下表相对应的校正因子计算槲皮素、山柰酚和异鼠李素的含量，用待测成分色谱峰与槲皮素色谱峰的相对保留时间确定槲皮素、山柰素和异鼠李素的峰位。其相对保留时间应在规定值±5%以内(若相对保留时间偏离超过5%，则应以相应的被替代对照品确证为准)，即得。相对保留时间及校正因子(F)见表3-5。

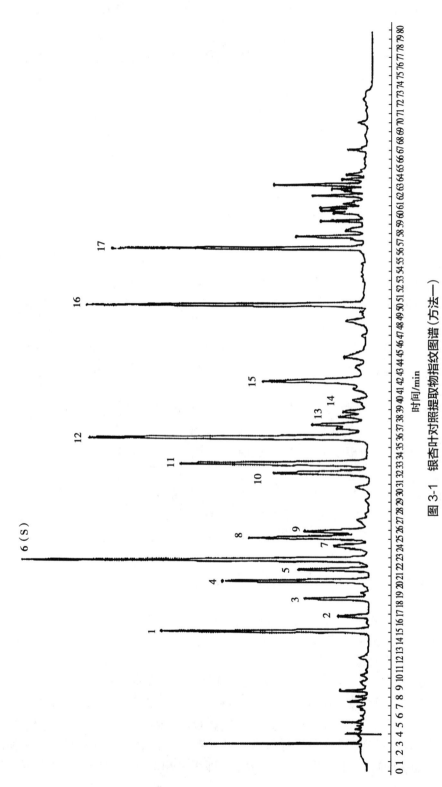

图 3-1　银杏叶对照提取物指纹图谱（方法一）

注：银杏叶对照提取物指纹图谱（方法一）；6（S）芦丁对照品。

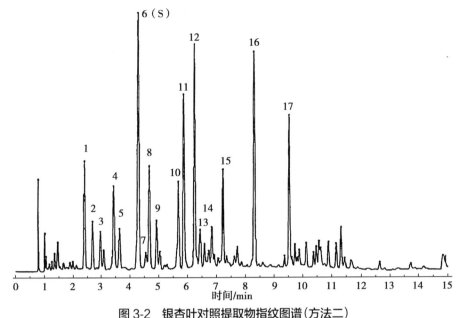

图 3-2 银杏叶对照提取物指纹图谱(方法二)

注:银杏叶对照提取物指纹图谱(方法二);6(S)芦丁对照品。

表 3-5 槲皮素、山柰酚和异鼠李素相对保留时间和校正因子

待测成分(峰)	相对保留时间	校正因子(F)
槲皮素	1.00	1.000 0
山柰酚	1.77	1.002 0
异鼠李素	2.00	1.089 0

总黄酮醇苷含量 =(槲皮素含量 + 山柰酚含量 + 异鼠李素含量)× 2.51,本品按干燥品计,含总黄酮醇苷不得少于 24.0%。

(2)萜类内酯测定:照高效液相色谱法(通则 0512)测定。

(a)色谱条件与系统适用性试验:以十八烷基硅烷键合硅胶为填充剂;以正丙醇 - 四氢呋喃 - 水(1:15:84)为流动相;用蒸发光散射检测器检测。理论板数按白果内酯峰计算应不低于 2 500。

(b)对照提取物溶液的制备:取银杏叶总内酯对照提取适量,精密称定,加甲醇制成每 1ml 含 2.5mg 的溶液,即得。

(c)供试品溶液的制备:取本品约 0.15g,精密称定,加水 10ml,置水浴中温热使溶散,加 2% 盐酸溶液 2 滴,用乙酸乙酯振摇提取 4 次(15ml、10ml、10ml、10ml),合并提取液,用 5% 醋酸钠溶液 20ml 洗涤,分取醋酸钠液,再用乙酸乙酯 10ml 洗涤,合并乙酸乙酯提取液及洗涤液,用水洗涤 2 次,每次 20ml,分取水液,用乙酸乙酯 10ml 洗涤,合并乙酸乙酯液,回收溶剂至干,残液用甲醇溶解并转移至 5ml 量瓶中,加甲醇至刻度,摇匀,滤过,取续滤液,即得。

(d)测定法:分别精密吸取对照提取物溶液 5μl、10μl,供试品溶液 5~10μl,注入液相色谱仪,测定,用外标两点法对数方程分别计算白果内酯、银杏内酯 A、银杏内酯 B 和银杏内酯 C 的含量,即得。本品按干燥品计算,含萜类内酯以白果内酯($C_{15}H_{18}O_8$)、银杏

内酯 A（$C_{20}H_{24}O_9$）、银杏内酯 B（$C_{20}H_{24}O_{10}$）和银杏内酯 C（$C_{20}H_{24}O_{11}$）的总量计，不得少于 6.0%。

（二）银杏叶片的质量分析

1. 性状　本品为糖衣片或薄膜衣片，除去包衣后显浅棕黄色至棕褐色；味微苦。

2. 薄层色谱法鉴别

（1）供试品溶液制备：取本品适量（约相当于含总黄酮醇苷 48mg），除去包衣，研细，加正丁醇 15ml，置水浴中温浸 15 分钟并时时振摇，放冷，滤过，滤液蒸干，残渣加乙醇 2ml 使溶解，作为供试品溶液。

（2）银杏叶对照提取物溶液制备：取银杏叶对照提取物 0.2g，同法制成对照提取物溶液。

（3）操作方法：照薄层色谱法（通则 0502）试验，吸取上述两种溶液各 3μl 点样，其余同银杏叶提取物"薄层色谱鉴别"操作。

3. 检查　黄酮苷元峰面积比："含量测定"总黄酮醇苷项下的供试品色谱中，槲皮素峰与山柰酚峰的峰面积比应为 0.8~1.5。

4. 含量测定

（1）总黄酮醇苷测定：照高效液相色谱法（通则 0512）测定

1）色谱条件与系统适用性试验和对照品溶液的制备，同银杏叶提取物"含量测定"相应内容。

2）供试品溶液的制备：取本品 10 片，除去包衣，精密称定，研细，取约相当于总黄酮醇苷 9.6mg 的粉末，精密称定，加甲醇 -25% 盐酸溶液（4∶1）的混合溶液 25ml，摇匀，置水浴中加热回流 30 分钟，迅速冷却至室温，转移至 50ml 量瓶中，用甲醇稀释至刻度，摇匀，滤过，取续滤液，即得。

3）测定法同银杏叶提取物"含量测定"相应内容，本品每片含总黄酮醇苷［规格（1）］不得少于 9.6mg，［规格（2）］不得少于 19.2mg。

（2）萜类内酯测定：照高效液相色谱法（通则 0512）测定。

1）色谱条件与系统适用性试验和对照提取物溶液的制备，同银杏叶提取物"含量测定"相应内容。

2）供试品溶液的制备：取本品 20 片，除去包衣，精密称定，研细，取相当于萜类内酯 19.2mg 的粉末，精密称定，置具塞锥形瓶中，精密加入甲醇 50ml，密塞，称定重量，超声处理（功率 250W，频率 33kHz）20 分钟，放冷，再称定重量，用甲醇补足减失的重量，摇匀，滤过，精密量取续滤液 20ml，回收甲醇，残渣加水 10ml，置水浴中温热使溶散，加 2% 盐酸溶液 2 滴，用乙酸乙酯振摇提取 4 次（15ml、10ml、10ml、10ml），合并提取液，用 5% 醋酸钠溶液 20ml 洗涤，分取醋酸钠液，用乙酸乙酯 10ml 洗涤，合并乙酸乙酯提取液及洗液，用水洗涤 2 次，每次 20ml，合并水液，用乙酸乙酯 10ml 洗涤，合并乙酸乙酯液，回收至干，残渣用甲醇溶解并转移至 5ml 量瓶中，加甲醇至刻度，摇匀，即得。

3）测定法：分别精密吸取对照提取物溶液 5μl、20μl，供试溶品溶液 20μl，注入液相色谱仪，测定，用外标两点法对数方程分别计算白果内酯、银杏内酯 A、银杏内酯 B 和银杏内酯 C 的含量，即得。本品每片含萜类内酯以白果内酯（$C_{15}H_{18}O_8$）、银杏内酯 A（$C_{20}H_{24}O_9$）、银杏内酯 B（$C_{20}H_{24}O_{10}$）和银杏内酯 C（$C_{20}H_{24}O_{11}$）的总量计［规格（1）］不得少于 2.4mg，［规格（2）］不得少于 4.8mg。

（三）银杏叶口服液的质量分析

1. 性状　本品为棕黄色至棕色的澄明液体；味甜、苦涩、辛凉。

2. 薄层色谱法鉴别

（1）供试品溶液制备：取本品 25ml，用水饱和正丁醇振摇提取 2 次，每次 30ml，合并正丁醇液，回收溶剂至干，残渣加乙醇 2ml 使溶解，作为供试品溶液。

（2）银杏叶对照提取物溶液制备：另取银杏叶对照提取物 0.2g，加正丁醇 15ml，置水浴中温浸 15 分钟并时时振摇，放冷，滤过，滤液回收溶剂至干，残渣加乙醇 2ml 使溶解，作为对照提取物溶液。

（3）操作方法：照薄层色谱法（通则 0502）试验，吸取上述两种溶液各 3μl，其余同银杏叶提取物"薄层色谱鉴别"操作。

3. 检查　黄酮苷元峰面积比："含量测定"总黄酮醇苷项下的供试品色谱中，槲皮素峰与山柰酚峰的峰面积比应为 0.8~1.5。

4. 含量测定

（1）总黄酮醇苷测定：照高效液相色谱法（通则 0512）测定。

1）色谱条件与系统适用性试验和对照品溶液的制备，同银杏叶提取物"含量测定"相应内容。

2）供试品溶液的制备：精密量取本品 5ml，通过已处理好的 D101 型大孔吸附树脂柱（内径为 1.5cm，柱高为 10cm），用水 100ml 洗脱，弃去洗脱液，再用乙醇 100ml 洗脱，收集乙醇洗脱液，蒸干，残渣加甲醇 -25% 盐酸溶液（4∶1）的混合溶液 25ml，摇匀，置水浴中加热回流 30 分钟，迅速冷却至室温，转移至 50ml 量瓶中，加甲醇稀释至刻度，摇匀，滤过，取续滤液，即得。

3）测定法同银杏叶提取物"含量测定"相应内容，本品每支含总黄酮醇不得少于19.2mg。

（2）萜类内酯测定：照高效液相色谱法（通则 0512）测定。

1）色谱条件与系统适用性试验：以十八烷基硅烷键合硅胶为填充剂；以甲醇为流动相 A，以 0.1% 甲酸溶液为流动相 B，按表 3-6 中的规定进行梯度洗脱；用蒸发光散射检测器检测。理论板数按银杏内酯 A 峰计算应不低于 5 000。

表 3-6　梯度洗脱表

时间 /min	流动相 A/%	流动相 B/%
0~25	25~48	75~52
25~30	48~90	52~10

2）对照品溶液的制备：取银杏内酯 A 对照品、银杏内酯 B 对照品、银杏内酯 C 对照品适量，精密称定，加甲醇制成每 1ml 各含银杏内酯 A 0.75mg、银杏内酯 B 0.5mg、银杏内酯 C 0.25mg 的混合溶液，作为对照品溶液。

3）供试品溶液的制备：精密量取本品 20ml，蒸干，残渣加磷酸盐缓冲液（取磷酸氢二钠 1.19g 与磷酸二氢钾 8.25g，加水 1 000ml 使溶解，用氢氧化钠试液或磷酸调节 pH 至 5.8）10~15ml 分次超声处理使溶散，移至多孔性硅藻土液液萃取柱（规格：最大上样体积 20ml）或硅藻土柱（填料：545 型，16g，内径为 2.5cm）上，待缓冲液全部吸附于硅藻土后，静置 15

分钟,用乙酸乙酯 100ml 洗脱,收集洗脱液,回收溶剂至干,残渣加甲醇超声使溶解,转移至 5ml 量瓶中,加甲醇至刻度,摇匀,滤过,取续滤液,即得。

(4)测定法:分别精密吸取对照品溶液 5μl、10μl,供试品溶液 5μl,注入液相色谱仪,测定,用外标两点法对数方程分别计算银杏内酯 A、银杏内酯 B 和银杏内酯 C 的含量,即得。

本品每支含萜类内酯以银杏内酯 A（$C_{20}H_{24}O_9$）、银杏内酯 B（$C_{20}H_{24}O_{10}$）和银杏内酯 C（$C_{20}H_{24}O_{11}$）的总量计,不得少于 3.2mg。

(四) 银杏叶软胶囊的质量分析

1. 性状　本品为软胶囊,内容物为浅棕黄色至棕褐色的黏稠状液体或膏状物;味微苦。

2. 薄层色谱法鉴别

(1)供试品溶液的制备:取本品内容物适量(约相当于含总黄酮醇苷 48mg),加正丁醇 15ml,置水浴中温浸 15 分钟并时时振摇,放冷,滤过,滤液蒸干,残渣加乙醇 2ml 使溶解,作为供试品溶液。

(2)对照提取物溶液制备:另取银杏叶对照提取物 0.2g,加正丁醇 15ml,同法制成对照提取物溶液。

(3)操作方法:照薄层色谱法(通则 0502)试验,吸取上述两种溶液各 3μl,其余同银杏叶提取物 "薄层色谱鉴别" 操作。

3. 检查　黄酮苷元峰面积比:"含量测定" 总黄酮醇苷项下的供试品色谱中,槲皮素峰与山柰酚峰的峰面积比应为 0.8~1.4。

4. 含量测定

(1)总黄酮醇苷照高效液相色谱法(通则 0512)测定

1)色谱条件与系统适用性试验和对照品溶液的制备,同银杏叶提取物 "含量测定" 相应内容。

2)供试品溶液的制备:取装量差异项下的本品内容物,混匀,取约相当于总黄酮醇 19.2mg 的粉末,精密称定,精密加入甲醇 20ml,密塞,称定重量,置水浴中加热回流 30 分钟(每隔 10 分钟,振摇使内容物溶散),取出,放冷,再称定重量,用甲醇补足减失的重量,摇匀,滤过,精密量取续滤液 10ml,置锥形瓶中,加甲醇 10ml、25% 盐酸溶液 5ml,摇匀,置水浴中加热回流 30 分钟,迅速冷却至室温,转移至 50ml 量瓶中,用甲醇稀释至刻度,摇匀,滤过,取续滤液,即得。

3)测定法同银杏叶提取物 "含量测定" 相应内容,本品每粒含总黄酮醇苷［规格(1)］不得少于 9.6mg,［规格(2)］不得少于 19.2mg。

(2)萜类内酯测定:照高效液相色谱法(通则 0512)测定。

1)色谱条件与系统适用性试验:以十八烷基硅烷键合硅胶为填充剂;以正丙醇 - 四氢呋喃 - 水(1:33:66)为流动相;用蒸发光散射检测器检测。理论板数按白果内酯峰计算应不低于 2 500。

2)对照提取物溶液的制备:取银杏叶总内酯对照提取物适量,精密称定,加甲醇制成每 1ml 含 2.5mg 的溶液,即得。

3)供试品溶液的制备:取 30 粒本品内容物,精密称定,混匀,取约相当于萜类内酯 19.2mg 的内容物,精密称定,置具塞锥形瓶中,精密加入甲醇 50ml,密塞,称定重量,置水浴中加热回流 30 分钟(每隔 10 分钟,振摇使内容物溶散),取出,放冷,再称定重量,用甲醇补足减失的重量,摇匀,滤过,精密量取续滤液 20ml,回收甲醇至干,残渣加水 10ml,置水浴中温热使溶散,加 2% 盐酸溶液 2 滴,用乙酸乙酯振摇提取 4 次(15ml、10ml、10ml、10ml),合并乙酸乙酯提取液,用 5% 醋酸钠溶液 20ml 洗涤,分取醋酸钠溶液,用乙酸乙酯 10ml 振摇提取,合并乙酸乙酯提取液,用水洗涤 2 次,每次 20ml,合并水洗液,用乙酸乙酯 10ml 洗涤,合并乙酸乙酯液,回收乙酸乙酯至干,残渣用丙酮适量溶解并转移至 5ml 量瓶中,加丙酮至刻度,摇匀,即得。

4)测定法:分别精密吸取对照提取物溶液 5μl、20μl 及供试品溶液 20μl,注入液相色谱仪,测定,用外标两点法对数方程分别计算白果内酯、银杏内酯 A、银杏内酯 B 和银杏内酯 C 的含量,即得。

本品每粒含萜类内酯以白果内酯($C_{15}H_{18}O_8$)、银杏内酯 A($C_{20}H_{24}O_9$)、银杏内酯 B($C_{20}H_{24}O_{10}$)和银杏内酯 C($C_{20}H_{24}O_{11}$)的总量计,[规格(1)]不得少于 2.4mg,[规格(2)]不得少于 4.8mg。

五、注意事项

1. 银杏叶制剂具有不同的规格,其中片剂[规格(1)]中每片含总黄酮醇苷 9.6mg、萜类内酯 2.4mg;[规格(2)]中每片含总黄酮醇苷 19.2mg、萜类内酯 4.8mg。因此在进行制剂含量测定时,需要根据规格计算供试品取用量。

2. 在总黄醇苷测定中,制备供试品溶液时,需要在水浴中加热回流 30 分钟,使得黄酮醇苷水解为相应的苷元;结束后应迅速冷却至室温,再转移至 50ml 量瓶中定容。

六、思考题

1. 在银杏叶提取物和银杏叶片含量测定中,为何总黄酮醇苷和萜类内酯测定时候的供试品溶液制备方法不同?

2. 总黄酮醇苷含量测定中,将槲皮素、山柰酚和异鼠李素的含量相加后乘以"2.51"得到结果,试述其原理。

七、附录

1. 银杏叶提取物是以银杏叶为原料经提取分离制成的植物提取物,由于竞争激烈,各厂家生产设备及工艺水平参差不齐,部分银杏叶提取物厂家为了使产品主要化学指标符合客户标准,或使用甲醇、工业乙醇、水、酸提取等,或掺入银杏树皮、根皮与银杏叶共同提取,或掺入含有芦丁、槲皮素或山柰酚结构的物质共同提取,这些不当的商业行为,混乱了产品的质量构成。因此除了《中国药典》(2020 年版)一部中规定的检查与含量测定项目外,原国家食品药品监督管理总局还针对银杏叶制剂颁布了《银杏叶提取物、银杏叶片、银杏叶胶囊中游离槲皮素、山柰酚、异鼠李素检查项补充检验方法》。按照该检验方法,可以检出银杏叶药品生产过程中改变提取工艺、非法添加等违法行为。

2. 典型高效液相色谱图(图 3-3 和图 3-4)。

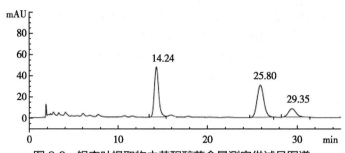

图 3-3 银杏叶提取物中黄酮醇苷含量测定供试品图谱
（色谱柱为 Diamonsil C18（2），150mm×4.6mm，5μm，
进样量 10μl；其中保留时间 14.24min 的为槲皮素）

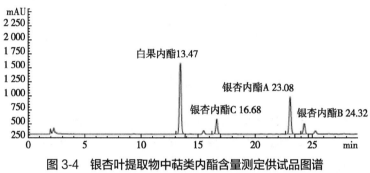

图 3-4 银杏叶提取物中萜类内酯含量测定供试品图谱
（色谱柱为 Diamonsil C18（2），250mm×4.6mm，5μm，进样量 10μl）

（丘 琴）

实验 3-4 六味地黄丸的质量分析

一、实验目的

1. 掌握 薄层色谱法在中药复方制剂鉴别中的应用。
2. 掌握 中药制剂分析中检测对象的选择原则。
3. 掌握 高效液相色谱法在中药制剂定量分析中的应用。
4. 熟悉 中药制剂的常规鉴别方法——显微鉴别法。

二、实验原理

1. 六味地黄丸是由熟地黄、酒萸肉、牡丹皮、山药、茯苓、泽泻六味药材粉碎后加炼蜜制成的小蜜丸、大蜜丸或水蜜丸，或粉碎成细粉，过筛，混匀，用乙醇泛丸，干燥，制成水丸。故制剂中仍保留原药材的显微特征，可用显微鉴别法对各药味进行鉴别。

2. 牡丹皮特征性成分丹皮酚，酒萸肉主要成分莫诺苷、马钱苷的分子结构如下。

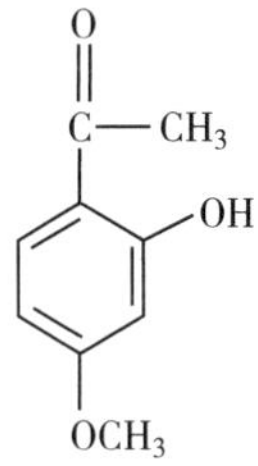

丹皮酚
（C₉H₁₀O₃　166.17）

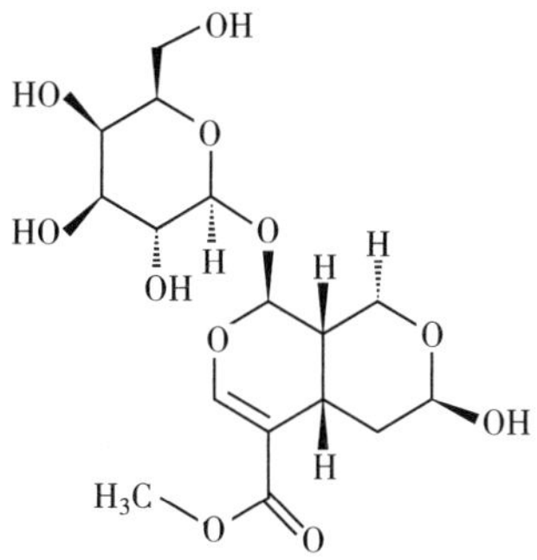

莫诺苷
（C₁₇H₂₆O₁₁　406.38）

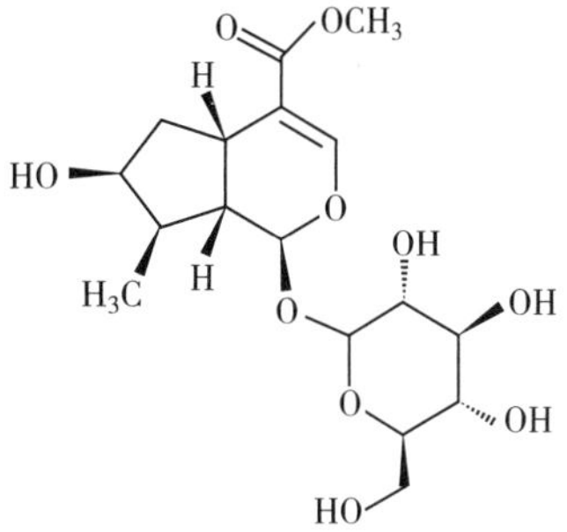

马钱苷
（C₁₇H₂₆O₁₀　390.35）

3. 本实验分别以莫诺苷、马钱苷和丹皮酚为对照品,用薄层色谱法鉴别制剂中的酒萸肉和牡丹皮;以泽泻对照药材为对照品,用薄层色谱法鉴别制剂中的泽泻。

4. 酒萸肉的主要成分——莫诺苷和马钱苷、牡丹皮的特征性成分——丹皮酚的含量随所用药材质量及制备条件的不同会出现较大变化,以莫诺苷、马钱苷和丹皮酚为对照品,采用反相高效液相色谱法同时测定三者含量有助于控制该中药制剂的质量。

三、仪器与试药

1. 仪器　高效液相色谱仪,显微镜,回流提取器,超声波提取器,色谱柱,烘箱,干燥箱,层析缸,硅胶 G 薄层板,具塞锥形瓶,10ml 量瓶,载玻片,盖玻片,剪刀,研钵。

2. 试药　六味地黄丸(水丸、水蜜丸、小蜜丸或大蜜丸),泽泻对照药材,莫诺苷、马钱苷和丹皮酚对照品,硅藻土,中性氧化铝,三氯化铁,水合氯醛试液,环己烷,乙酸乙酯,三氯甲烷,正丁醇,丙酮,氨溶液,甲醇,乙醇,乙腈,甲酸,盐酸,磷酸,硫酸。

四、实验步骤

(一) 性状

本品为棕黑色的水丸、水蜜丸、棕黑色至黑褐色的小蜜丸或大蜜丸;味甜而酸。

(二) 鉴别

1. 显微鉴别　取本品,置显微镜下观察:淀粉粒三角状卵形或矩圆形,直径 24~40μm,脐点短缝状或人字状(山药)。不规则分枝状团块无色,遇水合氯醛试液溶化;菌丝无色,直径 4~6μm(茯苓)。薄壁组织灰棕色至黑棕色,细胞多皱缩,内含棕色核状物(熟地黄)。草酸钙簇晶存在于无色薄壁细胞中,有时数个排列成行(牡丹皮)。果皮表皮细胞橙黄色,表面观类多角形,垂周壁连珠状增厚(酒萸肉)。薄壁细胞类圆形,有椭圆形纹孔,集成纹孔群;内皮层细胞垂周壁波浪状弯曲,较厚,木化,有稀疏细孔沟(泽泻)。

2. 酒萸肉的薄层色谱鉴别

(1)供试品溶液的制备:取本品水丸 3g,水蜜丸 4g,研细;或取小蜜丸或大蜜丸 6g,剪碎。加甲醇 25ml,超声处理 30 分钟,滤过,滤液蒸干,残渣加水 20ml 使溶解,用正丁醇 - 乙酸乙酯(1:1)混合溶液振摇提取 2 次。每次 20ml,合并提取液,用氨溶液(1 → 10)20ml 洗涤,弃去氨液,正丁醇液蒸干,残渣加甲醇 1ml 使溶解,作为供试品溶液。

(2)对照品溶液的制备:取莫诺苷和马钱苷对照品,加甲醇制成每 1ml 各含 2mg 的混合溶液,作为对照品溶液。

(3)测定法:吸取供试品溶液 5μl、对照品溶液 2μl,分别点于同一硅胶 G 薄层板上,以三氯甲烷-甲醇(3∶1)为展开剂,展开,取出,晾干,喷以 10% 硫酸乙醇溶液,在 105℃加热至斑点显色清晰,在紫外光(365nm)下检视。供试品色谱中,在与对照品色谱相应的位置上,显相同颜色的荧光斑点。

3. 牡丹皮的薄层色谱鉴别

(1)供试品溶液的制备:取本品水丸 4.5g、水蜜丸 6g,研细;或取小蜜丸或大蜜丸 9g,剪碎,加硅藻土 4g,研匀。加乙醚 40ml,回流 1 小时,滤过,滤液挥去乙醚,残渣加丙酮 1ml 使溶解,作为供试品溶液。

(2)对照品溶液的制备:取丹皮酚对照品,加丙酮制成每 1ml 含 1mg 的溶液,作为对照品溶液。

(3)测定法:吸取上述两种溶液各 10μl,分别点于同一硅胶 G 薄层板上,以环己烷-乙酸乙酯(3∶1)为展开剂,展开,取出,晾干,喷以盐酸酸性 5% 三氯化铁乙醇溶液,加热至斑点显色清晰。供试品色谱中,在与对照品色谱相应的位置上,显相同颜色的斑点。

4. 泽泻的薄层色谱鉴别

(1)供试品溶液的制备:取本品水丸 4.5g、水蜜丸 6g,研细;或取小蜜丸或大蜜丸 9g,剪碎,加硅藻土 4g,研匀。加乙酸乙酯 40ml,加热回流 20 分钟,放冷,滤过,滤液浓缩至约 0.5ml,作为供试品溶液。

(2)对照品溶液的制备:取泽泻对照药材 0.5g,加乙酸乙酯 40ml,同法制成对照药材溶液。

(3)测定法:吸取上述两种溶液各 5~10μl,分别点于同一硅胶 G 薄层板上,以三氯甲烷-乙酸乙酯-甲酸(12∶7∶1)为展开剂,展开,取出,晾干,喷以 10% 硫酸乙醇溶液,在 105℃加热至斑点显色清晰。供试品色谱中,在与对照药材色谱相应的位置上,显相同颜色的斑点。

(三)含量测定

1. 色谱条件与系统适用性试验　以乙腈为流动相 A,以 0.3% 磷酸溶液为流动相 B,按表 3-7 中的程序进行梯度洗脱;莫诺苷和马钱苷检测波长为 240nm,丹皮酚检测波长为 274nm;柱温为 40℃。理论板数按莫诺苷、马钱苷峰计算均应不低于 4 000。

表 3-7　梯度洗脱表

时间 /min	流动相 A/%	流动相 B/%
0~5	5 → 8	95 → 92
5~20	8	92
20~35	8 → 20	92 → 80
35~45	20 → 60	80 → 40
45~55	60	40

2. 对照品溶液的制备　取莫诺苷对照品、马钱苷对照品和丹皮酚对照品适量,精密称定,加 50% 甲醇制成每 1ml 中含莫诺苷与马钱苷各 20μg、含丹皮酚 45μg 的混合溶液,即得。

3. 供试品溶液的制备　取水丸,研细,取约 0.5g,或取水蜜丸,研细,取约 0.7g,精密称定;或取小蜜丸或重量差异项下的大蜜丸,剪碎,取约 1g,精密称定。置具塞锥形瓶中,精密加入 50% 甲醇 25ml,密塞,称定重量,加热回流 1 小时,放冷,再称定重量,用 50% 甲醇补足减失的重量,摇匀,滤过,取续滤液,即得。

4. 测定法　分别精密吸取对照品溶液与供试品溶液各 10μl,注入液相色谱仪,测定,即得。结果应符合表 3-8 的含量限度要求。

表 3-8　《中国药典》(2020 年版)中六味地黄丸的含量限度要求

项目	水丸	水蜜丸	小蜜丸	大蜜丸
含酒萸肉以莫诺苷($C_{17}H_{26}O_{11}$)和马钱苷($C_{17}H_{26}O_{10}$)的总量计	≥ 0.9mg/g	≥ 0.75mg/g	≥ 0.50mg/g	≥ 4.5mg/ 丸
含牡丹皮以丹皮酚($C_9H_{10}O_3$)计	≥ 1.3mg/g	≥ 1.05mg/g	≥ 0.70mg/g	≥ 6.3mg/ 丸

水丸、小蜜丸或水蜜丸按下式计算:

$$含量（mg/g）=\dfrac{C_R \times \dfrac{A_X}{A_R} \times V \times 10^{-3}}{W}$$

大蜜丸按下式计算:

$$含量（mg/ 丸）=\dfrac{C_R \times \dfrac{A_X}{A_R} \times V \times 10^{-3}}{W} \times 平均丸重$$

五、注意事项

1. 只有药材原有组织结构特征能保留到制剂中时,显微鉴别才有意义;应选择在该制剂中没有干扰又能表明该味药存在的显微特征作为鉴别依据;全部由溶剂提取的制剂,不用此法进行鉴别。

2. 小蜜丸和大蜜丸加硅藻土研匀,目的在于吸附蜂蜜、分散样品。

3. 牡丹皮鉴别项中,由于样品中的丹皮酚具有挥发性,故提取时需缓缓加热,低温回流。

4. 莫诺苷和马钱苷属于环烯醚萜苷类化合物,为水溶性成分,而丹皮酚在水中溶解度差,易溶于甲醇,故采用 50% 甲醇同时提取三种成分。

5. 莫诺苷、马钱苷和丹皮酚的最大吸收波长分别为 240nm、237nm 和 274nm。采用波长切换,可以使各成分均在最大吸收波长处定量,保证各成分测定的灵敏度和准确度。

六、思考题

1. 试述观察到的显微特征各代表何种中药材。
2. 中药复方制剂鉴别项目选择的基本原则是什么？
3. 中药制剂薄层色谱定性鉴别用的对照液有哪几种？简述它们的使用范围。
4. 中药制剂含量测定指标的选择应遵循什么原则？
5. 本实验的鉴别和含量测定项目还可以进行哪些提升？如何提升？

七、附录

1. 六味地黄丸的处方与制法　六味地黄丸的功能与主治为滋阴补肾。用于肾阴亏损，头晕耳鸣，腰膝酸软，骨蒸潮热，盗汗遗精，消渴。主要有水蜜丸、小蜜丸、大蜜丸，宜密封贮藏。

【处方】　熟地黄 160g，酒萸肉 80g，牡丹皮 60g，山药 80g，茯苓 60g，泽泻 60g。

【制法】　以上六味，粉碎成细粉，过筛，混匀。用乙醇泛丸，干燥，制成水丸，或每 100g 粉末加炼蜜 35~50g 与适量的水，制丸，干燥，制成水蜜丸；或加炼蜜 80~110g 制成小蜜丸或大蜜丸，即得。

2. 处方分析　本方为滋阴清虚热之代表方，其组成特点是补中寓泻，而以补阴为主。方中熟地黄滋补肾阴，填精益髓，其用量是山茱萸与山药的 1 倍，为君药；山茱萸温补肝肾，涩精敛汗，山药补脾阴而固精，二药为臣药；三者同为本方的"三补"。牡丹皮凉血清热而泄肝肾之火，为佐药；茯苓、泽泻清热利尿，泻火利湿为使药，是本方的"三泻"。本方以补为主，故三泻的用量较轻。

3. 显微鉴别　显微鉴别法系指用显微镜对药材(饮片)切片、粉末、解离组织或表面制片及含饮片粉末的制剂中饮片的组织、细胞或内含物等特征进行鉴别的一种方法。鉴别时选择具有代表性的供试品，根据各品种鉴别项的规定制片。制剂根据不同剂型适当处理后制片。

（陈晓颖）

实验 3-5　中药设计性实验

一、实验目的

1. 掌握　中药质量控制方法选择的依据。
2. 掌握　中药鉴别、检查和含量测定方法的建立过程。
3. 掌握　中药含量测定方法验证的内容。

二、实验原理

1. 中药的生产和使用以中医药理论为指导进行全面质量评价。整体观是中医药理论体系中的重要概念,从中药的药性理论到组方的君臣佐使无不体现着中医的整体观和辨证施治的指导原则。《中国药典》(2020 年版)已经对中药质量标准进行了较大的修订和提高,逐步由单一成分的定性定量转向了多成分及指纹图谱的整体质量控制模式。

2. 中药的质量受多环节、多因素的影响。中药材的种类繁多、成分复杂、产地分散、替代品(代用品)多,加之生长环境、采收季节、加工炮制等因素,造成其所含的化学成分及临床疗效的差异;而中药制剂又受到生产工艺、包装运输、储藏等因素的影响,质量控制的环节更为复杂。不仅要从中药的品种基源、生长环境、采收时间、加工炮制、生产工艺、包装材料、储藏运输等各个方面进行严格把关,还要建立健全科学的中药质量分析体系来满足实际生产、市场流通及临床应用的需要。

3. 中药化学成分具复杂性,药效成分非单一性。中药化学成分众多,且还有很多成分未知,化学性质差异大,有些化学成分还会相互影响。中药的药效是由其中多种化学成分共同作用的结果,在进行中药分析时应尽可能全面地反映多种药效成分的整体作用。

4. 建立规范、系统、科学的中药安全性评价体系,以确保中药材的质量,保障临床用药安全、有效。与中药安全性相关的质量控制主要包括:中药材重金属、农药残留及微生物污染(黄曲霉毒素),中药注射剂的安全性检查,中药中毒性成分的限量检查以及中药掺伪掺假和非法添加的检查。

5. 中药指纹图谱和特征图谱,特别是色谱指纹图谱,是目前最能满足表征中药成分整体特性的技术。中药化学(成分)指纹图谱首选色谱方法和色谱联用技术。高效液相色谱法(high performance liquid chromatography,HPLC)是目前运用最广泛的方法,中药中的大部分化学成分均可用 HPLC 得出良好的指纹图谱。薄层色谱法简便易行,但提供的信息量有限,很难反映几十种、上百种化学成分组成的复杂体系。气相色谱(GC)适用于挥发性化学成分。高效毛细管电泳(high performance capillary electrophoresis,HPCE)多适用于生物大分子、肽和蛋白质的分离,但其重现性有待提高。色谱与质谱(MS)、核磁共振谱联用技术是最有效的建立指纹图谱的方法,如 GC-MS、HPLC-MS、HPLC-MS-MS 等可提供各种信息,符合中药复杂体系的要求,但仪器价格昂贵,不易推广使用。

6. 中药的鉴别　中药及其制剂的鉴别主要是根据中药材、中药制剂的性状、组织学特征以及所含化学成分的理化性质,采用一定的分析方法来判断该中药材及其制剂的真伪。可以通过确认其中所含药味的存在或某些特征性成分的检出从而达到鉴别的目的。中药及其制剂的鉴别主要包括性状鉴别、显微鉴别、理化鉴别、色谱鉴别和指纹图谱与特征图谱鉴别等方法。各鉴别项目之间相互补充、相互佐证。

中药材及其复方制剂的鉴别药味的选择原则如下:单味药材或制剂,直接选取单一药味进行鉴别;复方制剂,应依组方原则的"君、臣、佐、使"依次选择药味,如药味较多,应首选君药、臣药、贵重药和毒剧药,易混淆药材及货源紧张的药材,再选其他药味鉴别;凡制剂中含有原药生粉的应进行显微鉴别,没有显微鉴别的药味应尽可能进行理化鉴别;选择尽量多的药味(不少于处方的 1/3 药味)进行鉴别研究,每一药味选择 1~2 个专属性较强的理化鉴别。

7. 中药的检查　中药检查的对象是指药品或在加工、生产和贮藏过程中可能含有并需要控制的物质或物理参数,内容包括安全性、有效性、均一性与纯度要求 4 个方面。中药材检查项目包括杂质、水分、灰分、重金属、砷盐、农药残留量、有关的毒性成分与其他必要的杂质检查项目。中药制剂的检查项目,主要有水分、相对密度、pH、乙醇量、总固体、灰分、砷盐和重金属等。

8. 中药的含量测定　①含量测定的主要方法:目前色谱法是中药及其制剂含量测定中应用最多的方法,尤其是 HPLC 和 GC 法,其他方法如薄层色谱扫描法、HPCE、电化学方法、化学分析法和生物学方法等也有应用。②含量测定指标成分的选择原则:Ⅰ中药成方制剂应首选君药及贵重药建立含量测定方法。若上述药物的物质基础研究薄弱,或无法进行特征成分的含量测定,也可依次选臣药或其他药味的特征成分进行含量测定。Ⅱ有毒药物必须建立含量测定项目。若含量太低无法测定时则应在检查项下规定限度检查项,或应制定含量限度范围。Ⅲ应选择中药中专属性强的有效成分或指标成分进行含量测定。有效成分类别清楚的,可测定某一类总成分的含量,如总黄酮、总生物碱等。Ⅳ测定成分应尽量与中医理论、用药的功能主治相近。Ⅴ测定成分应与生产工艺和功效相关。对于在炮制、加工、制备和贮藏过程中易损失或破坏的成分,应进行含量测定或限量检查,以控制药品质量稳定、疗效可靠。Ⅵ测定成分应专属于单一药味,两味或两味以上药材均含有的成分则不宜选作定量指标。Ⅶ若确实无法进行含量测定的,可测定药物的总固体量,如测定水溶性浸出物、醇溶性浸出物和挥发性醚浸出物等以间接控制其质量。溶剂的选择应有针对性,如挥发油和脂溶性成分可测定挥发性醚浸出物含量,皂苷类成分可用正丁醇为溶剂测定浸出物含量。

银黄口服液　(示例)

[处方]　金银花提取物(以绿原酸计)2.4g

　　　　黄芩提取物(以黄芩苷计)24g

[制法]　以上二味,黄芩提取物加水适量使溶解,用 8% 氢氧化钠溶液调节 pH 至 8,滤过,滤液与金银花提取物合并,用 8% 氢氧化钠溶液调节 pH 至 7.2,煮沸 1 小时,滤过,加入单糖浆适量,加水至近全量,搅匀,用 8% 氢氧化钠溶液调节 pH 至 7.2,加水至 1 000ml,滤过,灌封,灭菌,即得。

[性状]　本品为红棕色的澄清液体;味甜、微苦。

[特征图谱]　照高效液相色谱法(通则 0512)测定。

色谱条件与系统适用性试验　以十八烷基硅烷键合硅胶为填充剂;以乙腈为流动相 A,以 0.4% 磷酸溶液为流动相 B,按下表中的规定进行梯度洗脱;检测波长为 327nm。理论板数按绿原酸峰计算应不低于 2 000。

时间(分钟)	流动相 A(%)	流动相 B(%)
0~15	5 → 20	95 → 80
15~30	20 → 30	80 → 70
30~40	30	70

参照物溶液的制备　取绿原酸对照品适量,精密称定,置棕色量瓶中,加 50% 甲醇制成每 1ml 含 40μg 的溶液,即得。

供试品溶液的制备　精密量取本品 1ml,置 50ml 棕色量瓶中,加 50% 甲醇稀释至刻度,摇匀,滤过,取续滤液,即得。

测定法　分别精密吸取参照物溶液与供试品溶液各 10μl,注入液相色谱仪,记录色谱图,即得。

供试品色谱中应呈现 7 个特征峰,与参照物峰相对应的峰为 S 峰,计算各特征峰与 S 峰的相对保留时间,其相对保留时间应在规定值的 ±5% 之内。规定值为:0.76(峰 1)、1.00(峰 2)、1.05(峰 3)、1.80(峰 4)、1.87(峰 5)、2.01(峰 6)、2.33(峰 7)。

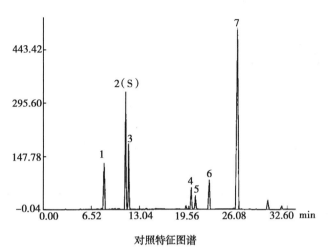

对照特征图谱

峰1:新绿原酸　峰2:绿原酸　峰3:隐绿原酸
峰4:3,4-*O*-二咖啡酰奎宁酸　峰5:3,5-*O*-二咖啡酰奎宁酸
峰6:4,5-*O*-二咖啡酰奎宁酸　峰7:黄芩苷

三、实验内容

安宫牛黄丸

1. 安宫牛黄丸处方

牛黄 100g	水牛角浓缩粉 200g
麝香或人工麝香 25g	珍珠 50g
朱砂 100g	雄黄 100g
黄连 100g	黄芩 100g
栀子 100g	郁金 100g
冰片 25g	

2. 制法　以上十一味,珍珠水飞或粉碎成极细粉;朱砂、雄黄分别水飞成极细粉;黄连、黄芩、栀子、郁金粉碎成细粉;将牛黄、水牛角浓缩粉、麝香或人工麝香、冰片研细,与上述粉末配研,过筛,混匀,加适量炼蜜制成大蜜丸 600 丸或 1 200 丸,或包金衣,即得。

3. 性状　本品为黄橙色至红褐色的大蜜丸,或为包金衣的大蜜丸,除去金衣后显黄橙色至红褐色;气芳香浓郁,味微苦。

4. 安宫牛黄丸的鉴别　胆酸、盐酸小檗碱、黄芩苷、冰片和麝香酮的鉴别。

5. 安宫牛黄丸的检查　猪去氧胆酸的检查。

6. 安宫牛黄丸的含量测定　胆红素、黄芩苷和盐酸小檗碱的含量测定。

7. 含量测定方法学验证　专属性、精密度、准确度、线性和范围等。

四、实验步骤

1. 查阅相关文献资料,写出综述文章。

2. 根据安宫牛黄丸中指标性成分的理化性质结合中药的特点进行分析与讨论,设计实验方案。

3. 列出实验所需的仪器和试药。

4. 设计安宫牛黄丸鉴别实验的样品处理方法、鉴别方法、实验步骤并给出理论依据。

5. 设计安宫牛黄丸检查实验的样品处理方法、检查方法、实验步骤并给出理论依据。

6. 设计安宫牛黄丸含量测定的样品处理方法、检测方法、实验步骤并给出理论依据。

7. 含量测定方法学验证、比较不同样品处理方式和检测方法对结果的影响。

五、思考题

1. 中药样品预处理有哪些方法? 有何特点?

2. 中药鉴别实验的常用方法与化学药品鉴别实验的常用方法有何异同?

3. 中药分析进行含量测定时,分析方法验证的项目有哪些?

（周　晋）

Experiment 3-6　Analysis of St.John's Wort

1. Purposes

1.1　To learn about the procedures and the items for analysis of St. John's Wort.

1.2　To study on the identification of St. John's Wort.

1.3　To exercise on the assay of St. John's Wort.

2. Principles

St. John's Wort Flowering Top consists of the dried flowering tops of *Hypericum perforatum* L.(Fam. Hypericaceae), gathered shortly before or during flowering. It contains not less than 0.04 percent of the combined total of Hypericin ($C_{30}H_{16}O_8$) and Pseudohypericin ($C_{30}H_{16}O_9$) and not less than 0. 6 percent of Hyperforin ($C_{35}H_{52}O_4$).

Hypericin $(C_{30}H_{16}O_8\ 504.4)$ Pseudohypericin $(C_{30}H_{16}O_9\ 520.44)$

Hyperforin $(C_{35}H_{52}O_4\ 536.79)$

3. Apparatus and Reagents

Liquid chromatography equipment, a 4.6mm × 25cm column that contains packing L1, and a guard-column that contains packing L1; UV light, flask, round-bottom flask, volumetric flask, chromatographic chamber, a magnetic stirring bar, silica gel, condenser, filter; St. John's Wort Flowering Top, USP Hyperoside RS, USP Oxybenzone RS, USP Rutin RS, USP Powdered St. John's Wort Extract RS; 2-aminoethyl diphenylborinate, polyethylene glycol 400, ethyl acetate, glacial acetic acid, formic acid, methylene chloride, phosphoric acid, methanol, alcohol, acetone, acetonitrile.

4. Procedures and Methods

4.1 Botanic characteristics

Macroscopic: The two-edged stem is greenish-yellow, rounded, and has two ribs running longitudinally on opposite sides. The plant is adversifoliate, its leaves are sessile, ovoid or elongated, up to 3.5cm in length, smooth-edged and hairless with translucent perforations. The very numerous yellow, short-stemmed, pentamerous flowers form false umbels shaped like grape clusters. The five lanceolate and black-dotted sepals are about one-half the length of the dark yellow petals, which are shaped like slanted ovals and whose edges are set with dark red glands. The numerous stamens are joined in three to six bundles (usually three). The ovary is surmounted by three styles. Some ovaries are already developed into greenish, elongated, oval triovular capsules with various degrees of maturity. When chopped, the crude plant material is distinguished by numerous yellow to yellowish-brown flower buds and individual petals with dark red glands at the edges. The light green to brown-green leaf fragments, characterized by plicate marcescence, appear stippled when held up to the light. The greenish-yellow or reddish-brown hollow stem fragments are distinguished by two longitudinal edges.

Microscopic: The stems have elongated epidermal cells with straight beaded, anticlinal walls; cuticle smooth; frequent paracytic stomata with two small adjacent epidermal cells; cortex of five to six rows of collenchyma; stele with secondary growth consisting of a compacted ring of phloem, with a wide area of lignified xylem and small areas of intraxylary phloem; parenchymatous pith, lignified and pitted in older stems; oil glands may occur in the cortex and phloem.

The upper surface of the leaf has polygonal cells with sinuous, slightly beaded, anticlinal walls; cells of lower surface smaller, with anticlinal walls more wavy, with frequent paracytic, sometimes anomocytic, stomata; smooth cuticle, thicker on upper surface, straight-walled, elongated epidermal cells of veins, occasionally beaded. Dorsiventral, single palisade lamina; large oil glands equal to depth of spongy mesophyll. Midrib containing single, collateral bundle with a small area of lignified xylem. Trichomes and calcium oxalate are absent.

The sepal of the flower has characteristics resembling those of the leaf. Petal, narrow, elongated, thin-walled; epidermal cells with straight anticlinal walls on the outer surface and wavy on the inner surface. Stamen, lignified fibrous layer of anther wall; elongated, thin-walled cells of filament with striated cuticle; subprolate pollen grains, about 20μm in diameter with three pores and a smooth exine. Ovary, small polygonal cells with underlying oil glands; seed testa, brown, thick-walled hexagonal cells.

4.2 Identification

A   It meets the requirements in *Specific Tests*, *Botanic Characteristics*.

B   Thin-layer Chromatography

Standard solution A: 0.5mg/ml of USP Rutin RS in methanol.

Standard solution B: 0.5mg/ml of USP Hyperoside RS in methanol.

Standard solution C: 50mg/ml of USP Powdered St. John's Wort Extract RS in methanol. Sonicate for 20min, centrifuge, and use the clear supernatant.

Sample solution: Finely powder 50g of St. John's Wort Flowering Top. Sonicate 1g in 10ml of methanol for about 20min, centrifuge, and use the clear supernatant.

Chromatographic system

Adsorbent: Chromatographic silica gel mixture with an average particle size of 5μm (HPTLC plates).

Application volume: 2μl, as 8mm bands.

Relative humidity: Condition the plate to a relative humidity of 33%.

Temperature: Ambient, not to exceed 30℃ .

Developing solvent system: Ethyl acetate, glacial acetic acid, formic acid, water and methylene chloride (10 : 1.0 : 1.0 : 1.1 : 2.5).

Developing distance: 6cm.

Derivatization reagent A: 5mg/ml solution of 2-aminoethyl diphenylborinate in ethyl acetate.

Derivatization reagent B: 10mg/ml solution of polyethylene glycol 400 in methylene chloride.

Analysis

Samples: Standard solution A, Standard solution B, Standard solution C, and Sample solution.

Apply the Samples as bands, and dry in air. Develop in a saturated chamber, remove the plate from the chamber, and dry in air. Heat the plate at 105℃ for 3min, treat while still warm with Derivatization reagent A, and dry in air. Then treat with Derivatization reagent B, dry in air, and examine under UV light at 365nm.

System suitability: Standard solution C exhibits, in the lower third section, two yellowish-orange fluorescent bands corresponding to rutin and hyperoside in Standard solution A and Standard solution B, respectively; a blue fluorescent band directly below the hyperoside band corresponding to chlorogenic acid; and two red fluorescent bands due to pseudohypericin (lower RF) and hypericin in the upper third section. The bands due to pseudohypericin and hypericin are clearly separated.

Acceptance criteria: The Sample solution exhibits the following: two yellowish-orange fluorescent bands at RF corresponding to rutin and hyperoside in Standard solution A, Standard solution B, and Standard solution C; a blue fluorescent band directly below the hyperoside band corresponding to the chlorogenic acid in Standard solution C; two red fluorescent bands at RF corresponding to pseudohypericin and hypericin in Standard solution C; and two to three yellowish-orange fluorescent bands in the middle third section corresponding to similar bands in Standard solution C.

4.3 Tests

4.3.1 Articles of Botanical Origin, Total Ash <561>: not more than 5.0%.

4.3.2 Loss on Drying<731>

Sample: 1.0g of finely powdered St. John's Wort Flowering Top.

Analysis: Dry at 105℃ for 2h.

Acceptance criteria: not more than 10.0%.

4.3.3 Articles of Botanical Origin, Foreign Organic Matter <561>: not more than 2.0%.

4.3.4 Articles of Botanical Origin, *General Method for Pesticide Residues Analysis* <561>: Meets the requirements.

4.3.5 Microbial Enumeration Tests <2021>: The total bacterial count does not exceed 10^4cfu/g, and the total combined molds and yeasts count does not exceed 10^2cfu/g.

4.3.6   Absence of Specified Microorganisms <2022>: It meets the requirements of the tests for absence of *Salmonella species* and *Escherichia coli* and for absence of *Staphylococcus aureus*.

4.4 Assays

Content of hypericin and pseudohypericin

[Note-Conduct all sample preparations with minimal exposure to subdued light, and use low-actinic glassware to protect solutions from light.]

Solvent: Methanol and acetone (1∶1).

Solution A: Phosphoric acid and water (3∶997).

Solution B: Acetonitrile.

Solution C: Methanol Mobile phase: See Table 3-9.

Table 3-9   Gradient elution table

Time/min	Solution A/%	Solution B/%	Solution C/%
0	100	0	0
10	85	15	0
30	70	20	10
40	10	75	15
55	5	80	15
56	100	0	0
66	100	0	0

Standard solution A: 2.5μg/ml of USP Oxybenzone RS in Solvent.

Standard solution B: 1mg/ml of USP Powdered St. John's Wort Extract RS in Solvent.

Sample solution: Pulverize 10g of St. John's Wort Flowering Top. Accurately weigh and transfer about 1g to a round-bottom flask equipped with a condenser and protected from light, add 50ml of Solvent and a magnetic stirring bar, and heat at 60℃ for 2h while stirring. Cool to room temperature, and pass through a filter paper into a 50ml volumetric flask. Wash the flask and the residue on the filter with Solvent, and dilute with the washings to volume. Pass the solution through a PTFE membrane filter of 0. 45μm or finer pore size, and use the filtrate.

Chromatographic system

(See Chromatography<621>, System Suitability.)

Mode: LC.

Detector: UV 270nm and Vis 588nm Columns.

Guard: Packing L1.

Analytical: 4.6mm × 25cm; packing L1 Column temperature: 30℃ .

Flow rate: 1ml/min.

Injection volume: 20μl [Note—First equilibrate the system with 100%Solution A.] System suitability.

Samples: Standard solution A (record the peak responses at 270nm), and Standard solution B. (record the peak responses at 270nm and 588nm) Suitability requirements

Chromatogram similarity: The chromatograms from Standard solution B are similar to the respective reference chromatograms provided with the lot of USP Powdered St. John's Wort Extract RS being used.

Column efficiency: not less than 100 000 theoretical plates for oxybenzone, Standard solution A.

Tailing factor: not more than 1.5 for oxybenzone, Standard solution A.

Relative standard deviation: not more than 2.0%, Standard solution A.

Analysis

Samples: Standard solution A and Sample solution.

Measure the areas of the relevant peaks in the Sample solution at 270nm.

Calculate the combined total of hypericin ($C_{30}H_{16}O_8$) and pseudohypericin ($C_{30}H_{16}O_9$) percentages in the portion of St. John's Wort Flowering Top taken:

$$Result = (C_S/r_S) \times \Sigma\ (r_{Ui}/F_i) \times (V/W) \times 100$$

C_S = concentration of USP Oxybenzone RS in Standard solution A (mg/ml).

r_S = peak area of oxybenzone in Standard solution A.

r_{Ui}/F_i = peak area of hypericin or pseudohypericin in the Sample solution divided by their respective response factors relative to oxybenzone; 1.30 for hypericin and 1.24 for pseudohypericin.

V = volume of the Sample solution (ml).

W = weight of St. John's Wort Flowering Top taken to prepare the Sample solution (mg).

Acceptance criteria: NLT 0.04% on the dried basis.

Content of hyperforin

Analysis: Using the chromatograms obtained in the test for Content of Hypericin and Pseudohypericin, calculate the percentage of hyperforin ($C_{35}H_{52}O_4$) in the portion of St. John's Wort Flowering Top taken:

$$Result = C_S \times (r_U/r_S) \times (V/W) \times (1/F) \times 100$$

C_S = concentration of USP Oxybenzone RS in Standard solution A (mg/ml).

r_U = peak area of hyperforin in the Sample solution.

r_S = peak area of oxybenzone in Standard solution A.

V = volume of the Sample solution (ml).

W = weight of St. John's Wort Flowering Top taken to prepare the Sample solution (mg).

F = relative response factor for hyperforin relative to oxybenzone, 0.46.

Acceptance criteria: NLT 0.6% on the dried basis.

5. Discussions

Conduct all sample preparation with minimal exposure to subdued light, and use low-actinic glassware to protect solutions from light.

What are the principles of identification of St. John's Wort？

What precautions should be taken for the assay of St. John's Wort？

What are the standard operation procedures for the HPLC system suitability test of the assay of St. John's Wort？

Give an explanation of the importance of the system suitability test of the HPLC method during the assay of St. John's Wort.

6. References

ChP 2020 Monograph of Hypericiperforati Herba

贯叶金丝桃

Guanyejinsitao

Hyperici Perforati Herba

本品为藤黄科植物贯叶金丝桃 *Hypericum perforatum* L. 的干燥地上部分。夏、秋二季开花时采割,阴干或低温烘干。

【性状】　本品茎呈圆柱形,长 10~100cm,多分枝,茎及分枝两侧各具一条纵棱,小枝细瘦,对生于叶腋。单叶对生,无柄抱茎,叶片披针形或长椭圆形,长 1~2cm,宽 0.3~0.7cm,散布透明或黑色的腺点,黑色腺点大多分布于叶片边缘或近顶端。聚伞花序顶生,花黄色,花萼、花瓣各 5 片,长圆形或披针形,边缘有黑色腺点;雄蕊多数,合生为 3 束,花柱 3。气微,味微苦涩。

【鉴别】

(1)本品叶表面观:叶上表皮细胞多角形,细胞壁连珠状增厚;叶下表皮细胞多角形,垂周壁波状弯曲,略呈连珠状增厚,气孔平轴式或不定式。黑色腺点由一团分泌细胞组成,细胞内容物为红色;半透明腺点为分泌囊结构,由 1 层上皮细胞包围圆形腔隙构成,内含油状物。

(2)取本品粉末 0.1g,加甲醇 10ml,超声处理 10 分钟,滤过,滤液蒸干,残渣加甲醇 1ml 使溶解,作为供试品溶液。另取贯叶金丝桃对照药材 0.1g,同法制成对照药材溶液。照薄层色谱法(通则 0502)试验,吸取上述两种溶液各 2μl,分别点于同一硅胶 G 薄层板上,以乙酸乙酯 - 甲酸(25:1)为展开剂,展开,取出,立即置紫外线灯(365nm)下检视。供试品色谱中,在与对照药材色谱相应的位置上,显相同颜色的荧光斑点。

(3)取金丝桃苷对照品、芦丁对照品,分别加甲醇制成每 1ml 各含 0.5mg 的溶液,作为对照品溶液。照薄层色谱法(通则 0502)试验,吸取【鉴别】(2)项下的供试品溶液和上述对照品溶液各 2μl,分别点于同一硅胶 G 薄层板上,以乙酸乙酯 - 甲酸 - 水(8:1:1)为展开剂,展开,取出,晾干,喷以 5% 三氯化铝乙醇溶液,置紫外线灯(365nm)下检视。供试品色谱中,在与对照品色谱相应的位置上,显相同颜色的荧光斑点。

【检查】　水分不得过 12.0%(通则 0832 第二法)。

【含量测定】　照高效液相色谱法(通则 0512)测定。

色谱条件与系统适用性试验　以十八烷基硅烷键合硅胶为填充剂;以乙腈 -0.1% 磷酸水溶液(16:84)为流动相;检测波长为 360nm。理论板数按金丝桃苷峰计算应不低于 3 000。

对照品溶液的制备　取金丝桃苷对照品适量,精密称定,加甲醇制成每 1ml 含 32μg 的溶液,即得。

供试品溶液的制备　取本品粉末(过三号筛)约 0.4g,精密称定,置具塞锥形瓶中,精密加入 60% 乙醇 50ml,称定重量,加热回流 1 小时,放冷,再称定重量,用 60% 乙醇补足减失的重量,摇匀,滤过,取续滤液,即得。

测定法　分别精密吸取对照品溶液与供试品溶液各 10μl,注入液相色谱仪,测定,即得。

本品按干燥品计算,含金丝桃苷($C_{21}H_{20}O_{12}$)不得少于 0.10%。

(富　戈)

实验 4-1　胃蛋白酶及其片剂的质量分析

一、实验目的

1. 掌握　胃蛋白酶的鉴别和效价测定的原理与操作。
2. 了解　胃蛋白酶微生物限度检查的原理与方法。

二、实验原理

本品是自猪、羊或牛的胃黏膜中提取制得的胃蛋白酶。按干燥品计算,每 1g 中含胃蛋白酶活力不得少于 3 800U。

1. 胃蛋白酶是一种消化性蛋白酶,由胃部的胃黏膜主细胞(gastric chief cell)所分泌,其功能是将食物中的蛋白质分解为小的肽片段。

2. 胃蛋白酶水溶液在鞣酸、没食子酸或者多种重金属盐的溶液中会发生变性沉淀。

3. 胃蛋白酶活力单位的测定采用紫外 - 可见分光光度法,即胃蛋白酶在 37℃可催化水解血红蛋白产生酪氨酸,以酪氨酸为对照,测定吸收度,根据反应时间计算酶的活力单位。

三、仪器与试药

1. 仪器　紫外 - 可见分光光度计、干燥箱、无菌平皿、试管。

2. 试药　酪氨酸对照品、细菌、真菌及酵母菌、培养基、0.1% 蛋白胨水溶液、无菌氯化钠 - 蛋白胨缓冲液(pH 7.0)、血红蛋白试液、0.9% 无菌氯化钠溶液、盐酸溶液、三氯醋酸溶液、鞣酸、氯化钡溶液。

四、实验步骤

1. 性状　本品为白色至淡黄色的粉末;无霉败臭;有引湿性;水溶液显酸性反应。

2. 鉴别　取本品的水溶液,加 5% 鞣酸或 25% 氯化钡溶液,即生成沉淀。

3. 检查

(1)干燥失重:取本品,在 100℃干燥 4 小时,减失重量不得过 5.0%。

（2）微生物限度：取本品，照非无菌产品微生物限度检查。微生物计数法（通则 1105）和控制菌检查法（通则 1106）检查。每 1g 供试品中需氧菌总数不得过 5 000cfu，霉菌和酵母菌总数不得过 100cfu，不得检出大肠埃希菌；10g 供试品中不得检出沙门菌。

4. 效价测定　紫外 - 可见分光光度法测定。

（1）对照品溶液的制备：精密称取酪氨酸对照品适量，加盐酸溶液（取 1mol/L 盐酸溶液 65ml，加水至 1 000ml）溶解并定量稀释制成每 1ml 中含 0.5mg 的溶液。

（2）供试品溶液的制备：取本品适量，精密称定，用上述盐酸溶液溶解并定量稀释制成每 1ml 中含 0.2~0.4U 的溶液。

（3）测定法：取试管 6 支，其中 3 支各精密加入对照品溶液 1ml，另 3 支各精密加入供试品溶液 1ml，置 37℃ ± 0.5℃ 水浴中，保温 5 分钟，精密加入预热至 37℃ ± 0.5℃ 的血红蛋白试液 5ml，摇匀，并准确计时，在 37℃ ± 0.5℃ 水浴中反应 10 分钟。立即精密加入 5% 三氯醋酸溶液 5ml，摇匀，滤过，取续滤液备用。另取试管 2 支，各精密加入血红蛋白试液 5ml，置 37℃ ± 0.5℃ 水浴中保温 10 分钟，再精密加入 5% 三氯醋酸溶液 5ml，其中 1 支加供试品溶液 1ml，另 1 支加上述盐酸溶液 1ml，摇匀，滤过，取续滤液，分别作为供试品和对照品的空白对照，在 275nm 的波长处测定吸光度，算出平均值 $\overline{A}_S$ 和 $\overline{A}$，按下式计算。

$$每\ 1g\ 含蛋白酶的量（单位）= \frac{\overline{A} \times W_S \times n}{\overline{A}_S \times W \times 10 \times 181.19}$$

式中，$\overline{A}_S$ 为对照品的平均吸光度；$\overline{A}$ 为供试品的平均吸光度；W_S 为每 1ml 对照品溶液中含酪氨酸的量（μg）；W 为供试品取样量（g）；n 为供试品稀释倍数。

在上述条件下，每分钟能催化水解血红蛋白生成 1μmol 酪氨酸的酶量，为一个蛋白酶活力的单位。

五、注意事项

胃蛋白酶在酸性环境中具有较高的活性，其最适 pH 约为 3，在中性或碱性 pH 的溶液中，胃蛋白酶会发生解链而丧失活性。

六、思考题

1. 什么是效价？什么样的药物需要进行效价测定？效价应达到什么水平？
2. 微生物限度检查适用于哪些药物？什么样的药物可以不需要进行微生物限度检查？

（付春梅）

实验 4-2　人血白蛋白及其冻干制剂的质量分析

一、实验目的

1. 掌握　人血白蛋白及其冻干制剂原液、半成品和成品的检定方法原理。
2. 熟悉　人血白蛋白及其冻干制剂质量分析的操作方法及基本要求。

3. 了解   人血白蛋白及其冻干制剂的制造方法。

二、实验原理

人血白蛋白为略黏稠、黄色或绿色至棕色澄明液体,冻干人血白蛋白为白色或灰白色疏松体,无融化迹象,复溶后为略黏稠、黄色或绿色澄明液体,是由健康人血浆,经低温乙醇蛋白分离法或经批准的其他分离法分离纯化,并在60℃条件下加温灭活病毒10小时后制成,含适宜稳定剂,不含抑菌剂和抗生素。生产和检定用设施、原料及辅料、水、器具、动物等应符合《中国药典》(2020年版)三部凡例的有关要求。生产过程中不得加入抑菌剂或抗生素。

1. 原液检定

(1)蛋白质含量:蛋白质肽键在碱性溶液中可与Cu^{2+}形成紫红色络合物,其颜色深浅与蛋白质含量成正比,利用标准蛋白质溶液作对照,采用紫外-可见分光光度法测定蛋白质含量。

(2)纯度:人血白蛋白中的蛋白质在溶液中带两性电荷,在电场作用下,可用醋酸纤维素薄膜电泳法记录电泳区带图谱或计算其含量。

(3)残余乙醇含量:由于人血白蛋白原液制造过程中采用低温乙醇蛋白分离法制备,因此需要检定残余乙醇量。康卫扩散皿法的原理是乙醇在饱和碳酸钠溶液中加热逸出,被重铬酸钾-硫酸溶液吸收后呈黄绿色至绿色,在650nm波长处采用紫外-可见分光光度法测定乙醇残留量。

2. 半成品检定

(1)无菌检查:人血白蛋白属于《中国药典》(2020年版)规定要求无菌,因此须进行无菌检查。

(2)热原检查:将一定剂量的人血白蛋白半成品静脉注入家兔体内,在规定时间内,观察家兔体温升高的情况,以判定人血白蛋白半成品中所含热原的限度是否符合规定。

3. 成品检定

(1)鉴别试验

1)免疫双扩散法:依据抗原抗体反应原理进行鉴别。在琼脂糖凝胶板上按一定距离打数个小孔,在相邻的两孔内分别加入抗原与抗体,若抗原、抗体相互对应,浓度、比例适当,则一定时间后,在抗原与抗体孔之间可形成免疫复合物的沉淀线,以此对供试品的特异性进行检查。本法中把人血白蛋白成品作为抗原进行鉴别。

2)免疫电泳法:免疫电泳法是将供试品通过电泳分离成区带的各抗原,然后与相应的抗体进行双相免疫扩散,当两者比例合适时可形成可见的沉淀弧。将沉淀弧与已知标准抗原、抗体生存的沉淀弧的位置和形状进行比较,即可分析供试品中的成分及其性质。

(2)化学检定

1)钠、钾离子含量:某些含碱金属或碱土金属的供试品溶液用喷雾装置以气溶胶形式引入火焰光源中,靠火焰的热能将供试品元素原子化并激发出它们的特征光谱,通过光电检测系统测量出待测元素特征谱线的强度,可求出供试品中待测元素的含量。通过比较对照品溶液和供试品溶液的发光强度,求得供试品中待测元素的含量。

2)吸光度:蛋白质中的一些特殊的非蛋白质基团,如过氧化物酶含有亚铁血红素基团,可在403nm波长处采用紫外-可见分光光度法进行定量分析,检定非蛋白质基团的含量。

3）多聚体含量：采用分子排阻色谱法进行定量分析。

4）辛酸钠含量：采用气相色谱法进行定量分析。

5）乙酰色氨酸含量：乙酰色氨酸为芳香族氨基酸，在 280nm 波长处有最大紫外吸收，利用这个特性可采用紫外 - 可见分光光度法在特定波长处检测乙酰色氨酸的含量。

6）铝残留量：由于铝具有可能引发软骨病、贫血和肾衰竭等的潜在危险，因此《中国药典》（2020 年版）对铝残留量进行严格控制。铝属于金属元素，采用原子吸收分光光度法对人血白蛋白中的残留铝进行检测。原理是由铝元素灯发出的特征谱线通过人血白蛋白经原子化产生的原子蒸气时，被蒸气中铝元素的基态原子所吸收，通过测定辐射光强度减弱的程度，求出人血白蛋白中铝元素的含量。

7）激肽释放酶原激活剂含量：激肽释放酶原是一种凝血因子，因此需要对人血白蛋白中的激肽释放酶原激活剂进行检定。检定方法采用显色底物法。

三、仪器与试药

1. **仪器** 高效液相色谱仪、气相色谱仪、紫外分光光度计、原子吸收分光光度计、火焰光度计、水分测定仪、天平、pH 计、离心机、水浴锅、滴管、量筒、烧杯、移液管、量瓶、康卫皿、渗透膜、醋酸纤维素薄膜、玻璃板、凝胶板、电泳槽、微孔滴定板。

2. **试药** 人血白蛋白供试品（人血白蛋白原液、人血白蛋白半成品、人血白蛋白成品）、冻干人血白蛋白供试品（冻干人血白蛋白原液、冻干人血白蛋白半成品、冻干人血白蛋白成品）、人血白蛋白国家参考品、、抗人血清、抗马血清、抗牛血清、抗猪血清、抗羊血清、琼脂培养基、蛋白质标准品、前激肽释放酶、双缩脲试剂、生理盐水、重铬酸钾 - 硫酸溶液、饱和硫酸钠溶液、无水乙醇、异丙醇、0.2mol/L 磷酸盐缓冲液、0.3mol/L 高氯酸溶液、氯化钾、氯化钠、100ng/ml 标准铝溶液、0.15mol/L 硝酸溶液、氨基黑 10B、甲醇、冰醋酸、巴比妥缓冲液（pH 8.6）、1.5% 琼脂糖溶液、溴酚蓝指示液、0.05mol/L 三羟甲基氨基甲烷 - 盐酸缓冲液、2mmol/L 激肽释放酶显色底物（S-2302）溶液、去离子水等。

四、实验步骤

（一）人血白蛋白的质量分析

1. 人血白蛋白原液检定

（1）蛋白质含量：采用双缩脲法（通则 0731 第三法）测定，应大于成品规格。

（2）纯度：应不低于蛋白质总量的 96%（供试品溶液的蛋白质浓度为 5%，按通则 0541 第二法、第三法进行）。

（3）pH：用 0.85%~0.90% 氯化钠溶液将供试品蛋白质含量稀释成 10g/L，依法测定（通则 0631），pH 应为 6.4~7.4。

（4）残余乙醇含量：可采用康卫扩散皿法（通则 3201）测定，应不高于 0.025%。

以上检定项目亦可在半成品检定时进行。

2. 人血白蛋白半成品检定

（1）无菌检查：依法检查（通则 1101），应符合规定。如半成品立即分装，可在除菌过滤后留样做无菌检查。

(2)热原检查:依法检查(通则 1142),注射剂量按家兔体重每 1kg 注射 0.6g 蛋白质,应符合规定;或采用"细菌内毒素检查法"(通则 1143 凝胶限度试验),蛋白质浓度分别为 5%、10%、20%、25% 时,其细菌内毒素限值(L)应分别小于 0.5EU/ml、0.83EU/ml、1.67EU/ml、2.08EU/ml。

3. 人血白蛋白成品检定

(1)鉴别试验

1)免疫双扩散法:依法测定(通则 3403),仅与抗人血清或血浆产生沉淀线,与抗马、抗牛、抗猪、抗羊血清或血浆不产生沉淀线。

2)免疫电泳法:依法测定(通则 3404),与正常人血清或血浆比较,主要沉淀线应为白蛋白。

(2)物理检查

1)外观:应为略黏稠、黄色或绿色至棕色澄明液体,不应出现浑浊。

2)可见异物:依法检查(通则 0904),应符合规定。

3)不溶性微粒检查:取本品 1 瓶,依法检查(通则 0903 第一法),应符合规定。

4)渗透压摩尔浓度:应为 201~400mOsmol/kg 或经批准的要求(通则 0632)。

5)装量:依法检查(通则 0102),应不低于标示量。

6)热稳定性试验:取供试品置 57℃ ±0.5℃水浴中保温 50 小时后,用可见异物检查装置,与同批未保温的供试品比较,除允许颜色有轻微变化外,应无肉眼可见的其他变化。

(3)化学检定

1)pH:用 0.85%~0.90% 氯化钠溶液将供试品蛋白质含量稀释成 10g/L,依法测定(通则 0631),pH 应为 6.4~7.4。

2)蛋白质含量:应为标示量的 95.0%~110.0%(通则 0731 第一法)。

3)纯度:应不低于蛋白质总量的 96.0%(供试品溶液的蛋白质浓度为 5%,按通则 0541 第二法、第三法进行)。

4)钠离子含量:应不高于 160mmol/L(通则 3110)。

5)钾离子含量:应不高于 2mmol/L(通则 3109)。

6)吸光度:用 0.85%~0.90% 氯化钠溶液将供试品蛋白质含量稀释至 10g/L,按紫外-可见分光光度法(通则 0401),在波长 403nm 处测定吸光度,应不大于 0.15。

7)多聚体含量:应不高于 5.0%(通则 3121)。

8)辛酸钠含量:每 1g 蛋白质中应为 0.140~0.180mmol。如与乙酰色氨酸混合使用,则每 1g 蛋白质中应为 0.064~0.096mmol(通则 3111)。

9)乙酰色氨酸含量:如与辛酸钠混合使用,则每 1g 蛋白质中应为 0.064~0.096mmol(通则 3112)。

10)铝残留量:应不高于 200μg/L(通则 3208)。

11)激肽释放酶原激活剂含量:应不高于 35IU/ml(通则 3409)。

12)HbsAg:用经批准的试剂盒检测,应为阴性。

13)无菌检查:依法检查(通则 1101),应符合规定。

14)异常毒性检查:依法检查(通则 1141),应符合规定。

15)热原检查:依法检查(通则 1142),注射剂量按家兔体重每 1kg 注射 0.6g 蛋白质,应符合规定。

(二) 冻干人血白蛋白的质量分析

1. 冻干人血白蛋白原液检定　同"人血白蛋白质量分析"项下"人血白蛋白原液检定"项目。以上检定项目亦可在半成品检定时进行。

2. 冻干人血白蛋白半成品检定　同"人血白蛋白质量分析"项下"人血白蛋白半成品检定"项目。

3. 冻干人血白蛋白成品检定　除真空度、复溶时间、水分测定、装量差异检查外,应按标示量加入灭菌注射用水,复溶后进行其余各项检定。

(1) 鉴别试验:同"人血白蛋白质量分析"项下"人血白蛋白成品检定"鉴别试验项目。

(2) 物理检查

1) 外观:应为白色或灰白色疏松体,无融化迹象。复溶后应为略黏稠、黄色或绿色至棕色澄明液体,不应出现浑浊。

2) 真空度:用高频火花真空测定器测试,瓶内应出现蓝紫色辉光。

3) 复溶时间:按标示量加入 20~25℃灭菌注射用水,轻轻摇动,应于 15 分钟内溶解。

可见异物、不溶性微粒检查、渗透压摩尔浓度和装量差异同"人血白蛋白质量分析"项下"人血白蛋白成品检定"相应物理检查项目。

(3) 化学检定

1) 水分:应不高于 1.0%(通则 0832)。

2) 稀释剂检定:稀释剂为灭菌注射用水,应符合《中国药典》(2020 年版)二部的相关规定。

pH、蛋白质含量、纯度、钠离子含量、钾离子含量、吸光度、多聚体含量、辛酸钠含量、乙酰色氨酸含量、铝残留量、激肽释放酶原激活剂含量、HbsAg、无菌检查、异常毒性检查、热原检查同"人血白蛋白质量分析"项下"人血白蛋白成品检定"相应化学检定项目。

五、注意事项

1. 免疫电泳法鉴别成品时,电泳分析应有冷却系统,否则琼脂糖凝胶会出现干裂;同时,氯化钠溶液浸泡琼脂糖凝胶应充分,否则背景不清晰。

2. 注意供试品容器应不影响成品检定下各项指标。

3. 供试品贮存条件应为 2~8℃或室温避光,试验取样后也应及时保存。

六、思考题

1. 为什么成品检定吸光度测定时选择 403nm 波长处作为测定波长?

2. 为什么乙酰色氨酸含量测定采用紫外 - 可见分光光度法?

3. 成品检定项中铝残留量与激肽释放酶原激活剂含量检定的目的是什么?

4. 为何人血白蛋白成品检定中要进行热稳定性试验,而冻干人血白蛋白不用检定此项?

七、附录

1. 人血白蛋白的制造

(1) 原料血浆

1) 血浆的采集和质量应符合"血液制品生产用人血浆"的规定。

2) 组分Ⅳ沉淀为原料时,应符合本品种附录"组分Ⅳ沉淀原料质量标准"。

3) 组分Ⅳ沉淀应冻存于 –30℃以下,运输温度不得超过 –15℃。低温冰冻保存期不得超过 1 年。

4) 组分Ⅴ沉淀应冻存于 –30℃以下,并规定其有效期。

(2) 原液

1) 采用低温乙醇蛋白分离法或经批准的其他分离法制备。生产过程中不得加入抑菌剂或抗生素。组分Ⅳ沉淀为原料时也可用低温乙醇结合柱色谱法。

2) 经纯化、超滤、除菌过滤后即为白蛋白原液。

3) 原液检定:按检定项进行。

(3) 半成品

1) 配制:制品中应加适量的稳定剂,按每 1g 蛋白质加入 0.16mmol 辛酸钠或 0.08mmol 辛酸钠和 0.08mmol 乙酰色氨酸钠。按成品规格以注射用水稀释蛋白质浓度,并适当调整 pH 及钠离子浓度。

2) 病毒灭活:每批制品必须在 60℃ ±0.5℃水浴中连续加温至少 10 小时,以灭活可能残留的污染病毒。该灭活步骤可在除菌过滤前或除菌过滤分装后 24 小时内进行。

3) 半成品检定:按检定项进行。

(4) 成品

1) 分批:应符合"生物制品分包装及贮运管理"规定。

2) 分装:应符合"生物制品分包装及贮运管理"及通则 0102 有关规定。

3) 培育:分装后,应置 20~25℃至少 4 周或 30~32℃至少 14 天后,逐瓶检查外观,应符合人血白蛋白成品检定的物理检查项下外观和可见异物项规定。出现浑浊或烟雾状沉淀的瓶子应进行无菌检查,不合格者不能再用于生产。

4) 规格:应为经批准的规格。

5) 包装:应符合"生物制品分包装及贮运管理"及通则 0102 有关规定。

2. 冻干人血白蛋白的制造

(1) 原料血浆:同"人血浆白蛋白"中"原料血浆"项下。

(2) 原液:同"人血浆白蛋白"中"原液"项下。

(3) 半成品:同"人血浆白蛋白"中"半成品"项下。

(4) 成品

1) 分批:应符合"生物制品分包装及贮运管理"规定。

2) 分装及冻干:应符合"生物制品分包装及贮运管理"及通则 0102 有关规定。分装后应及时冻结,冻干过程制品温度不得超过 50℃,真空封口。

3) 规格:应为经批准的规格。

4) 包装:应符合"生物制品分包装及贮运管理"规定及通则 0102 有关规定。

3. 组分Ⅳ沉淀原料质量标准 组分Ⅳ沉淀原料为采用低温乙醇蛋白分离法的血浆组分。所用血浆原料应符合"血液制品生产用人血浆"规定。组分Ⅳ沉淀应尽可能保持无菌和低温冰冻保存,保存温度不得超过 −30℃,保存期不超过 1 年。

4. 组分Ⅳ沉淀的检定 准确称取组分Ⅳ沉淀 10g,用 0.85%~0.90% 氯化钠溶液稀释至 100ml,在 1~3℃搅拌充分溶解后离心或过滤,取上清液进行以下项目检测。

(1)鉴别试验

1)免疫双扩散法:依法测定(通则 3403),仅与抗人血清或血浆产生沉淀线,与抗马、抗牛、抗猪、抗羊血清或血浆不产生沉淀线。

2)免疫电泳法:依法测定(通则 3403),与正常人血清或血浆比较,主要沉淀线应为白蛋白。

(2)蛋白质含量:可采用双缩脲法(通则 0731 第三法)测定,应不低于 2.5%。

(3)白蛋白纯度:应不低于蛋白质总量的 20%(通则 0541 第二法)。

(4)HBsAg:用经批准的试剂盒检测,应为阴性。

(5)HIV-1 和 HIV-2 抗体:用经批准的试剂盒检测,应为阴性。

(6)HCV 抗体:用经批准的试剂盒检测,应为阴性。

(7)细菌计数:取供试品 3 份,每份取 1ml 上清液,加 9ml 营养肉汤琼脂培养基,置 32~35℃培养 72 小时。平均每 1ml 上清液菌落数应不高于 50cfu。

5. 双缩脲法 见《中国药典》(2020 年版)四部通则 0731 第三法。

(1)试剂:双缩脲试液制法为取硫酸铜($CuSO_4 \cdot 5H_2O$)1.5g、酒石酸钾钠($KNaC_4H_4O_6 \cdot 4H_2O$)6.0g 和碘化钾 5.0g,加水 500ml 使溶解,边搅拌边加入 10% 氢氧化钠溶液 300ml,用水稀释至 1 000ml,混匀,即得。

(2)对照品溶液的制备:除另有规定外,取血清白蛋白(牛)对照品或蛋白质含量测定国家标准品,加水溶解并制成每 1ml 中含 10mg 的溶液。

(3)供试品溶液的制备:照各品种项下规定的方法制备(蛋白质浓度应与对照品溶液基本一致)。

(4)测定法:精密量取对照品溶液 0.0ml、0.2ml、0.4ml、0.6ml、0.8ml、1.0ml(对照品溶液取用量可在本法测定范围内进行适当调整),分别置具塞试管中,各加水至 1.0ml,再分别加入双缩脲试液 4.0ml,立即混匀,室温放置 30 分钟,照紫外 - 可见分光光度法(通则 0401),在 540mn 的波长处测定吸光度;同时以 0 号管作为空白。以对照品溶液浓度与其相对应的吸光度计算线性回归方程。另精密量取供试品溶液适量,同法操作。从线性回归方程计算供试品溶液中的蛋白质浓度,并乘以稀释倍数,即得。

6. 免疫双扩散法 见《中国药典》(2020 年版)四部通则 3403。

(1)供试品溶液的制备:用 0.85%~0.90% 氯化钠溶液将供试品的蛋白质浓度稀释至适当浓度。

(2)试剂:0.5% 氨基黑染色剂制法为称取氨基黑 10B 0.5g,加甲醇 50ml、冰醋酸 10ml 与水 40ml 的混合液,溶解,即得。脱色液制法为量取乙醇 45ml、冰醋酸 5ml 与水 50ml 混合均匀,即得。

(3)检查法:将完全溶胀的 1.5% 琼脂糖溶液倾倒于水平玻板上(每平方厘米加 0.19ml 琼脂糖),凝固后,按图 4-1 打孔,直径 3mm,孔距 3mm(方阵型)。根据需要确定方阵型图数量。中央孔

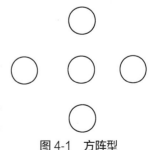

图 4-1 方阵型

加入抗血清,周边孔加入供试品溶液,并留 1 孔加入相应阳性对照血清。每孔加样 20μl,然后置于水平湿盒中,37℃水平扩散 24 小时。用 0.85%~0.90% 氯化钠溶液充分浸泡琼脂糖凝胶板,以除去未结合蛋白质。将浸泡好的琼脂糖凝胶板放入 0.5% 氨基黑溶液中染色。用脱色液脱色至背景无色,沉淀线呈清晰蓝色为止。用适当方法保存或复制图谱。

(4)结果判定:各阳性对照出现相应的沉淀线则试验成立,供试品与人血清(血浆)抗体之间应出现相应沉淀线,表示两者具有同源性。

7. 免疫电泳法　见《中国药典》(2020 年版)四部通则 3404。

(1)试剂

1)巴比妥缓冲液(pH 8.6):称取巴比妥 4.14g 与巴比妥钠 23.18g,加适量水,加热使溶解,冷却至室温,再加叠氮钠 0.15g,加水使溶解成 1 500ml。

2)0.5% 氨基黑染色剂:称取氨基黑 10B 0.5g,加甲醇 50ml、冰醋酸 10ml 与水 40ml 的混合液,溶解。

3)1.5% 琼脂糖溶液:称取琼脂糖 1.5g,加水 50ml 与巴比妥缓冲液 50ml,加热使溶胀完全。

4)脱色液:量取乙醇 45ml、冰醋酸 5ml 与水 50ml,混合均匀。

5)溴酚蓝指示液:称取溴酚蓝 50mg,加水使溶解成 100ml。

(2)对照品:正常人血清或其他适宜的对照品。

(3)供试品溶液的制备:用 0.85%~0.90% 氯化钠溶液将供试品蛋白质浓度稀释成 0.5%。

(4)检查法:将 1.5% 琼脂糖溶液倾倒于大小适宜的水平玻板上,厚度约 3mm,静置,待凝胶凝固成无气泡的均匀薄层后,于琼脂糖凝胶板负极 1/3 处的上下各打 1 孔,孔径 3mm,孔距 10~15mm。测定孔加供试品溶液 10μl 和溴酚蓝指示液 1 滴,对照孔加正常人血清或人血浆 10μl 和溴酚蓝指示液 1 滴。用 3 层滤纸搭桥和巴比妥缓冲液(电泳缓冲液)接触,100V 恒压电泳约 2 小时(指示剂迁移到前沿)。电泳结束后,在两孔之间距离两端 3~5mm 处挖宽 3mm 槽,向槽中加入血清抗体或人血浆抗体,槽满但不溢出。放湿盒中 37℃扩散 24 小时。扩散完毕后,用 0.85%~0.90% 氯化钠溶液充分浸泡琼脂糖凝胶板,以除去未结合蛋白质。将浸泡好的琼脂糖凝胶板放入 0.5% 氨基黑 10B 溶液染色,再用脱色液脱色至背景基本无色。用适当方法保存或复制图谱。与对照品比较,供试品的主要沉淀线应为待测蛋白质。

(5)注意事项

1)电泳时应有冷却系统,否则琼脂糖凝胶会出现干裂。

2)用氯化钠溶液浸泡应充分,否则背景不清晰。

(周婷婷)

Experiment 4-3　Analysis of Insulin Human and Its Injection

1. Purposes

1.1   To learn about the procedures and the items for Analysis of Biochemical drugs and Biological products.

1.2　To exercise on the analysis of Insulin Human and its Injection.

2. Principles

Insulin Human is a protein corresponding to the active principle elaborated in the human pancreas that affects the metabolism of carbohydrate (particularly glucose), fat, and protein, its structure, molecular formula and molecular mass are as follows.

GIVEQCCTSI　　CSLYQLENYC　　N

FVNQHLCGSH　　LVEALYLVCG　　ERGFFYTPKT

Insulin（human）　（$C_{257}H_{383}N_{65}O_{77}S_6$　FW=5 807.58）

It is derived by enzymatic modification of insulin from pork pancreas in order to change its amino acid sequence appropriately, or produced by microbial synthesis via a recombinant DNA process.

Its potency, calculated on the dried basis, is not less than 27.5 USP Insulin Human Units in each mg. The proinsulin content of Insulin Human derived from pork, determined by a validated method, is not more than 10ppm. The host cell derived proteins content of Insulin Human derived from a recombinant DNA process, determined by an appropriate and validated method, is not more than 10ppm. The host cell or vector derived DNA content and limit of Insulin Human derived from a recombinant DNA process that utilizes eukaryotic host cells are determined by a validated method.

Insulin Human Injection is an isotonic sterile solution of Insulin Human in Water for Injection. It has a potency of not less than 95.0 percent and not more than 105.0 percent of the potency stated on the label, expressed in USP Insulin Human Units in each ml.

[NOTE—One USP Insulin Human Unit is equivalent to 0.034 7mg of pure Insulin Human.]

3. Apparatus and Reagents

HPLC equipment, analytical balance; volumetric flask, volumetric cylinder, pipette, filter; Insulin Human, USP Insulin Human RS, USP Insulin (Pork) RS, USP Endotoxin RS, L-arginine; *Staphylococcus aureus* V-8 protease, acetonitrile, anhydrous sodium sulfate, ammonium sulfate, HEPES (*N*-2-hydroxyethylpiperazine-*N'*-2-ethanesulfonic acid), sulfuric acid, phosphoric acid, hydrochloric acid, glacial acetic acid, ethanolamine, sodium hydroxide, etc.

4. Procedures and Methods

4.1　Analysis of Insulin Human

4.1.1　Identification

A: The retention time of the major peak of the Sample solution corresponds to that of the Standard solution, as obtained in the Assay.

B: Physicochemical analytical procedures for insulins <121.1>, Peptide Mapping.

Proceed as directed, except use the following Mobile phase and System suitability. It meets the requirements.

Mobile phase: See Table 4-1.

Table 4-1   Gradient elution table

Time/min	Solution A/%	Solution B/%
0	90	10
60	30	70
65	0	100
70	0	100
71	90	10
86	90	10

System suitability

Sample: Standard solution.

Suitability requirements

Resolution: NLT 3.4 between digest fragments Ⅱ and Ⅲ.

Tailing factor: NMT 1.5 for digest fragments Ⅱ and Ⅲ.

Chromatogram similarity: Identify the peaks due to digest fragments Ⅰ, Ⅱ, Ⅲ, and Ⅳ in the Standard solution. The chromatogram of the Standard solution corresponds to that of the typical chromatogram provided with USP Insulin Human RS.

4.1.2   Tests

Bioidentity：It meets the requirements of the *Bioidentity test* under *Insulin Assays* (USP General Chapters <121>).

Microbial Enumeration Tests (USP General Chapters <61>) and Tests for Specified Microorganisms (USP General Chapters <62>): The total aerobic microbial count does not exceed 3×10^2 cfu/g and the total combined yeasts and molds count does not exceed 5×10^1 cfu/g, (USP 1-May-2021) the test being performed on a portion of about 0.2g, accurately weighed.

Bacterial Endotoxins (USP General Chapters <85>): The level of bacterial endotoxins are such that the requirement under the relevant dosage form monograph (s) in which Insulin Human is used can be met. Where the label states Insulin Human must be subjected to further processing during the preparation of injectable dosage forms, the level of bacterial endotoxins are such that the requirement under the relevant dosage form monograph (s) in which Insulin Human is used can be met.(USP 1-May-2021)

Loss on Drying (USP General Chapters <731>): Dry about 200mg, accurately weighed, at 105℃ for 16h: it loses not more than 10.0% of its weight.

Related compounds:

Solvent: Dissolve 28.4g of anhydrous sodium sulfate in 1 000ml of water. Pipet 2.7ml of phosphoric acid into this solution, and adjust with ethanolamine to a pH of 2.3, if necessary.

Solution A: Acetonitrile and Solvent (82 : 18).

Solution B: Acetonitrile and Solvent (50 : 50).

Mobile phase: See Table 4-2.

Table 4-2　Gradient elution table

Time/min	Solution A/%	Solution B/%
0	78	22
36	78	22
61	36	64
67	36	64
68	78	22
78	78	22

System suitability solution: 1.5mg/ml of Insulin Human in 0.01 N hydrochloric acid. Allow to stand at room temperature for NLT 3d to obtain a solution containing NLT 5% of A-21 desamido insulin human.

Standard solution A: 3.75mg/ml of USP Insulin Human RS in 0.01 N hydrochloric acid.

Standard solution B: Pipet 1ml of Standard solution A into a 10ml volumetric flask, dilute with 0.01 N hydrochloric acid to volume, and mix (0.375mg/ml).

Standard solution C: Pipet 1ml of Standard solution B into a 10ml volumetric flask, dilute with 0.01 N hydrochloric acid to volume, and mix (0.037 5mg/ml).[NOTE: Standard solutions A–C may be stored at room temperature for up to 12h or in a refrigerator for up to 48h.]

Sample solution: 3.75mg/ml of Insulin Human in 0.01 N hydrochloric acid. Prepare the solution in a capped vial, cap the vial, and shake gently to dissolve. Store the solution at room temperature for NMT 2h, or in a refrigerator for NMT 12h.

Chromatographic system (see *Chromatography* in USP General Chapters <621>):

Mode: LC.

Detector: UV 214nm.

Column: 4.6mm × 25cm; packing L1.

Column temperature: 40℃

Flow rate: 1ml/min.

Injection volume: 20μl.

System suitability: Adjust the Mobile phase composition and the duration of the isocratic elution to obtain a retention time between 15~25min for the main insulin human peak, with A-21 desamido insulin human eluting just before the start of the gradient elution phase.

Samples: System suitability solution, Standard solution A, Standard solution B, and Standard solution C.

Suitability requirements for the System suitability solution.

Resolution: NLT 2.0 between insulin human and A-21 desamido insulin human.

Tailing factor: NMT 1. 8 for the insulin human peak.

Suitability requirements for Standard solutions A–C.

Calculate the factor X_1:

$$X_1 = (r_B/r_A) \times D$$

r_B = peak response from *Standard solution* B.

r_A = peak response from *Standard solution* A.

D = dilution factor, 10.

Result: Between 0.91 and 1.09.

Calculate the factor X_2:

$$X_2 = (r_C/r_A) \times D$$

r_C = peak response from Standard solution C.

r_A = peak response from Standard solution A.

D = dilution factor, 100.

Result: Between 0.7 and 1.3.

Analysis

Sample: Sample solution.

Calculate the percentage of insulin human, A-21 desamido insulin human, and other impurities in the portion of Insulin Human taken.

Calculate the percentage of insulin human (%I):

$$\text{Result} = (r_I/r_T) \times 100$$

r_I = peak response of insulin human from the Sample solution.

r_T = sum of the responses of all the peaks from the Sample solution.

Calculate the percentage of A-21 desamido insulin human (%D):

$$\text{Result} = (r_D/r_T) \times 100$$

r_D = peak response of A-21 desamido insulin human from the Sample solution.

r_T = sum of the responses of all the peaks from the Sample solution.

Calculate the percentage of other insulin human-related substances:

$$\text{Result} = 100 - (\%I + \%D)$$

Acceptance criteria

Individual impurities: NMT 2.0% of A-21 desamido insulin human.

Total impurities: NMT 2.0%, excluding A-21 desamido insulin human.

Limit of high molecular weight proteins: Meets the requirements.

Acceptance criteria: NMT 1.0%.

Zinc Determination (USP General Chapters <591>) (USP 1-May-2021) Acceptance criteria: NMT 1.0% on the dried basis.

4.1.3　Assay

Procedure

Solution A: Dissolve 28.4g of anhydrous sodium sulfate in 1 000ml of water. Pipet 2.7ml of phosphoric acid into the solution, and adjust with ethanolamine to a pH of 2.3, if necessary.

Mobile phase: Acetonitrile and Solution A (26 : 74).[NOTE: The acetonitrile is warmed to NLT 20℃ to avoid precipitation.]

System suitability solution: 1.5mg/ml of Insulin Human in 0.01 N hydrochloric acid. Allow to stand at room temperature for NLT 3 days to obtain a solution containing NLT 5% of A-21 desamido insulin human.[NOTE: The Standard solution and Sample solution may be stored at room temperature for up to 12h, or in a refrigerator for up to 48h.]

Standard solution: 1.5mg/ml of USP Insulin Human RS in 0.01 N hydrochloric acid.

Sample solution: 1.5mg/ml of Insulin Human in 0.01 N hydrochloric acid.

Chromatographic system (See Chromatography <621>, System Suitability.)

Mode: LC.

Detector: UV 214nm.

Column: 4. 6mm × 15cm; packing L1.

Column temperature: 40℃ .

Flow rate: 1ml/min.

Injection volume: 20μl.

System suitability

Samples: System suitability solution and Standard solution.

Suitability requirements

Resolution: NLT 2.0 between insulin human and A-21 desamido insulin human, System suitability solution.

Tailing factor: NMT 1.8 for the insulin human peak, System suitability solution.

Relative standard deviation: NMT 1.6%, Standard solution.

Analysis

Samples: Standard solution and Sample solution.

Measure the peak responses for insulin human and A-21 desamido insulin human.

Calculate the potency on the undried basis, in USP Insulin Human Units/mg, of Insulin Human in the Sample solution:

$$Result= (\sum r_U/ \sum r_S) \times (C_S/C_U)$$

r_U = sum of the peak responses of insulin human and A-21 desamido insulin human from the Sample solution.

r_S = sum of the peak responses of insulin human and A-21 desamido insulin human from the Standard solution.

C_S = concentration of USP Insulin Human RS in the Standard solution (USP Insulin Human Units/ml).

C_U = concentration of the Sample solution (mg/ml).

4.2   Analysis of Insulin Human Injection

4.2.1   Identification

The retention time of the major peak of the Sample solution A or Sample solution B corresponds to that of the Standard solution, as obtained in the *Assay*.

4.2.2   Tests

Bacterial Endotoxins (USP General Chapters <85>)—It contains not more than 80 USP Endotoxin Units/100 USP Insulin Human Units.

Sterility (USP General Chapters <71>): It meets the requirements when tested as directed in Test for Sterility of the Product to be Examined, Membrane Filtration.

pH (USP General Chapters <791>): 7.0~7.8.

Particulate matter (USP General Chapters <788>): It meets the requirements for small-volume injections.

Zinc Determination (USP General Chapters <591>): Between 10~40μg for every 100 USP Insulin human Units.

Limit of high molecular weight proteins<121.1>

Proceed as directed in Limit of High Molecular Weight Proteins, except prepare the following Sample solution. It meets the requirements.

Sample solution: Quantitatively add 4μl of 6 N hydrochloric acid to each ml of an accurately measured volume of injection, and mix.

Acceptance criteria: NMT 1.0%.

4.2.3   Assay

Solution A: Dissolve 28. 4g of anhydrous sodium sulfate in 1 000ml of water. Pipet 2.7ml of phosphoric acid into the solution, and adjust with ethanolamine to a pH of 2.3, if necessary.

Mobile phase: Acetonitrile and Solution A (26 : 74).

[NOTE: The acetonitrile is warmed to NLT 20℃ to avoid precipitation.]

System suitability solution: 1.5mg/ml of insulin human in 0. 01 N hydrochloric acid. Allow to stand at room temperature for NLT 3d to obtain a solution containing NLT 5%of A-21 desamido insulin human.

Standard solution: 1.5mg/ml of USP Insulin Human RS in 0. 01 N hydrochloric acid.

Sample solution A (for Injection labeled as containing 40 USP Insulin Human Units/ml): Add 2.5μl of 9.6 N hydrochloric acid for each ml of an accurately measured volume of Injection. Allow the suspension, if present, to clarify, and mix.

Sample solution B (for Injection labeled as containing 100 USP Insulin Human Units/ml): Add 2.5μl of 9.6 N hydrochloric acid for each ml of an accurately measured volume of Injection. Allow the suspension, if present, to clarify, and mix.[NOTE: Pooling several package units may be necessary to obtain sufficient volume of the sample.] Pipet 2ml of this solution into a 5ml volumetric flask, dilute with 0.01 N hydrochloric acid to volume, and mix.

Chromatographic system (See Chromatography <621>, System Suitability.)

Mode: LC.

Detector: UV 214nm

Column: 4.6mm × 15cm; packing L1.

Column temperature: 40℃.

Flow rate: 1ml/min.

Injection volume: 20μl.

System suitability

Samples: System suitability solution and Standard solution.

Suitability requirements

Resolution: NLT 2.0 between insulin human and A-21 desamido insulin human, System suitability solution.

Tailing factor: NMT 1.8 for the insulin human peak, System suitability solution.

Relative standard deviation: NMT 1.6%, Standard solution.

Analysis

Samples: Standard solution and either Sample solution A or Sample solution B.

Measure the peak responses for insulin human and A-21 desamido insulin human. Calculate the potency, in USP Insulin Human Units/ml, of the Injection taken:

$$Result= (\sum r_U/ \sum r_S) \times C_S \times D$$

$\sum r_U$ = sum of the peak responses of insulin human and A-21 desamido insulin human from the Sample solution.

$\sum r_S$ = sum of the peak responses of insulin human and A-21 desamido insulin human from the Standard solution.

C_S = conc entration of USP Insulin Human RS in the Standard solution (USP Insulin Human Units/ml).

D = dilution factor used to prepare the Sample solution.

Acceptance criteria: 95.0%~105.0% of the potency stated on the label, expressed in USP Insulin Human Units/ml.

5. Discussions

Labels of Insulin Human indicate that it has been prepared by microbial synthesis or that it is derived by enzymatic modification of insulin from pork pancreas. The labels of Insulin Human Injection also state the potency in USP Insulin Human Units/ml.

Insulin Human and its injection should be preserved and stored in a freezer or refrigerator, protected from sunlight, avoided freezing and Insulin Human injection dispensed in the unopened, multiple-dose container placed by the manufacturer.

What are the principles of identification of Insulin Human and its injection ?

What are the commonly used method for, and the significance of the limit test for related compounds of Insulin Human and its injection ?

What is the difference between the assay of Insulin Human and its injection ?

6. References

6.1　ChP 2020 Monograph of Human Insulin

人胰岛素

Ren Yidaosu

Human Insulin

链A

H—Gly—Ile—Val—Glu—Gln—Cys—Cys—Thr—Ser—Ile—Cys

Ser—Leu—Tyr—Gln—Leu—Glu—Asn—Tyr—Cys—Asn—OH

H—Phe—Val—Asn—Gln—His—Leu—Cys—Gly—Ser—His—Leu

Val—Glu—Ala—Leu—Tyr—Leu—Val—Cys—Gly—Glu—Arg

Gly—Phe—Phe—Tyr—Thr—Pro—Lys—Thr—OH

链B

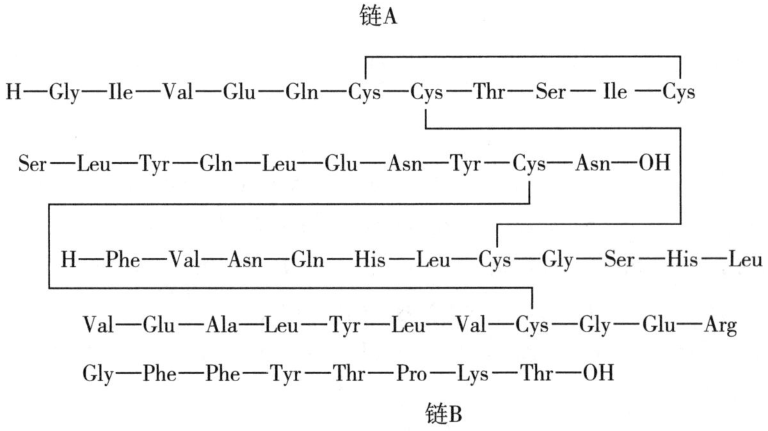

（ $C_{257}H_{383}N_{65}O_{77}S_6$ 　5 807.69 ）

　　本品系由含有可高效表达人胰岛素基因的工程化细胞,经发酵、分离、高度纯化、结晶和干燥制成的原料药。人胰岛素为 51 个氨基酸残基组成的蛋白质。按干燥品计算,含人胰岛素（包括 A_{21} 脱氨人胰岛素）应为 95.0%~105.0%。

　　每 1 单位人胰岛素相当于 0.034 7mg。

　　【性状】　本品为白色或类白色粉末。

　　【鉴别】

　　(1)在含量测定项下记录的色谱图中,供试品溶液主峰的保留时间应与对照品溶液主峰的保留时间一致。

　　(2)取本品适量,用 0.1% 三氟乙酸溶液制成每 1ml 中含 10mg 的溶液,取 20μl,加 0.2mol/L 三羟甲基氨基甲烷 - 盐酸缓冲液（pH 7.3）20μl、0.1%V$_8$酶溶液 20μl 与水 140μl,混匀,置 37℃水浴中 2 小时后,加磷酸 3μl,作为供试品溶液;另取人胰岛素对照品适量,同法制备,作为对照品溶液。照含量测定项下的色谱条件,以 0.2mol/L 硫酸盐缓冲液（pH 2.3）- 乙腈（90：10）为流动相 A、乙腈 - 水（50：50）为流动相 B,按表 4-3 进行梯度洗脱。取对照品溶液和供试品溶液各 25μl,分别注入液相色谱仪,记录色谱图,片段Ⅱ与片段Ⅲ之间的分离度应不小于 3.4,片段Ⅱ与片段Ⅲ的拖尾因子应不大于 1.5。供试品溶液的肽图谱应与对照品溶液的肽图谱一致。

表 4-3 鉴别项下流动相梯度

时间 /min	流动相 A/%	流动相 B/%
0	90	10
5	80	20
45	40	60
50	40	60

【检查】

有关物质 取本品适量,用 0.01mol/L 盐酸溶液溶解并稀释制成每 1ml 中含 3.5mg 的溶液,作为供试品溶液。照含量测定项下的色谱条件,以 0.2mol/L 硫酸盐缓冲液(pH 2.3)-乙腈(82:18)为流动相 A,乙腈 - 水(50:50)为流动相 B,按表 4-4 进行梯度洗脱。调节流动相比例使人胰岛素主峰的保留时间约为 25 分钟,系统适用性试验应符合含量测定项下的规定。取供试品溶液 20μl 注入液相色谱仪,记录色谱图,按峰面积归一化法计算,含 A_{21} 脱氨人胰岛素不得过 1.5%;其他杂质峰面积之和不得过 2.0%。

表 4-4 检查项下流动相梯度

时间 /min	流动相 A/%	流动相 B/%
0	78	22
36	78	22
61	33	67
67	33	67

高分子蛋白质 取本品适量,用 0.01mol/L 盐酸溶液溶解并稀释成每 1ml 中约含 4mg 的溶液,作为供试品溶液。照分子排阻色谱法(通则 0514)试验。以亲水改性硅胶为填充剂(5~10μm);冰醋酸 - 乙腈 -0.1% 精氨酸溶液(15:20:65)为流动相,流速为 0.5ml/min,检测波长为 276nm。取人胰岛素单体 - 二聚体对照品,用 0.01mol/L 盐酸溶液溶解并稀释制成每 1ml 中含 4mg 的溶液;取 100μl 注入液相色谱仪,人胰岛素单体与二聚体峰的分离度应符合要求。取供试品溶液 100μl,注入液相色谱仪,记录色谱图,除去保留时间大于人胰岛素主峰的其他峰面积;按峰面积归一化法计算,保留时间小于人胰岛素主峰的所有峰面积之和不得过 1.0%。

锌 精密称取本品适量,加 0.01mol/L 盐酸溶液溶解并定量稀释制成每 1ml 中约含 0.1mg 的溶液。另精密量取锌单元素标准溶液(每 1ml 中含锌 1 000μg)适量,用 0.01mol/L 的盐酸溶液分别定量稀释成每 1ml 中含锌 0.20μg、0.40μg、0.60μg、0.80μg 及 1.00μg 的锌标准溶液,照原子吸收分光光度法(通则 0406 第一法),在 213.9nm 的波长处分别测定吸光度,按干燥品计,含锌量不得大于 1.0%。

干燥失重 取本品 0.2g,在 105℃干燥至恒重,减失重量不得过 10.0%(通则 0831)。

炽灼残渣 取本品约 0.2g,依法检查(通则 0841),遗留残渣不得过 2.0%。

微生物限度 取本品 0.3g,照非无菌产品微生物限度检查:微生物计数法(通则 1105),每 1g 供试品中需氧菌总数不得过 300cfu。

细菌内毒素 取本品,依法检查(通则 1143),每 1mg 人胰岛素中含内毒素的量应小于 10EU。

宿主蛋白残留量 取本品适量,依法检查(通则 3412 或 3414),或采用经验证并批准的适宜方法检查,每 1mg 人胰岛素中宿主蛋白残留量不得过 10ng。

宿主 DNA 残留量 取本品适量,依法检查(通则 3407),或采用经验证并批准的适宜方法检查,每 1.5mg 人胰岛素中宿主 DNA 残留量不得过 10ng。

抗生素残留量 如生产(例如种子液制备)中使用抗生素,应依法检查(通则 3408),或采用经批准的方法检查,不应有残余氨苄西林或其他抗生素活性。

生物学活性(至少每年测定一次) 取本品适量,照胰岛素生物测定法(通则 1211),每组的实验动物数可减半,实验采用随机设计,照生物检定统计法(通则 1431)中量反应平行线测定随机设计法计算效价,每 1mg 人胰岛素的效价不得少于 15 单位。

N 末端氨基酸序列(至少每年测定一次) 取本品,采用氨基酸序列分析仪或其他适宜的方法测定。

A 链 N 末端 15 个氨基酸序列:Gly—Ile—Val—Glu—Gln—Cys—Cys—Thr—Ser—Ile—Cys—Ser—Leu—Tyr—Gln。

B 链 N 末端 15 个氨基酸序列:Phe—Val—Asn—Gln—His—Leu—Cys—Gly—Ser—His—Leu—Val—Glu—Ala—Leu。

单链前体 工艺中如有单链前体,应采用经批准的方法及限度进行控制。

【含量测定】 照高效液相色谱法(通则 0512)测定。

色谱条件与系统适用性试验 用十八烷基硅烷键合硅胶为填充剂(5~10μm),0.2mol/L 硫酸盐缓冲液(取无水硫酸钠 28.4g,加水溶解后,加磷酸 2.7ml、水 800ml,用乙醇胺调节 pH 至 2.3,加水至 1 000ml)- 乙腈(74∶26,或适宜比例)为流动相;流速为 1.0ml/min;柱温为 40℃;检测波长为 214nm。取系统适用性试验用溶液(取人胰岛素对照品,加 0.01mol/L 盐酸溶液制成每 1ml 中含 1mg 的溶液,室温放置至少 24 小时)20μl,注入液相色谱仪,人胰岛素峰与 A_{21} 脱氨人胰岛素峰(与人胰岛素峰的相对保留时间约为 1.3)的分离度不小于 1.8、脱尾因子不大于 1.8。

测定法 取本品适量,精密称定,加 0.01mol/L 盐酸溶液溶解并定量稀释至每 1ml 中约含 0.35mg(约 10 单位)的溶液(临用新配)。精密量取 20μl 注入液相色谱仪,记录色谱图;另取人胰岛素对照品适量,同法测定。按外标法以人胰岛素峰与 A_{21} 脱氨人胰岛素峰面积之和计算,即得。

【保存、运输及有效期】 遮光,密闭,在 –15℃ 及以下保存和运输。自生产之日起,按批准的有效期执行。

6.2 ChP 2020 Monograph of Human Insulin Injection

人胰岛素注射液
Ren Yidaosu Zhusheye
Human Insulin Injection

本品系由人胰岛素原料药与适量的抑菌剂、渗透压调节剂等配制而成。

【性状】 本品为无色澄明液体。

【鉴别】

(1)取本品,照人胰岛素项下的鉴别(1)项进行。

(2)在苯酚或间甲酚检查项下记录的色谱图中,供试品溶液中苯酚峰或间甲酚峰的保留时间应与对照溶液中苯酚峰或间甲酚峰的保留时间一致。

【检查】

pH　应为6.9~7.8(通则0631)。

有关物质　取本品,每1ml中加9.6mol/L盐酸溶液3μl,作为供试品溶液;取供试品溶液适量(约相当于人胰岛素70μg),照"人胰岛素"项下的色谱条件与系统适用性试验,除去苯酚峰或间甲酚峰,按峰面积归一化法计算,A_{21}脱氨人胰岛素峰不得过2.0%。其他有关物质总量不得过6.0%。

高分子蛋白质　取本品,每1ml中加9.6mol/L盐酸溶液3μl,作为供试品溶液;取供试品溶液100μl,照"人胰岛素"项下的方法检查,除去保留时间大于人胰岛素主峰的其他峰面积,按面积归一化法计算,规格为"3ml:300单位"的产品,保留时间小于人胰岛素主峰的所有峰面积之和不得大于1.7%;规格为"10ml:400单位"的产品,保留时间小于人胰岛素主峰的所有峰面积之和不得大于2.0%。

锌　取本品适量,加0.01mol/L盐酸溶液制成每1ml中含锌0.4~0.8μg的溶液作为供试品溶液。照"人胰岛素"项下的方法检查,每100单位中含锌量应为10~40μg。

苯酚或间甲酚　取苯酚或间甲酚(纯度≥99.5%),精密称定,用0.01mol/L盐酸溶液定量稀释制成每1ml中约含苯酚或间甲酚0.25mg的溶液,作为苯酚或间甲酚对照溶液;精密量取本品适量,用0.01mol/L盐酸溶液定量稀释制成每1ml约含苯酚或间甲酚0.25mg的溶液,作为供试品溶液。照"人胰岛素"含量测定项下方法检查,检测波长为270nm。取人胰岛素对照品适量,用苯酚对照溶液或间甲酚对照溶液制成每1ml中含人胰岛素1mg的溶液,取20μl注入液相色谱仪,苯酚峰或间甲酚峰与人胰岛素主峰的分离度应符合要求。精密量取苯酚对照溶液或间甲酚对照溶液及供试品溶液各20μl,分别注入液相色谱仪,记录色谱图,按外标法以峰面积计算。每1ml含苯酚或间甲酚应为标示量的90.0%~110.0%。

无菌检查　取本品,经薄膜过滤法处理,依法检查(通则1101),应符合规定。

细菌内毒素　取本品,依法检查(通则1143),每100单位人胰岛素中含细菌内毒素应小于80EU。

不溶性微粒　取本品,依法检查(通则0903),每个供试品容器中含10μm及10μm以上的微粒不得过6 000粒,含25μm及25μm以上的微粒不得过600粒。

装量　取本品,依法检查(通则1012),每支(瓶)的装量均不得少于其标示量。

可见异物　取本品,依法检查(通则0904),应符合规定。

【含量测定】　精密量取本品适量,加0.01mol/L盐酸溶液定量稀释制成每1ml中含0.35mg(约10单位)的溶液(临用新配),照"人胰岛素"项下的含量测定方法进行。

【保存、运输及有效期】　于2~8℃避光保存及运输,避免冰冻。自生产之日起,按批准的有效期执行。

(周婷婷)

实验 5-1　兔血浆中茶碱的紫外光谱法测定

一、实验目的

1. 掌握　血浆样品的液 - 液萃取前处理方法。
2. 掌握　紫外光谱法测定血浆中茶碱含量的方法和步骤。
3. 熟悉　血样的一般收集与保存方法。

二、实验原理

茶碱,化学名 1,3- 二甲基 -3,7- 二氢 -1H- 嘌呤 -2,6- 二酮一水合物。本品为白色结晶性粉末;在乙醇或三氯甲烷中微溶,在水中极微溶解,在乙醚中几乎不溶;在氢氧化钾溶液或氨溶液中易溶。

$$(C_7H_8N_4O_2 \cdot H_2O \quad 198.18)$$

1. 氨茶碱为茶碱与乙二胺复盐,药理作用主要来自茶碱,乙二胺可使其水溶性增强。因此给药后主要监测的药效物质为茶碱;茶碱对呼吸道平滑肌有直接松弛作用,也能松弛肠道、胆道等多种平滑肌,对支气管黏膜的充血、水肿也有缓解作用。主要用于治疗支气管哮喘、喘息型支气管炎、阻塞性肺气肿等缓解喘息症状;也可用于心源性肺水肿引起的哮喘。

2. 氨茶碱在体内迅速降解成茶碱,茶碱治疗血药浓度较窄,临床上茶碱的有效血药浓度大致是 $10\sim20\mu g/ml$,低于 $5\mu g/ml$ 则疗效差,高于 $20\mu g/ml$ 易发生副作用,产生毒性反应,因此临床上需要对给予氨茶碱的患者进行治疗药物监测,合理化设计给药方案。

3. 血浆样品中的茶碱在 pH 5.0 的磷酸盐缓冲液中可被含有 5% 异丙醇的三氯甲烷定量提取,分取三氯甲烷液层后,用酸溶液进行反萃取,使样本进一步净化,在 265nm 处测定酸溶液中的茶碱的吸光度值,回归计算血浆中茶碱的标准曲线方程,并以此为定量分析的依据。

4. 紫外光谱法用于生物样品中药物定量分析,操作简便迅速;在生物样品中待测成分浓度较高的情况下可以考虑选择使用。

三、仪器与试药

1. 仪器　紫外-可见分光光度计,离心机,涡旋混合器,具塞玻璃离心管。

2. 试药　肝素,生理盐水,氨茶碱注射液,茶碱对照品,血浆样品,三氯甲烷,异丙醇,磷酸盐缓冲液(pH 5.0),乙醇,1mol/L 盐酸溶液,茶碱标准溶液。

四、实验步骤

1. 生物样品采集与保存

(1)准备肝素抗凝试管:将 12 500U 的肝素用生理盐水稀释至 10ml(1 → 10)。取稀释后的肝素溶液 0.1ml 置于 5ml 或 10ml 试管中,转动试管,使肝素溶液均匀涂布在试管内壁,80~100℃干燥。

(2)给药与取血:取体重约 3kg 的健康家兔,给药前禁食 8~12 小时,按 15mg/kg 剂量由耳缘静脉缓缓注射氨茶碱注射液(2ml∶0.25g)。于给药前和给药后 2 分钟、5 分钟、10 分钟、20 分钟、30 分钟、45 分钟、60 分钟、90 分钟、120 分钟、180 分钟、240 分钟取静脉血 1ml,置于抗凝试管中,缓缓转动试管,避免血液凝固,离心(3 500r/min)10 分钟分离血浆。得到的血浆如不立即测定,保存在 −20℃冰箱内待测。

2. 对照品溶液制备　取茶碱约 50mg,精密称定,置于 50ml 的量瓶中,加水溶解后稀释成每 1ml 约含有茶碱 1mg 的标准储备液,摇匀待用。精密量取标准储备液适量,用水稀释成浓度为 10μg/ml、20μg/ml、40μg/ml、80μg/ml、160μg/ml、320μg/ml、500μg/ml、640μg/ml 的系列标准溶液。以上溶液均在 4℃条件下冷藏。

3. 血浆样品前处理　取血浆样品 0.5ml 置于 10ml 具塞玻璃离心管中(冷冻血浆样品需在 37℃水浴下解冻),依次加入 pH 5.0 的磷酸盐缓冲液 0.5ml,含有 5% 异丙醇的三氯甲烷液 7.0ml,涡旋混合 10 分钟,然后离心(3 500r/min)10 分钟,弃去上层水相〔若存在乳化现象,弃去水相后,加 2~3 滴乙醇,摇匀,继续离心(3 500r/min)10 分钟〕,定量吸取有机相 5.0ml 置另一 10ml 具塞玻璃离心管中,准确加盐酸溶液(1mol/L)4.0ml,涡旋混合 5 分钟,离心(3 500r/min)10 分钟,取上层盐酸溶液于 265nm 处测定吸光度值,并按上述步骤对 0.5ml 的空白血浆进行相同前处理,得到的盐酸液作为空白对照。

4. 分析方法验证

(1)选择性:对空白血浆进行上述样品预处理,并同时对 0.5ml 水进行相同前处理作为空白对照,测定 265nm 处空白血浆吸光度值,如没有紫外吸收,则证明空白血浆经过提取后对茶碱测定不造成干扰;如果有吸光度值,则同时处理 2 份空白血浆样品,1 份为参比,1 份为样品,测定 265nm 处空白血浆吸光度值,没有紫外吸收则证明以空白血浆提取后的样品为空白对照可以有效地排除血浆对茶碱测定的干扰。

(2)标准曲线:取空白血浆 0.45ml 分别置于 10ml 具塞玻璃离心管中,精密加入茶碱 10μg/ml、20μg/ml、40μg/ml、80μg/ml、160μg/ml、320μg/ml、640μg/ml 的系列标准溶液 0.05ml,

涡旋混合,制成含有茶碱浓度为 1μg/ml、2μg/ml、4μg/ml、8μg/ml、16μg/ml、32μg/ml、64μg/ml 的标准血浆溶液,按照"血浆样品前处理"步骤进行操作,测定各标准血浆溶液的吸光度值,以茶碱血浆浓度为横坐标、相应的吸光度为纵坐标绘制标准曲线,计算回归方程。

(3)准确度、精密度和定量下限(lower limit of detection,LLOQ):取空白血浆 0.45ml 分别置于 10ml 具塞玻璃离心管中,精密加入茶碱 10μg/ml、20μg/ml、80μg/ml、500μg/ml 的标准溶液 0.05ml,涡旋混合,制成含有茶碱浓度为 1μg/ml、2μg/ml、8μg/ml、50μg/ml 的定量下限及低、中、高三个浓度的质控样品,每个浓度制备 5 份血浆样品,按照"血浆样品前处理"步骤进行操作,测定各标准血浆溶液的吸光度值;将吸光度值代入茶碱血浆标准曲线中,计算得到茶碱实测浓度,以获得浓度和标示浓度的相对回收率表征准确度;计算每个浓度 5 次样本分析的实测浓度的相对标准偏差表征精密度。

(4)提取回收率:按照"准确度、精密度和定量下限"项下低、中、高三个浓度质控样品制备方法各制备 5 份标准血浆样品,茶碱血浆浓度分别为 2μg/ml、8μg/ml、50μg/ml;按照"血浆样品前处理"步骤进行操作,测定各标准血浆溶液的吸光度值。按上述配制及测定方法,取水 0.45ml 加入相应浓度的茶碱标准溶液 0.05ml,配成 2μg/ml、8μg/ml、50μg/ml 茶碱浓度的水溶液,按照"血浆样品前处理"步骤进行操作,以 1mol/L 盐酸为空白,测定各标准水溶液的吸光度值。以相同浓度下血浆溶液吸光度值比上水溶液吸光度值,计算绝对回收率。

5. 茶碱血药浓度测定   将取得的兔血浆按照"血浆样品前处理"步骤进行操作,测定样品吸光度值,代入茶碱血浆标准曲线中,求得血药浓度。

五、注意事项

1. 生物样品液 - 液萃取一般是在小体积的玻璃或者聚四氟乙烯离心管内进行,采用涡旋混合器对样品进行涡旋混合,分层主要采用离心机进行离心分层。

2. 分取三氯甲烷液时应先用滴管吸取上层水相,弃之,然后用定量吸取三氯甲烷液置于另一洁净玻璃离心管中;第二次萃取加入的盐酸需要准确定量加入。

3. 测定吸光度时的空白参比与样品应具有相同的生物基质,这样可以扣除空白血浆带来的吸光度干扰,提高检测的特异性和灵敏度。

六、思考题

1. 液 - 液萃取步骤中,三氯甲烷层的分取及盐酸溶液的加入如果体积不准确,会对定量分析带来什么影响?

2. 采用紫外光谱法测定生物样品中药物含量有哪些需要注意的问题?

(周婷婷)

实验 5-2　犬血浆中阿司匹林代谢产物水杨酸的高效液相色谱法测定

一、实验目的

1. 掌握　血浆样品的液 - 液萃取前处理方法。
2. 掌握　高效液相色谱法测定血浆中阿司匹林代谢产物水杨酸含量的方法和步骤。
3. 熟悉　生物样品定量分析的方法学验证过程。

二、实验原理

阿司匹林化学名为 2-(乙酰氧基)苯甲酸。本品为白色结晶或结晶性粉末;在乙醇中易溶,在三氯甲烷或乙醚中溶解,在水中微溶;在氢氧化钠溶液或碳酸钠溶液中溶解,并同时分解成水杨酸。本实验选择结构类似物苯甲酸为内标,提高定量分析的准确度和精密度。

阿司匹林　　　　　　　　水杨酸　　　　　　　　苯甲酸
（$C_9H_8O_4$　180.16）　　（$C_7H_6O_3$　138）　　（$C_7H_6O_2$　122）

1. 阿司匹林作为解热镇痛药在临床应用已有百年历史,小剂量阿司匹林具有抗血小板聚集及抗血栓形成的作用,近年来广泛用于缺血性心脏病的治疗。阿司匹林口服吸收后,受到人胃肠道中酸性或者弱碱性环境的影响,以及血浆酯酶作用,代谢成水杨酸,因此在研究阿司匹林的药代动力学时,多以阿司匹林代谢产物水杨酸表征。

2. 阿司匹林受到血浆酯酶作用发生降解,在体外 37℃环境中依然会生成水杨酸,因此取得的血样需要立即离心,分取血浆后置于 –20℃进行冻存;也可以加入 50% 氟化钾溶液以阻断酶系对阿司匹林的生物转化,使得测定结果更加准确。

3. 血浆样品中的水杨酸,经过 1mol/L 的盐酸溶液酸化后,可以用乙酸乙酯进行液 - 液萃取,上清液在氮气下挥干后,用流动相复溶,直接进样分析。为了防止萃取过程中血浆中的阿司匹林继续降解生成水杨酸,应尽可能在低温下进行迅速操作。

4. 一般采用色谱法进行生物样品的测定,常常会选择待测组分的结构类似物作为内标物。结构类似物具有与待测组分相似的色谱行为,便于色谱条件的优化;也具有与待测组分相当的绝对回收率,可以更加准确地反映待测组分的真实浓度。在前处理之前将内标物定量加到生物样品中,与待测组分一同前处理,并进样分析;实验中以待测组分与内标物的峰面积比值对应待测组分浓度进行标准曲线绘制。一般情况下,内标物应与待测组分达到基线分离,并且不受内源性杂质的干扰;另外在相同浓度下,内标物信号响应应该与待测组分接近。本实验选择苯甲酸为内标物。

三、仪器与试药

1. 仪器 高效液相色谱仪,分析天平,离心机,涡旋混合器,氮吹仪,具塞玻璃离心管,量瓶,量筒,微量移液器。

2. 试药 阿司匹林肠溶片(每片25mg),水杨酸对照品,苯甲酸对照品,肝素,生理盐水,乙腈,血浆样品,乙酸乙酯,磷酸,盐酸。

四、实验步骤

1. 生物样品采集与保存

(1)准备肝素抗凝试管:将12 500U的肝素用生理盐水稀释至10ml(1→10)。取稀释后的肝素溶液0.1ml置于5ml或10ml试管中,转动试管,使肝素溶液均匀涂布在试管内壁,80~100℃干燥。

(2)给药与取血:取体重约10kg的健康比格犬,给药前禁食8~12小时,口服给药阿司匹林肠溶片50mg。于给药前和给药后0.5小时、1小时、1.5小时、2小时、3小时、4小时、5小时、6小时、8小时、10小时、12小时取静脉血1ml,置于抗凝试管中,缓缓转动试管,避免血液凝固,离心(3 500r/min)10分钟后分离血浆。得到的血浆如不立即测定,保存在-20℃条件下待测。

2. 对照品溶液制备

(1)取水杨酸对照品约50mg,精密称定,置于50ml的量瓶中,加乙腈溶解后稀释成每1ml约含有水杨酸1mg的标准储备液,摇匀待用。精密量取标准储备液适量,用乙腈稀释成浓度为1μg/ml、2μg/ml、5μg/ml、20μg/ml、100μg/ml、200μg/ml、400μg/ml、500μg/ml的系列标准溶液,4℃条件下冷藏。

(2)取苯甲酸对照品约10mg,精密称定,置于50ml的量瓶中,加50%乙腈溶解后稀释成每1ml约含有苯甲酸0.2mg的内标溶液,摇匀待用,4℃条件下冷藏。

3. 血浆样品前处理 取血浆样品0.5ml置于10ml具塞玻璃离心管中(冷冻血浆样品需在冰水浴下解冻),依次加入0.05ml内标溶液,1mol/L盐酸溶液0.1ml,涡旋混合30秒;准确加入乙酸乙酯5ml,涡旋混合3分钟,然后离心(3 500r/min)10分钟,定量吸取上层有机相约5.0ml,置另一支10ml具塞玻璃离心管中,在氮气下吹干,残渣用100μl流动相复溶,复溶液全部取出置于一支干净的0.5ml塑料离心管,于12 000r/min离心10分钟,取上清液20μl进样分析。

4. 分析方法验证

(1)选择性:取6只比格犬的空白血浆,分别进行上述样品预处理,进样分析,并与内标物和水杨酸对照品色谱图比较,其中内源性物质应不干扰内标物和水杨酸出峰保留时间位置。

(2)标准曲线:取空白血浆0.5ml分别置于10ml具塞玻璃离心管中,精密加入水杨酸1μg/ml、2μg/ml、5μg/ml、20μg/ml、100μg/ml、200μg/ml、500μg/ml的系列标准溶液0.05ml,涡旋混合,制成含有水杨酸浓度为0.1μg/ml、0.2μg/ml、0.5μg/ml、2μg/ml、10μg/ml、20μg/ml、50μg/ml

的标准血浆溶液,按照"血浆样品前处理"步骤进行操作,进样分析,以水杨酸血浆浓度为横坐标、相应的水杨酸峰面积与内标峰面积比值为纵坐标绘制标准曲线,计算回归方程。

(3)准确度、精密度和定量下限:取空白血浆 0.5ml,按"血浆标准曲线的制备"项下的方法制成定量下限、低、中、高 4 个浓度(水杨酸浓度分别为 0.1μg/ml、0.2μg/ml、2μg/ml、40μg/ml)的质控样品,每一浓度进行 5 个样本分析,根据标准曲线,计算质控样品中水杨酸的实测浓度。根据质控样品的水杨酸实测浓度,计算本法的精密度与准确度。

(4)稳定性:按照"准确度、精密度和定量下限"项下低和高两个浓度质控样品制备方法制备稳定性研究样品。

室温稳定性研究,取上述质控样品置于室温,于 1 小时和 2 小时取样,按照"血浆样品前处理"步骤进行操作,测定质控样品中水杨酸与内标的峰面积比值,代入随行标准曲线中计算水杨酸浓度。

冻融稳定性研究,取上述质控样品置于 -20℃条件下冷冻保存 12 小时,再置于室温下融化,此为一次冻融循环,分别进行 3 次冻融循环,于每次冻融循环结束后取样,按照"血浆样品前处理"步骤操作,测定质控样品中水杨酸与内标物的峰面积比值,代入随行标准曲线中计算水杨酸浓度。

样品提取后稳定性,取上述质控样品,按照"血浆样品前处理"步骤操作,复溶后置于自动进样器上(或等待手动进样),于 0 小时、2 小时、4 小时、6 小时进样分析,测定质控样品中水杨酸与内标物的峰面积比值,代入随行标准曲线中计算水杨酸浓度。

长期冷冻稳定性,取上述质控样品置于 -20℃冷冻保存,于第 10 天、第 20 天、第 30 天取样,按照"血浆样品前处理"步骤进行操作,测定质控样品中水杨酸与内标物的峰面积比值,代入随行标准曲线中计算水杨酸浓度。

每个浓度质控样品在每个时间点上都需要制备 5 份进行稳定性考察并测定。每一个浓度计算后的平均浓度与标示浓度相比,以回收率表征稳定性。

(5)提取回收率:取空白血浆 0.5ml,按"血浆标准曲线的制备"项下的方法制成低、中、高 3 个浓度(水杨酸浓度分别为 0.2μg/ml、2μg/ml、40μg/ml)的质控样品,每一浓度进行 5 个样本分析,测定各标准血浆溶液水杨酸的峰面积值。用流动相配制水杨酸 1μg/ml、10μg/ml、200μg/ml 标准溶液(相当于 0.2μg/ml、2μg/ml、40μg/ml 水杨酸血浆溶液经过前处理后最后进样分析浓度),进样分析,记录水杨酸峰面积值,以相应浓度下的峰面积比值计算提取回收率;内标物回收率同法考察。

5. 水杨酸血药浓度测定　　色谱条件与系统适用性试验,用十八烷基硅烷键合硅胶为固定相;流动相为 0.1% 磷酸 - 乙腈(80:20);流速 1ml/min;检测波长 237nm。取标准血浆样品测定,水杨酸与内标苯甲酸分离度符合规定,理论板数按水杨酸峰计算不得低于 3 000;将取得的比格犬血浆按照"血浆样品前处理"步骤进行操作,记录色谱图,按内标法代入水杨酸血浆标准曲线中求得血药浓度。

五、注意事项

1. 酸性物质水杨酸在血浆样品中可能存在分子或离子状态,为了提高液 - 液萃取水杨酸的提取回收率,采用盐酸溶液 0.1ml 酸化血浆样品后,再加入乙酸乙酯进行萃取。

2. 对于血浆样品中水杨酸的高效液相色谱法测定,在建立体内分析方法及进行方法学评价的基础上,一个批次的实测样品分析,要求进行随行标准曲线制备与低、中、高 3 个浓度质控样品的测定,以确定实测样品结果的可信度。

3. 稳定性考察需要制备随行标准曲线,以质控样品处理后的实测浓度与配制浓度之比表征稳定性。

4. 在体内药物分析的标准曲线应采用校正标样的"血药浓度"与仪器响应值进行回归,而不是进样时的处理后溶液中的药物浓度,也不是对照品溶液的浓度。使用空白生物基质和对照品溶液配制系列血浆标准曲线时,应避免对照品溶液引入的溶剂体积而导致模拟样品与实际样品存在较大差异。一般加入非基质溶液(配制校正标样的工作溶液)量不应超过样品总体积的 5%;或者可以采用先加入对照品溶液,挥干溶剂后再加入空白生物基质的方法;也有在实际生物样品测定时加入等体积的相同溶剂,以抵消校正标样制备时引入的溶剂体积的影响。在本实验中,水杨酸对照品溶液的体积在一定程度上影响了校正标样的"血药浓度",因此在实际样品测试时,采用加入等体积的空白溶剂"补齐",抵消误差。

六、思考题

1. 生物样品液 - 液萃取的一般步骤是什么?
2. 进行提取回收率考察需要注意哪些问题?
3. 稳定性研究的目的是什么? 一般分为几方面?

七、附录

1. 液 - 液萃取法　生物样品的液 - 液萃取既包括纯化过程,也有富集作用,以提高检测灵敏度;根据待测成分的 pK_a 值,选择合适的 pH 环境使待测成分呈分子形式,提高提取回收率。液 - 液萃取之后,有机层可以采用氮吹仪在一定温度下用氮气吹干,残渣用小体积流动相复溶后可以显著富集待测组分;富集过程中需要考虑待测组分性质,选择合适的温度,防止待测组分的损失;氮吹前一定需要将吹针清洗干净,防止交叉污染。

2. 生物样品稳定性研究　生物样品稳定性研究主要是帮助判断生物样品储存及前处理等过程的时间长短,因此考察的时间尺度应该不小于血浆样品的处理和储存的时间,所考察的方面主要有:与前处理时间相关的室温稳定性;与血浆冷冻放置时间相关的长期稳定性长短;与血浆重复测定、多次冻融相关的冻融稳定性;与样品分析周期相关的提取后稳定性。除此以外,待测组分与内标物的储备液及工作溶液稳定性也需要考察。

(周婷婷)

实验 5-3　人尿液中氧氟沙星的高效液相色谱 - 荧光法测定

一、实验目的

1. 掌握　尿液样品的收集和预处理方法。
2. 掌握　尿药累积排泄率的计算方法。

3. 熟悉 氧氟沙星尿液样品的测定步骤。

二、实验原理

氧氟沙星为喹诺酮类抗菌药,化学名(±)-9-氟-2,3-二氢-3-甲基-10-(4-甲基-1-哌嗪基)-7-氧代-7H-吡啶并[1,2,3-de]-1,4-苯并噁嗪-6-羧酸。本品为白色至微黄色结晶性粉末;无臭;遇光渐变色。在水或甲醇中微溶或极微溶解;在冰醋酸或氢氧化钠试液中易溶,在0.1mol/L盐酸溶液中溶解。环丙沙星(内标),化学名1-环丙基-6-氟-1,4-二氢-4-氧代-7-(1-哌嗪基)-3-喹啉羧酸。

氧氟沙星（$C_{18}H_{20}FN_3O_4$ 361.38） 环丙沙星（内标）（$C_{17}H_{18}FN_3O_3$ 331.34）

1. 测定尿液中的药物浓度可以进一步计算药物的排泄量及排泄率等药动学参数;一般抗菌药物很容易通过尿液以原型药物形式排出体外,因此可以表征当时体内的药量。

2. 氧氟沙星具有长共轭刚性平面结构,可以采用荧光检测器检测,由于体内内源性物质能够产生荧光的可能性很小,因此,荧光检测可以有效地减小内源性物质的干扰,同时增加检测灵敏度,满足了体内药物分析干扰多、含量低的特点。

3. 氧氟沙星具有酸碱两性,在水溶液中发生解离,因此选择偏酸性的色谱条件可以有效地抑制其拖尾或者解决色谱峰对称性差的问题,获得较好的色谱分离效果;尿液中浓度较大,可以采用直接稀释后离心的前处理手段,以获得适合于色谱分析的样品。

三、仪器与试药

1. 仪器 高效液相色谱仪-荧光检测器,分析天平,离心机,超声波清洗器,恒温水浴锅,涡旋混合器,微量注射器,离心管,微量移液器,容量瓶,量筒。

2. 氧氟沙星片(每片0.1g),氧氟沙星对照品,环丙沙星对照品,尿液样品,甲酸,三氯乙酸,乙腈,甲醇,超纯水。

四、实验步骤

1. 生物样品采集与保存 给药与收集尿液:健康志愿受试者隔夜、禁食10小时,收集给药前的尿液作为空白对照;于实验当日晨单次空腹口服氧氟沙星片1片(每片0.1g),200ml温开水送服。实验2小时后可适量饮水,4小时后进统一清淡午餐,分段收集给药后0~2小时、2~4小时、4~8小时、8~12小时和12~24小时尿液,准确测量体积,滤过,于-20℃冷冻保存、待测。

2. 对照品溶液制备

(1)氧氟沙星标准溶液:精密称取氧氟沙星对照品 10mg,置 100ml 量瓶中,用乙腈溶解,并稀释制成每 1ml 含 100μg 的标准储备液;精密量取氧氟沙星标准储备液适量,用水稀释分别制成浓度为 100ng/ml、200ng/ml、500ng/ml、1 000ng/ml、2 000ng/ml、3 000ng/ml、4 000ng/ml 的氧氟沙星系列标准溶液。

(2)环丙沙星内标溶液:精密称取环丙沙星对照品 10mg,置 100ml 量瓶中,用乙腈溶解,并定量稀释制成每 1ml 含 100μg 的储备溶液;精密量取该溶液 1.0ml 置 100ml 量瓶中,用水稀释至刻度配成 1.0μg/ml 的标准溶液。以上溶液均在 4℃条件下冷藏。

3. 尿液样品前处理

取冷冻的尿液样品,在 37℃水浴下解冻,经适当的倍数稀释后(使样品的测试浓度在标准曲线线性范围内),精密吸取 500μl 和 50μl 水,置 2ml 具塞离心管中,精密加入环丙沙星内标溶液 50μl,再加入 200μl 10% 三氯乙酸混匀后高速离心,取上清液 20μl 进样分析。

4. 分析方法验证

(1)选择性:对来自 6 位志愿者的空白尿液进行上述样品前处理,分别进行液相色谱分析,在氧氟沙星与内标环丙沙星保留时间位置未有内源性物质干扰出现,则证明本方法可以很好地排除尿液内源性组分对氧氟沙星测定的干扰。

(2)标准曲线:取空白尿液 500μl,分别置 10ml 具塞离心管中,精密加入上述配制的氧氟沙星系列标准溶液 50μl,得氧氟沙星浓度分别为 10ng/ml、20ng/ml、50ng/ml、100ng/ml、200ng/ml 和 400ng/ml 尿液校正标样。按 "尿液样品前处理" 步骤操作,自 "精密加入环丙沙星内标溶液 50μl" 起,同法处理,进样 20μl,记录色谱图。以氧氟沙星浓度为横坐标、氧氟沙星与内标物的峰面积比值为纵坐标,求得的直线回归方程即为标准曲线。可接受范围一般规定为最低浓度点的偏差在 ±20% 以内,其余浓度点的偏差在 ±15% 以内。只有合格的标准曲线才能对待测样品进行定量计算。当线性范围较宽的时候,推荐采用加权的方法对标准曲线进行计算,以使低浓度点计算得比较准确。

(3)定量下限:取空白尿液 500μl,按 "标准曲线" 项下的方法分别制成含有氧氟沙星浓度为 10ng/ml 的定量下限质控样品,进行 5 个样本分析,根据标准曲线,计算质控样品中氧氟沙星的实测浓度。其准确度应在真实浓度的 80%~120% 范围内,相对标准偏差(RSD)应小于 20%。

(4)准确度和精密度:取空白尿液 500μl,按 "标准曲线" 项下的方法分别制成含有氧氟沙星浓度为 10ng/ml、20ng/ml、100ng/ml 和 300ng/ml 的定量下限及低、中、高 4 个浓度的质控尿液样品,每一浓度进行 5 个样本分析,根据标准曲线,计算质控样品中氧氟沙星的实测浓度。根据质控样品中氧氟沙星的实测浓度,计算本法的准确度与精密度。准确度表示为:(测得浓度 / 标示浓度)× 100%,一般应在 85%~115% 范围内(一般偏差应小于 15%),最低定量限附近应在 80%~120% 范围内。精密度用 RSD 来考察,一般 RSD 应小于 15%,在 LLOQ 附近 RSD 应小于 20%。

(5)稀释可靠性:取空白尿液 500μl,按 "标准曲线" 项下的方法,分别制成含有氧氟沙星浓度为 600ng/ml、1 500ng/ml 和 3 000ng/ml 的高浓度尿液样品,分别为高浓度质控样品的 2 倍、5 倍、10 倍。将上述溶液分别用空白尿液稀释 2 倍、5 倍和 10 倍,其中稀释 10 倍采用先 2 倍再 5 倍的逐级稀释方式,所得稀释尿液样品按照 "尿液样品前处理" 项下方法操作,进样分析获得峰面积,代入标准曲线求得稀释后浓度,再乘以相应的稀释倍数得到实测浓度。此浓度与配制浓度相比,以回收率形式表示稀释对准确度的影响,每个浓度进行 5 个样本分析。准确度和精密度应在 ±15% 之内,稀释的可靠性应该覆盖试验样品所用的稀释倍数。

(6)残留:依次取经过样品前处理的"标准曲线"项下的最高浓度样品(400ng/ml)和空白样品进样分析,考察残留。高浓度样品之后在空白样品中的残留应不超过定量下限的 20%,并且不超过内标的 5%。

(7)提取回收率:按照"准确度、精密度和定量下限"项下低、中、高三个浓度质控样品,每一浓度进行 5 个样本分析。同时,另取空白尿液 500μl,除不加氧氟沙星标准溶液和内标溶液外,其他按"尿液样品前处理"项下的方法操作,向获得的上清液中加入相应浓度的氧氟沙星标准溶液和内标溶液各 50μl,混匀,制成氧氟沙星的浓度分别为 20ng/ml、100ng/ml 和 300ng/ml 的低、中、高浓度的对照样品各 2 份,20μl 进样分析,获得相应峰面积(2 次测定的平均值)。以每一浓度两种处理方法的峰面积比值计算提取回收率。

5. 氧氟沙星尿药浓度测定

(1)色谱条件与系统适用性试验:用十八烷基硅烷键合硅胶为填充剂;流动相:乙腈 - 甲醇 - 甲酸 - 水(6∶12∶0.5∶81.5);流速:1.0ml/min;检测波长:激发波长(E_x)=278nm,发射波长(E_m)=445nm。取空白尿液样品和"标准曲线"项下尿液校正标样 100ng/ml 分别测定,氧氟沙星与环丙沙星的分离度应符合规定,理论板数按氧氟沙星峰计算应不低于 3 000;空白尿液样品色谱中,在氧氟沙星与内标出峰位置应没有干扰。

(2)测定法:取得含药尿液样品,按照"尿液样品前处理"步骤操作后进样分析,记录色谱图,按内标法,用标准曲线计算即得。

尿药累积排泄率的计算:排泄率(%) $= \dfrac{C \times V \times D}{S} \times 100\%$

式中,C 为测得的一段时间内的尿药浓度(ng/ml);V 为收集的尿液体积(ml);D 为尿样的稀释倍数;S 为口服氧氟沙星的量(ng)。

五、注意事项

1. 尿液样品中细菌较多,收集的尿液样品若不立即测定,应放置在 –20℃冷冻保存,测定前解冻;另外,也可以加 2% 叠氮化钠溶液防腐。

2. 尿液的主要成分是水、含氮化合物(大部分是尿素)及盐类,若肾脏的功能正常,在尿液中仅存在极少量的蛋白,但是当肾脏与尿管出现障碍时就会变成蛋白尿。因此尿液不能直接进入色谱系统进行分析,仍然要根据尿液中的药物浓度及分析方法的灵敏度选择样品前处理方法,本实验中采用了强酸(10% 的三氯乙酸)沉淀可能在尿液中存在的蛋白。抗菌药肾排泄较多,因此尿液中的氧氟沙星浓度较大,为了适应色谱分析需要,将尿液进行逐级稀释,因此需要考察尿液稀释对定量准确度的影响,进行稀释效应的评价。凡是测定样品高出标准曲线上限,均应用相同的生物基质进行稀释,并考察稀释效应。

3. 所用玻璃仪器均应以洗液洗涤,不得用肥皂或洗衣粉,以防带入荧光干扰物。

六、思考题

1. 荧光检测器测定氧氟沙星的原理是什么?

2. 尿样是如何收集和保存的？如何评价氧氟沙星在尿中的排泄情况？

3. 尿中药物浓度的测定主要用于哪些方面的研究？

4. 荧光检测器与紫外检测器相比在体内药物分析时有何优点？在测定时应注意哪些条件？

七、附录

1. 荧光检测器简介　荧光检测器是高效液相色谱仪常用的检测器之一。用紫外线照射色谱分离后的成分，当该成分具有荧光性能时，即可检出。其特点是选择性高，只对荧光物质有响应；灵敏度也高，最低检出限比紫外检测器通常高一个数量级，适合于多环芳烃及各种荧光物质的痕量分析，也可用于检测不发荧光但经化学衍生化反应后可发荧光的物质。如在酚类分析中，多数酚类不发荧光，可经过衍生化处理，使其变为具备荧光性质的衍生物，再进行分析。

从电子跃迁的角度来讲，荧光是指某些物质吸收了与它本身特征频率相同的光线以后，原子中的某些电子从基态中的最低振动能级跃迁到较高的某些振动能级。电子在同类分子或其他分子中撞击，消耗了相当的能量，从而下降到第一电子激发态中的最低振动能级，能量的这种转移形式称为无辐射跃迁。由最低振动能级下降到基态中的某些不同能级，同时发出比原来吸收的频率低、波长长的一种光，就是荧光。被化合物吸收的光称为激发光，产生的荧光称为发射光，发射光波长要长于激发光波长。

对于稀溶液，荧光强度与荧光物质溶液浓度、摩尔吸光系数、吸收池厚度、入射光强度、荧光的量子效率及荧光的收集效率等成正相关。在其他因素保持不变的条件下，物质的荧光强度与该物质溶液浓度成正比，这是荧光检测器的定量基础。荧光检测器属于溶质型检测器，其响应值与被测物质的量在一定范围内成线性关系，可直接用于定量分析。激发波长和发射波长是荧光检测的必要参数。选择合适的激发波长和发射波长，对检测的灵敏度和选择性都很重要，尤其可以较大程度地提高检测灵敏度。

2. 稀释可靠性　生物样品中的药物浓度跨度很大，若有待测样本的浓度高于标准曲线最高点，此时不得外延标准曲线计算，须用相应空白基质稀释样品，使待测样本的浓度落在标准曲线的线性范围以内；为了保证稀释过程不影响定量的准确度和精密度，应进行稀释完整性的方法学验证项目，即通过向基质中加入分析物至高于定量上限浓度，并用空白基质稀释该样品（每个稀释因子至少5个测定值），来证明稀释的可靠性。准确度和精密度应在15%之内，稀释的可靠性应该覆盖试验样品所用的稀释倍数。

（苏梦翔）

Experiment 5-4   Determination of Aripiprazole and Dehydroaripiprazole in Human Plasma by LC-MS/MS

1. Purposes

1.1   To learn about the procedures of solvent extraction method from plasma samples.

1.2   To experiment on the simultaneous determination of aripiprazole and its metabolite dehydroaripiprazole in human plasma by LC-MS/MS.

2. Principles

The structure, molecular formula and molecular mass of aripiprazole and dehydroaripiprazole are as follows.

Aripiprazole（$C_{23}H_{27}N_3Cl_2O_2$, 448.39）

Dehydroaripiprazole（$C_{23}H_{25}N_3Cl_2O_2$, 446.37）

Aripiprazole is 7-[4-[4-(2,3-dichlorophenyl)-1-piperazinyl] butoxy]-3,4-dihydrocarbostyril. It contains not less than 99.0% of $C_{23}H_{27}Cl_2N_3O_2$.

Characters—Off-white to white crystalline powder; Melting Point: 134~136℃ ; Solubility: Soluble in chloroform and ethanol.

Aripiprazole represents a well-tolerated and effective addition to the antipsychotic armamentarium, and acts as a potent partial agonist at dopamine D_2 receptors and serotonin 5-HT1A receptors. The drug is rapidly absorbed after oral administration. The peak plasma concentration is reached approximately 3~5h following oral administration and the bioavailability of the drug is about 87%. Aripiprazole is extensively dehydrogenation, hydroxylation and N-dealkylation metabolized by the liver through the cytochrome P450 system (CYP3A4 and CYP2D6) and its major active metabolite is Dehydroaripiprazole. The steady-state plasma drug concentrations are achieved after 14d of treatment for both Aripiprazole and Dehydroaripiprazole.

The molecular formula of papaverine hydrochloride (internal standard, IS) is $C_{20}H_{22}NClO_4$

and the molecular weight is 375.85, and the molecular weight of free base is 340.39.

3. Apparatus and Reagents

Tandem mass spectrometer equipped with an electrospray ionization (ESI) source, LC pump and an auto-sampler were used for the LC-MS/MS analysis.

Aripiprazole tablets and reference substance (>99.0% purity) should be supplied, and Dehydroaripiprazole could be supplied by *International Laboratory USA* (CA, USA), and papaverine, used as internal standard, by *National Institute for the Control of Pharmaceutical and Biological Products* (Beijing, PR China). Methanol and methyl tert-butyl ether (MTBE) are HPLC- grade. Formic acid, acetic acid, ammonium acetate, concentrated ammonia, and diethyl ether are all of analytical grade. Water could be prepared with double distillation.

Ammonium acetate buffer solution (containing 0.2% ammonium acetate and 0.1% formic acid) is prepared in double distilled water. Dilute aqueous ammonia was prepared by mixing 30 volumes of concentrated ammonia with 70 volumes of water.

4. Procedures and Methods

4.1　Sample collection

Followed overnight fasting (at least 10h), the subjects should be administered a single dose, 5mg aripiprazole tablet with 250ml warm water in the morning. Subjects can drink water after 2h and have standard meal after 4h of administration. Blood samples (3ml) were withdrawn from the forearm vein at 0h, 1h, 2h, 3h, 4h, 5h, 6h, 8h, 12h, 24h, 48h, 72h, 120h, 168h, 216h and 288h post dosing, transferred to heparinized tubes and centrifuged. Following centrifugation ($1\,500 \times g$ force, 10min), plasma samples were transferred to properly labeled tubes and stored at $-20\,^\circ\mathrm{C}$ prior to analysis.

4.2　Standard solutions preparation

Aripiprazole was dissolved and diluted in 1% acetic acid methanol solution to obtain a stock at about 5μg/ml. Dehydroaripiprazole was prepared in the same way at about 0.5μg/ml. Aliquots of the two stock solutions were mixed and further diluted with the same solvent to obtain a series of standard solutions in the range from 1 to 6 000ng/ml for Aripiprazole, and 0.1 to 600ng/ml for Dehydroaripiprazole, respectively. Standard solution of internal standard was prepared in the same solvent with a concentration of 0.5μg/ml. All stock and standard solutions were stored shaded from light at 5℃ .

Calibration standard and QC plasma samples were prepared by diluting corresponding standard solutions with drug-free human plasma, respectively. The concentrations of calibration standard in plasma were 0.1ng/ml, 0.5ng/ml, 1.0ng/ml, 5.0ng/ml, 10ng/ml, 20ng/ml, 50ng/ml, 100ng/ml, 200ng/ml, 400ng/ml and 600ng/ml for aripiprazole and 0.01ng/ml, 0.05ng/ml, 0.1ng/ml, 0.5ng/ml, 1.0ng/ml, 2.0ng/ml, 5.0ng/ml, 10ng/ml, 20ng/ml, 40ng/ml and 60ng/ml for Dehydroaripiprazole, respectively. The concentrations of LLOQ and QC plasma samples were

0.1ng/ml, 0.2ng/ml, 10ng/ml and 500ng/ml for aripiprazole, and 0.01ng/ml, 0.02ng/ml, 5.0ng/ml and 50ng/ml for Dehydroaripiprazole, respectively. All the plasma samples were stored at −20℃ until analysis.

4.3　Plasma sample preparation

To an aliquot of 0.5ml plasma sample placed in glass tube, 50μl of IS working solution (0.5μg/ml) and 0.1ml of dilute aqueous ammonia were added then vortex-mixed briefly and extracted with 5ml of a mixture of MTBE-ether (1 : 1, *V/V*) by vortex-mixing for 3min. After centrifugation at 1 500 × g for 5 minutes, 4ml of the organic layer was transferred into another glass tube and evaporated to dryness at 40℃ under a gentle stream of nitrogen. The residue was reconstituted with 0.15ml of the mobile phase by vortex mixing for 1min. The supernatant obtained after centrifugation at 12 500 × g force for 10min was transferred to an auto-sampler vial and 10μl of which was injected into the LC-MS/MS system.

4.4　Method validation

4.4.1　Selectivity

The specificity of this method was investigated by analyzing six individual human blank plasma samples. Each blank sample was tested for interferences using the proposed extraction procedure and LC-MS/MS conditions.

4.4.2　Calibration curve and lower limit of quantitation

Biological samples were quantified using the ratios of peak area of Aripiprazole and Dehydroaripiprazole to that of IS. The calibration curves were established through a linear least-squares regression with a weighing factor of $1/C^2$ where C is the concentration of the calibration standards. Coefficients of correlations (*r*) were required to be 0.99 or better. Concentration in the QC and unknown biological samples were quantified from the regression equation. LLOQ was defined as the lowest concentration at which the precision, expressed as relative standard deviation (RSD), was less than 20% and the accuracy expressed as BIAS was within ± 20%, and it was established using five independent samples.

4.4.3　Accuracy and precision

The accuracy and precision of the method were assessed by intra- and inter-run validation. The intra- and inter-run accuracy and precision were tested by determining the concentrations of Aripiprazole and Dehydroaripiprazole in plasma in five replicates of QC samples for three separate batches.

Precision was expressed as the relative standard deviation (RSD). Accuracy was expressed in terms of %BIAS, as the percent deviation of the mean determined concentration against the spiked concentration. A% (RSD) and %BIAS equal to or less than a limit of 15% in measuring range above LLOQ were demanded.

4.4.4　Matrix effect

The matrix effects on the ionization efficiency of each analyte were evaluated by comparing the peak responses of analytes dissolved in blank sample extracts (i. e. the final solution obtained from blank plasma after extraction and reconstitution) with those for analytes dissolved to the same concentrations in mobile phase as references. If the peak area ratios for the plasma extracts versus references were less than 85% or greater than 115%, a matrix effect was implied.

4.4.5   Extraction recovery

The extraction recovery of Aripiprazole and Dehydroaripiprazole were determined by comparing the responses of the analytes extracted from quintuplicate QC samples with the response of the analytes spike-after preparation standard samples at equivalent concentrations.

4.5 Simultaneous determination of aripiprazole and dehydroaripiprazole in plasma

4.5.1   LC-MS/MS conditions

The separation was performed on a reversed-phase BDS-Phenyl column (250mm × 4.6mm, 5μm) preceded by an ODS guard (2mm × 4mm) by using a mixture of 70 volumes of methanol and 30 volumes of ammonium acetate buffer solution as mobile phase with isocratic elution at 1.0ml/min. The eluent was split so that 30% was introduced into the inlet of the mass spectrometer, and a divert valve was used to divert the eluent to waste from 0~3.4min. The column temperature was maintained at 30℃. The temperature of the sample cooler was set at 5℃. All analyses were carried out in positive ion electrospray ionization (ESI$^+$) with the spray voltage set at 5kV. The heated capillary temperature was set 350℃. Nitrogen sheath and auxiliary gas were set at 310kPa and 69kPa, respectively. The argon gas collision induced dissociation was used with a pressure of 0.2Pa and the energy selected to be 25eV. The total run time for an LC-MS/MS analysis was 6min. SRM (Select Reaction Monitoring) transitions of m/z 450 → 287, m/z 446 → 285 and m/z 340 → 324 were optimized for aripiprazole, dehydroaripiprazole and papaverine (IS), respectively.

4.5.2   Determination

A portion of the supernatant (10μl) was injected into HPLC system and the chromatogram was recorded. The concentrations of Aripiprazole and Dehydroaripiprazole were calculated according to calibration curves by internal standard method.

5. Discussions

Due to the quite similar structure of Aripiprazole and its metabolite Dehydroaripiprazole, they have same retention behaviors on a reversed-phase column. Because of the simultaneous elution, only two Dalton difference between Aripiprazole and its metabolite Dehydroaripiprazole, and there are two chlorine atom in the Aripiprazole molecule, and also because of the two isotopes of chlorine ^{35}Cl and ^{37}Cl, there is a big contribution to the parent ion [M+H]$^+$ of Aripiprazole (^{35}Cl and ^{35}Cl) m/z 448 from the isotope ion of Dehydroaripiprazole (^{35}Cl and ^{37}Cl). However, there is no interference by using m/z 450 as the precursor ion for Aripiprazole (^{37}Cl and ^{35}Cl). And the parent ion of Dehydroaripiprazole was selected as m/z 446 (^{35}Cl and ^{35}Cl). The full scan mass spectra are shown in Fig. 5-1A and 5-1B, respectively, the typical chromatogram is shown in Fig. 5-1 C.

6. References

6.1   Development of an LC-MS/MS method for the simultaneous quantification of Aripiprazole and Dehydroaripiprazole in human plasma.

Abstract A selective, sensitive, and accurate liquid chromatography-tandem mass spectrometry (LC-MS/MS) method for the simultaneous determination of Aripiprazole and its active metabolite Dehydroaripiprazole in human plasma has been developed using papaverine as internal standard (IS). LC-MS/MS analysis was carried out on a Finnigan LC-TSQ Quantum mass spectrometer using positive ion electrospray ionization (ESI^+) and selected reaction monitoring (SRM). The assays for aripiprazole and dehydroaripiprazole were linear over the ranges of 0.1 to 600ng/ml and 0.01 to 60ng/ml, respectively. The average recoveries in plasma samples both were better than 85%. The intra- and inter- run precision and accuracy values were found to be within the assay variability criteria limits according to the US Food and Drug Administration guidelines. The developed method was proved to be suitable for use in a clinical pharmacokinetic study after a single oral administration of a 5mg aripiprazole tablet in healthy Chinese volunteers.

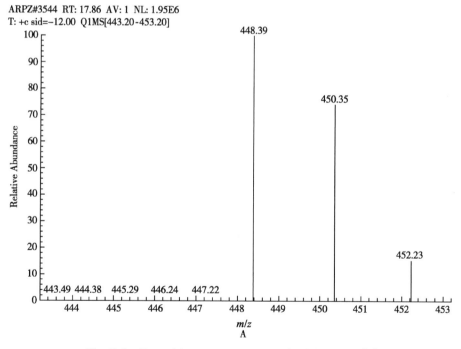

Fig. 5-1   Parent ion mass spectra of aripiprazole (A)

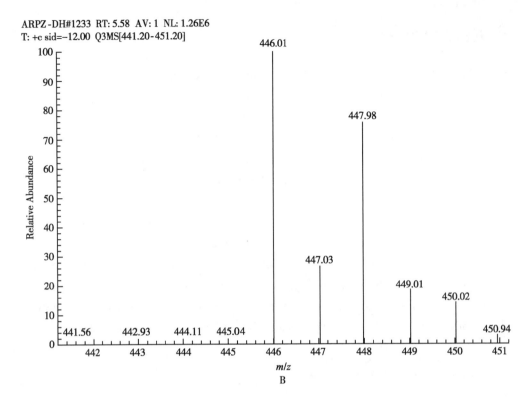

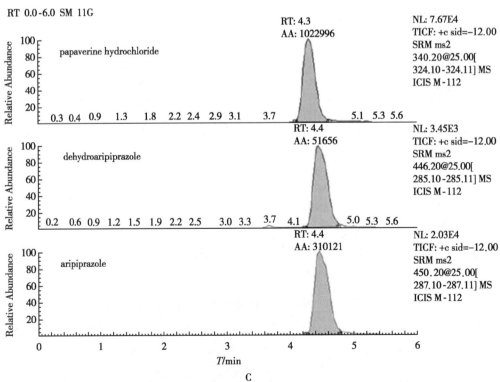

Fig. 5-1（续）　and dehydroaripiprazole (B) and the typical chromatogram of aripiprazole, dehydroaripiprazole and papaverine hydrochloride (C)

6.2　Pharmacokinetics of aripiprazole, a new psychotic drug.

Abstract Aripiprazole has come into the market in China as a new kind of antipsychotic drug and it has been referred to as a dopamine-serotonin system stabilizer. The pharmacokinetic characters and drug interactions with other agents were reviewed.

6.3　FDA Bioanalytical Method Validation Guidance for Industry (2018), available from internet at https://www. fda. gov/media/70858/download.

6.4　ICH M10 Bioanalytical Method Validation and Study Sample Analysis (2022), available from internet at https://www. cde. org. cn/ichWeb/guideIch/toGuideIch/4/0.

（苏梦翔）

第六章　药物质量分析与评价指导原则

第一节　分析方法验证指导原则

[《中国药典》(2020 年版)四部通则 9101]

分析方法验证(analytical method validation)的目的是证明建立的方法适合于相应检测要求。在建立药品质量标准、变更药品生产工艺或制剂组分、修订原分析方法时,需对分析方法进行验证。生物制品质量控制中采用的方法包括理化分析方法和生物学测定方法,其中理化分析方法的验证原则与化学药品基本相同,所以可参照本指导原则进行,但在进行具体验证时还需要结合生物制品的特点考虑;相对于理化分析方法而言,生物学测定方法存在更多的影响因素,因此本指导原则不涉及生物学测定方法验证的内容。

验证的分析项目有鉴别试验、杂质测定(限度或定量分析)、含量测定(包括特性参数和含量/效价测定,其中特性参数如药物溶出度、释放度等)。

验证的指标有:准确度、精密度(包括重复性、中间精密度和重现性)、专属性、检测限、定量限、线性、范围和耐用性。在分析方法验证中,须用标准物质进行试验。由于分析方法具有各自的特点,并随分析对象而变化,因此需要视具体情况拟订验证的指标。表 6-1 中列出的分析项目和相应的验证指标可供参考。

表 6-1　检验项目和验证指标

指标	鉴别	杂质测定		含量测定特性参数 含量或效价测定
		定量	限度	
专属性[2]	+	+	+	+
准确度	−	+	−	+
精密度				
重复性	−	+	−	+
中间精密度	−	+[1]	−	+[1]
检测限	−	−[3]	+	−
定量限	−	+	−	−
线性	−	+	−	+
范围	−	+	−	+
耐用性	+	+	+	+

注:①表示已有重现性验证,不需验证中间精密度;②表示如一种方法不够专属,可用其他分析方法予以补充;③表示视具体情况予以验证。

方法验证内容如下。

一、专属性

专属性系指在其他成分（如杂质、降解产物、辅料等）可能存在下，采用的分析方法能正确测定出被测成分的能力。鉴别反应、杂质检查和含量测定方法，均应考察其专属性。如方法专属性不强，应采用一种或多种不同原理的方法予以补充。

1. 鉴别反应　应能区分可能共存的物质或结构相似的化合物。不含被测成分的供试品，以及结构相似或组分中的有关化合物，应均呈阴性反应。

2. 含量测定和杂质测定　采用的色谱法和其他分离方法，应附代表性图谱，以说明方法的专属性，并应标明诸成分在图中的位置，色谱法中的分离度应符合要求。

在杂质对照品可获得的情况下，对于含量测定，试样中可加入杂质或辅料，考察测定结果是否受干扰，并可与未加杂质或辅料的试样比较测定结果。对于杂质检查，也可向试样中加入一定量的杂质，考察杂质之间能否得到分离。

在杂质或降解产物不能获得的情况下，可将含有杂质或降解产物的试样进行测定，与另一个经验证的方法或药典方法比较结果。也可用强光照射、高温、高湿、酸（碱）水解或氧化的方法进行强制破坏，以研究可能的降解产物和降解途径对含量测定和杂质测定的影响。含量测定方法应比对两种方法的结果，杂质检查应比对检出的杂质个数，必要时可采用光电二极管阵列检测和质谱检测，进行峰纯度检查。

二、准确度

准确度系指用所建立方法测定的结果与真实值或参比值接近的程度，一般用回收率（％）表示。准确度应在规定的线性范围内试验。准确度也可由所测定的精密度、线性和专属性推算出来。

在规定范围内，取同一浓度（相当于 100% 浓度水平）的供试品，用至少 6 份样品的测定结果进行评价；或设计至少 3 种不同浓度，每种浓度分别制备至少 3 份供试品溶液进行测定，用至少 9 份样品的测定结果进行评价，且浓度的设定应考虑样品的浓度范围。两种方法的选定应考虑分析的目的和样品的浓度范围。

1. 化学药含量测定方法的准确度　原料药可用已知纯度的对照品或供试品进行测定，或用所测定结果与已知准确度的另一个方法测定的结果进行比较。制剂可在处方量空白辅料中，加入已知量被测成分对照品进行测定。如不能得到制剂辅料的全部组分，可向待测制剂中加入已知量的被测成分进行测定，或用所建立方法的测定结果与已知准确度的另一个方法测定结果进行比较。

2. 化学药杂质定量测定的准确度　可向原料药或制剂中加入已知量杂质对照品进行测定。如不能得到杂质对照品，可用所建立的方法与另一成熟方法（如药典标准方法或经过验证的方法）的测定结果进行比较。

3. 中药化学成分测定方法的准确度　可用已知纯度的对照品进行加样回收率测定，即向已知被测成分含量的供试品中再精密加入一定量的已知纯度的被测成分对照品，依法测定。用实测值与供试品中含有量之差，除以加入对照品量计算回收率。在加样回收试验中须注意对照品的加入量与供试品中被测成分含有量之和必须在标准曲线线性范围之内；加入的对照品的量要适当，过小则引起较大的相对误差，过大则干扰成分相对减少，真实性差。

4. 数据要求　对于化学药应报告已知加入量的回收率（%），或测定结果平均值与真实值之差及其相对标准偏差或置信区间（置信度一般为 95%）；对于中药应报告供试品取样量、供试品中含有量、对照品加入量、测定结果和回收率（%）计算值，以及回收率（%）的相对标准偏差（RSD%）或置信区间。样品中待测成分含量和回收率限度关系可参考表 6-2。在基质复杂、组分含量低于 0.01% 及多成分等分析中，回收率限度可适当放宽。

表 6-2　样品中待测成分含量和回收率限度

待测成分含量			待测成分质量分数	回收率限度
%	ppm 或 ppb	mg/g 或 µg/g	g/g	/%
100	—	1 000mg/g	1.0	98~101
10	100 000ppm	100mg/g	0.1	95~102
1	10 000ppm	10mg/g	0.01	92~105
0.1	1 000ppm	1mg/g	0.001	90~108
0.01	100ppm	100µg/g	0.000 1	85~110
0.001	10ppm	10µg/g	0.000 01	80~115
0.000 1	1ppm	1µg/g	0.000 001	75~120
	10ppb	0.01µg/g	0.000 000 01	70~125

注：此表源自美国分析化学家协会（Association of Analytical Chemists，AOAC）的 *Guidelines for Single Laboratory Validation of Chemical Methods for Dietary Supplements and Botanicals*。

三、精密度

精密度系指在规定的测定条件下，同一份均匀供试品，经多次取样测定所得结果之间的接近程度。精密度一般用偏差、标准偏差或相对标准偏差表示。

在相同条件下，由同一个分析人员测定所得结果的精密度称为重复性；在同一实验室内的条件改变，如不同时间、不同分析人员、不同设备等测定结果之间的精密度，称为中间精密度；不同实验室测定结果之间的精密度，称为重现性。

含量测定和杂质的定量测定应考察方法的精密度。

1. 重复性　在规定范围内，取同一浓度（分析方法拟定的样品测定浓度，相当于 100% 浓度水平）的供试品，用至少 6 份的测定结果进行评价；或设计至少 3 种不同浓度，每种浓度分别制备至少 3 份供试品溶液进行测定，用至少 9 份样品的测定结果进行评价。采用至少 9 份测定结果进行评价时，浓度的设定应考虑样品的浓度范围。

2. 中间精密度　考察随机变动因素如不同日期、不同分析人员、不同仪器对精密度的影响，应进行中间精密度试验。

3. 重现性　国家药品质量标准采用的分析方法，应进行重现性试验，如通过不同实验室协同检验获得重现性结果。协同检验的目的、过程和重现性结果均应记载在起草说明中。应注意重现性试验所用样品质量的一致性及贮存运输中的环境对该一致性的影响，以免影响重现性试验结果。

4. 数据要求　均应报告标准偏差、相对标准偏差或置信区间。样品中待测成分含量和精密度 RSD 可接受范围参考表 6-3（可接受范围可在给出数值 0.5~2 倍区间，计算公式，重复性：$RSD_r=C^{-0.15}$；重现性：$RSD_R=2C^{-0.15}$，其中 C 为待测成分含量）。在基质复杂、组分含量低于 0.01% 及多成分等分析中，精密度限度可适当放宽。

表 6-3　样品中待测成分的含量与精密度可接受范围关系

待测成分含量			待测成分质量分数	重复性	重现性
%	ppm 或 ppb	mg/g 或 μg/g	g/g	（RSD$_r$%）	（RSD$_R$%）
100	—	1 000mg/g	1.0	1	2
10	100 000ppm	100mg/g	0.1	1.5	3
1	10 000ppm	10mg/g	0.01	2	4
0.1	1 000ppm	1mg/g	0.001	3	6
0.01	100ppm	100μg/g	0.000 1	4	8
0.001	10ppm	10μg/g	0.000 01	6	11
0.000 1	1ppm	1μg/g	0.000 001	8	16
	10ppb	0.01μg/g	0.000 000 01	15	32

注：* 此表源自 AOAC 的 *Guidelines for Single Laboratory Validation of Chemical Methods for Dietary Supplements and Botanicals*。

四、检测限

检测限系指试样中被测物质能被检测出的最低量。检测限仅作为限度试验指标和定性鉴别的依据，没有定量意义。常用的方法如下。

1. 直观法　用已知浓度的被测物质，试验出能被可靠地检测出的最低浓度或量。

2. 信噪比法　用于能显示基线噪声的分析方法，即把已知低浓度试样测出的信号与空白样品测出的信号进行比较，计算出能被可靠地检测出的被测物质最低浓度或量。一般以信噪比为 3：1 时相应浓度或注入仪器的量确定检测限。

3. 基于响应值标准偏差和标准曲线斜率法　按照 $LOD=3.3\delta/S$ 公式计算。式中，LOD 为检测限；δ 为响应值的偏差；S 为标准曲线的斜率。

δ 可以通过下列方法测得：①测定空白值的标准偏差；②标准曲线的剩余标准偏差或是截距的标准偏差。

4. 数据要求　上述计算方法获得的检测限数据须用含量相近的样品进行验证。应附测定图谱，说明试验过程和检测限结果。

五、定量限

定量限系指试样中被测物质能被定量测定的最低量，其测定结果应符合准确度和精密度要求。对微量或痕量药物分析、定量测定药物杂质和降解产物时，应确定方法的定量限。

常用的方法如下。

1. 直观法　用已知浓度的被测物质,试验出能被可靠地定量测定的最低浓度或量。

2. 信噪比法　用于能显示基线噪声的分析方法,即将已知低浓度试样测出的信号与空白样品测出的信号进行比较,计算出能被可靠地定量的被测物质的最低浓度或量。一般以信噪比为 10∶1 时相应浓度或注入仪器的量确定定量限。

3. 基于响应值标准偏差和标准曲线斜率法　按照 LOQ=10δ/S 公式计算。式中,LOQ 为定量限;δ 为响应值的偏差;S 为标准曲线的斜率。

δ 可以通过下列方法测得:①测定空白值的标准偏差;②采用标准曲线的剩余标准偏差或是截距的标准偏差。

4. 数据要求　上述计算方法获得的定量限数据须用含量相近的样品进行验证。应附测试图谱,说明测试过程和定量限结果,包括准确度和精密度验证数据。

六、线性

线性系指在设计的范围内,线性试验结果与试样中被测物质浓度直接成比例关系的能力。

应在设计的范围内测定线性关系。可用同一对照品贮备液经精密稀释,或分别精密称取对照品,制备一系列对照品溶液的方法进行测定,至少制备 5 个不同浓度。以测得的响应信号作为被测物质浓度的函数作图,观察是否成线性,再用最小二乘法进行线性回归。必要时,响应信号可经数学转换,再进行线性回归计算,或者可采用描述浓度 - 响应关系的非线性模型。

数据要求:应列出回归方程、相关系数、残差平方和、线性图(或其他数学模型)。

七、范围

范围系指分析方法能达到精密度、准确度和线性要求时的高低限浓度或量的区间。

范围应根据分析方法的具体应用及其线性、准确度、精密度结果和要求确定。原料药和制剂含量测定,范围一般为测定浓度的 80%~120%;制剂含量均匀度检查,范围一般为测定浓度的 70%~130%,特殊剂型如气雾剂和喷雾剂,范围可适当放宽;溶出度或释放度中的溶出量测定,范围一般为限度的 ±30%,如规定了限度范围,则应为下限的 -20% 至上限的 +20%;杂质测定,范围应根据初步实际测定数据,拟订为规定限度的 ±20%。如果一个试验同时进行含量测定和纯度检查,且仅使用 100% 的对照品,线性范围应覆盖杂质的报告水平至规定含量的 120%。

在中药分析中,范围应根据分析方法的具体应用和线性、准确度、精密度结果及要求确定。对于有毒的、具有特殊功效或药理作用的成分,其验证范围应大于被限定含量的区间。溶出度或释放度中的溶出量测定,范围一般为限度的 ±30%。

八、耐用性

耐用性系指在测定条件有小的变动时,测定结果不受影响的承受程度,为所建立的方法用于常规检验提供依据。开始研究分析方法时,就应考虑其耐用性。如果测试条件要求苛刻,则应在方法中写明,并注明可以接受变动的范围,可以先采用均匀设计确定主要影响因素,再通过单因素分析等确定变动范围。典型的变动因素有被测溶液的稳定性、样品的提取次数和时间等。液相色谱法中典型的变动因素有流动相的组成和 pH、不同品牌或不同批号的同类型色谱柱、柱温和流速等。气相色谱法变动因素有不同品牌或批号的色谱柱、不同类型的担体、载气流速、柱温、进样口和检测器温度等。

经试验,测定条件小的变动应能满足系统适用性试验要求,以确保方法的可靠性。

第二节　原料药物与制剂稳定性试验指导原则

[《中国药典》(2020 年版)四部通则 9001]

稳定性试验的目的是考察原料药物或制剂在温度、湿度、光线的影响下随时间变化的规律,为药品的生产、包装、贮存、运输条件提供科学依据,同时通过试验建立药品的有效期。

稳定性试验的基本要求如下。

(1)稳定性试验包括影响因素试验、加速试验与长期试验。影响因素试验用 1 批原料药物或 1 批制剂进行;如果试验结果不明确,则应加试 2 个批次样品。生物制品应直接使用 3 个批次。加速试验与长期试验要求用 3 批供试品进行。

(2)原料药物供试品应是一定规模生产的。供试品量相当于制剂稳定性试验所要求的批量,原料药物合成工艺路线、方法、步骤应与大生产一致。药物制剂供试品应是放大试验的产品,其处方与工艺应与大生产一致。每批放大试验的规模,至少是中试规模。大体积包装的制剂,如静脉输液等,每批放大规模的数量通常应为各项试验所需总量的 10 倍。特殊品种、特殊剂型所需数量,根据情况另定。

(3)加速试验与长期试验所用供试品的包装应与拟上市产品一致。

(4)研究药物稳定性,要采用专属性强、准确、精密、灵敏的药物分析方法与有关物质(含降解产物及其他变化所生成的产物)的检查方法,并对方法进行验证,以保证药物稳定性试验结果的可靠性。在稳定性试验中,应重视降解产物的检查。

(5)若放大试验比规模生产的数量要小,故申报者应承诺在获得批准后,从放大试验转入规模生产时,对最初通过生产验证的 3 批规模生产的产品仍需进行加速试验与长期稳定性试验。

(6)对包装在有通透性容器内的药物制剂应当考虑药物的湿敏感性或可能的溶剂损失。

(7)制剂质量的"显著变化"通常定义为:①含量与初始值相差 5%;或采用生物或免疫法测定时效价不符合规定。②降解产物超过标准限度要求。③外观、物理常数、功能试验(如颜色、相分离、再分散性、粘结、硬度、每撤剂量)等不符合标准要求。④ pH 不符合规定。⑤ 12 个制剂单位的溶出度不符合标准的规定。

本指导原则分两部分,第一部分为原料药物,第二部分为药物制剂。

一、原料药物

原料药物要进行以下试验。

(一) 影响因素试验

此项试验是在比加速试验更激烈的条件下进行,目的是探讨药物的固有稳定性、了解影响其稳定性的因素及可能的降解途径与降解产物,为制剂生产工艺、包装、贮存条件和建立降解产物分析方法提供科学依据。将供试品置适宜的开口容器中(如称量瓶或培养皿),分散放置,厚度不超过 3mm(疏松原料药可略厚)。当试验结果发现降解产物有明显的变化时,应考虑其潜在的危害性,必要时应对降解产物进行定性或定量分析。

(1)高温试验:供试品开口置适宜的恒温设备中,设置温度一般高于加速试验温度 10℃以上,考察时间点应基于原料药本身的稳定性及影响因素试验条件下稳定性的变化趋势设置。通常可设定为 0 天、5 天、10 天、30 天等取样,按稳定性重点考察项目进行检测。若供试品质量有明显变化,则适当降低温度试验。

(2)高湿试验:供试品开口置恒湿密闭容器中,在 25℃分别于相对湿度 90%±5% 条件下放置 10 天,于第 5 天和第 10 天取样,按稳定性重点考察项目要求检测,同时准确称量试验前后供试品的重量,以考察供试品的吸湿潮解性能。若吸湿增重 5% 以上,则在相对湿度 75%±5% 条件下,同法进行试验;若吸湿增重 5% 以下,其他考察项目符合要求,则不再进行此项试验。恒湿条件可在密闭容器,如干燥器下部放置饱和盐溶液,根据不同相对湿度的要求,可以选择 NaCl 饱和溶液(相对湿度 75%±1%,15.5~60℃),KNO₃饱和溶液(相对湿度 92.5%,25℃)。

(3)强光照射试验:供试品开口放在光照箱或其他适宜的光照装置内,可选择输出相似于 D65/ID65 发射标准的光源,或同时暴露于冷白荧光灯和近紫外线灯下,在照度为 4 500lx±500lx 的条件下,且光源总照度应不低于 1.2×10^6lx·h、近紫外线灯能量不低于 200W·h/m²,于适宜时间取样,按稳定性重点考察项目进行检测,特别要注意供试品的外观变化。

关于光照装置,建议采用可调光照箱,也可用光橱,在箱中安装相应光源使达到规定照度。箱中供试品台高度可以调节,箱上方安装抽风机以排除可能产生的热量,箱上配有照度计,可随时监测箱内照度,光照箱应不受自然光的干扰,并保持照度恒定,同时防止尘埃进入光照箱内。

此外,根据药物的性质必要时可设计试验,原料药在溶液或混悬液状态时,或在较宽 pH 范围探讨 pH 与氧及其他条件应考察对药物稳定性的影响,并研究分解产物的分析方法。创新药物应对分解产物的性质进行必要的分析。冷冻保存的原料药,应验证其在多次反复冻融条件下产品质量的变化情况。在加速或长期放置条件下已证明某些降解产物并不形成,则可不必再做降解产物检查。

(二) 加速试验

此项试验是在加速条件下进行。其目的是通过加速药物的化学或物理变化,探讨药物的稳定性,为制剂设计、包装、运输、贮存提供必要的资料。供试品在温度 40℃±2℃、相对湿度 75%±5% 的条件下放置 6 个月。所用设备应能控制温度 ±2℃、相对湿度 ±5%,并能对真实温度与湿度进行监测。在至少包括初始和末次等的 3 个时间点(如 0 个月、3 个月、6 个月)取样,按稳定性重点考察项目检测。如在 25℃±2℃、相对湿度 60%±5% 条件下进行长期试验,当加速试验 6 个月中任何时间点的质量发生了显著变化,则应进行中间条件试验。中间条件为 30℃±2℃、相对湿度 65%±5%,建议的考察时间为 12 个月,应包括所有的稳定性重点考察项目,检测至少包括初始和末次等的 4 个时间点(如 0 个月、6 个月、9 个月、

12 个月)。

对温度特别敏感的药物,预计只能在冰箱中(5℃ ±3℃)保存,此种药物的加速试验,可在温度 25℃ ±2℃、相对湿度 60%±5% 的条件下进行,时间为 6 个月。

对拟冷冻贮藏的药物,应对一批样品在 5℃ ±3℃或 25℃ ±2℃条件下放置适当的时间进行试验,以了解短期偏离标签贮藏条件(如运输或搬运时)对药物的影响。

(三) 长期试验

长期试验是在接近药物的实际贮存条件下进行,其目的是为制定药物的有效期提供依据。供试品在温度 25℃ ±2℃,相对湿度 60%±5% 的条件下放置 12 个月,或在温度 30℃ ±2℃、相对湿度 65%±5% 的条件下放置 12 个月,这是从我国南方与北方气候的差异考虑的,至于上述两种条件选择哪一种由研究者确定。每 3 个月取样一次,分别于 0 个月、3 个月、6 个月、9 个月、12 个月取样按稳定性重点考察项目进行检测。12 个月以后,仍需继续考察的,根据产品特性,分别于 18 个月、24 个月、36 个月等,取样进行检测。将结果与 0个月比较,以确定药物的有效期。由于实验数据的分散性,一般应按 95% 可信限进行统计分析,得出合理的有效期。如 3 批统计分析结果差别较小,则取其平均值为有效期,若差别较大则取其最短的为有效期。如果数据表明,测定结果变化很小,说明药物是很稳定的,则不作统计分析。

对温度特别敏感的药物,长期试验可在温度 5℃ ±3℃ 的条件下放置 12 个月,按上述时间要求进行检测,12 个月以后,仍需按规定继续考察,制定在低温贮存条件下的有效期。

对拟冷冻贮藏的药物,长期试验可在温度 –20℃ ±5℃ 的条件下至少放置 12 个月进行考察。

长期试验采用的温度为 25℃ ±2℃、相对湿度为 60%±10%,或温度 30℃ ±2℃、相对湿度 65%±5%,是根据国际气候带制定的。国际气候带见表 6-4。

表 6-4 国际气候带

气候带	计算数据			推算数据	
	温度[①]/℃	MKT[②]/℃	RH/%	温度/℃	RH/%
Ⅰ 温带	20.0	20.0	42	21	45
Ⅱ 地中海气候、亚热带	21.6	22.0	52	25	60
Ⅲ 干热带	26.4	27.9	35	30	35
Ⅳ 湿热带	26.7	27.4	76	30	70

注:①记录温度;② MKT 为平均动力学温度。

我国总体来说属亚热带,部分地区属湿热带,故长期试验采用温度为 25℃ ±2℃、相对湿度为 60%±5%,或温度 30℃ ±2℃、相对湿度 65%±5%。

原料药物进行加速试验与长期试验所用包装应采用模拟小桶,但所用材料与封装条件应与大桶一致。

二、药物制剂

药物制剂稳定性研究,首先应查阅原料药物稳定性有关资料,特别了解温度、湿度、光线对原料药物稳定性的影响,并在处方筛选与工艺设计过程中,根据主药与辅料性质,参考原料药物的试验方法,进行影响因素试验、加速试验与长期试验。

(一) 影响因素试验

药物制剂进行此项试验的目的是考察制剂处方的合理性与生产工艺及包装条件。供试品用 1 批进行,将供试品如片剂、胶囊剂、注射剂(注射用无菌粉末如为西林瓶装,不能打开瓶盖,以保持严封的完整性),除去外包装,并根据试验目的和产品特性考虑是否除去内包装,置适宜的开口容器中,进行高温试验、高湿试验与强光照射试验,试验条件、方法、取样时间与原料药相同,重点考察项目见附表。

对于需冷冻保存的中间产物或药物制剂,应验证其在多次反复冻融条件下产品质量的变化情况。

(二) 加速试验

此项试验是在加速条件下进行,其目的是通过加速药物制剂的化学或物理变化,探讨药物制剂的稳定性,为处方设计、工艺改进、质量研究、包装改进、运输、贮存提供必要的资料。供试品在温度 40℃ ± 2℃、相对湿度 75% ± 5% 的条件下放置 6 个月。所用设备应能控制温度 ± 2℃、相对湿度 ± 5%,并能对真实温度与湿度进行监测。在至少包括初始和末次等的 3 个时间点(如 0 个月、3 个月、6 个月)取样,按稳定性考察项目检测。如在 25℃ ± 2℃、相对湿度 60% ± 5% 的条件下进行长期试验,当加速试验 6 个月中任何时间点的质量发生了显著变化,则应进行中间条件试验。中间条件为 30℃ ± 2℃、相对湿度 65% ± 5%,建议的考察时间为 12 个月,应包括所有的稳定性重点考察项目,检测至少包括初始和末次的 4 个时间点(如 0 个月、6 个月、9 个月、12 个月)。溶液剂、混悬剂、乳剂、注射液等含有水性介质的制剂可不要求相对湿度。试验所用设备与原料药物相同。

对温度特别敏感的药物制剂,预计只能在冰箱(5℃ ± 3℃)内保存使用,此类药物制剂的加速试验,可在温度 25℃ ± 2℃、相对湿度 60% ± 5% 的条件下进行,时间为 6 个月。

对拟冷冻贮藏的制剂,应对一批样品在 5℃ ± 3℃ 或 25℃ ± 2℃ 条件下放置适当的时间进行试验,以了解短期偏离标签贮藏条件(如运输或搬运时)对制剂的影响。

乳剂、混悬剂、软膏剂、乳膏剂、糊剂、凝胶剂、眼膏剂、栓剂、气雾剂、泡腾片及泡腾颗粒宜直接采用温度 30℃ ± 2℃、相对湿度 65% ± 5% 的条件进行试验,其他要求与上述相同。

对于包装在半透性容器中的药物制剂,例如低密度聚乙烯制备的输液袋、塑料安瓿、眼用制剂容器等,则应在温度 40℃ ± 2℃、相对湿度 25% ± 5% 的条件(可用 $CH_3COOK \cdot 1.5H_2O$ 饱和溶液)进行试验。

(三) 长期试验

长期试验是在接近药品的实际贮存条件下进行,其目的是为制定药品的有效期提供依据。供试品在温度 25℃ ± 2℃、相对湿度 60% ± 5% 的条件下放置 12 个月,或在温度 30℃ ± 2℃、相对湿度 65% ± 5% 的条件下放置 12 个月。至于上述两种条件选择哪一种由研究者确定。每 3 个月取样一次,分别于 0 个月、3 个月、6 个月、9 个月、12 个月取样,按稳定性重点考察项目进行检测。12 个月以后,仍需继续考察的,分别于 18 个月、24 个月、36 个月取样进行检测。将结果与 0 个月比较以确定药品的有效期。由于实测数据的分散性，一般应按 95% 可信限进行统计分析，得出合理的有效期。如 3 批统计分析结果差别较小，则取其平均值为有效期限。若差别较大，则取其最短的为有效期。数据表明很稳定的药品，不作统计分析。

对温度特别敏感的药品，长期试验可在温度 5℃±3℃ 的条件下放置 12 个月，按上述时间要求进行检测，12 个月以后，仍需按规定继续考察，制定在低温贮存条件下的有效期。

对拟冷冻贮藏的制剂，长期试验可在温度 –20℃±5℃ 的条件下至少放置 12 个月，货架期应根据长期试验放置条件下实际时间的数据而定。

对于包装在半透性容器中的药物制剂，则应在温度 25℃±2℃、相对湿度 40%±5%，或 30℃±2℃、相对湿度 35%±5% 的条件进行试验，至于上述两种条件选择哪一种由研究者确定。

对于所有制剂，应充分考虑运输路线、交通工具、距离、时间、条件（温度、湿度、振动情况等）、产品包装（外包装、内包装等）、产品放置和温度监控情况（监控器的数量、位置等）等对产品质量的影响。

此外，有些药物制剂还应考察临用时配制和使用过程中的稳定性。例如，应对配制或稀释后使用、在特殊环境（如高原低压、海洋高盐雾等环境）使用的制剂开展相应的稳定性研究，同时还应对药物的配伍稳定性进行研究，为说明书标签上的配制、贮藏条件和配制或稀释后的使用期限提供依据。

稳定性重点考察项目：原料药物及主要剂型的重点考察项目见表 6-5，表中未列入的考察项目及剂型，可根据剂型及品种的特点制订。对于缓控释制剂、肠溶制剂等应考察释放度等，微粒制剂应考察粒径或包封率或泄漏率等。

表 6-5　原料药物及制剂稳定性重点考察项目参考表

剂型	稳定性重点考察项目	剂型	稳定性重点考察项目
原料药	性状、熔点、含量、有关物质、吸湿性以及根据品种性质选定的考察项目	凝胶剂	性状、均匀性、含量、有关物质、粒度，乳胶剂应检查分层现象
片剂	性状、含量、有关物质、崩解时限或溶出度或释放度	眼用制剂	如为溶液，应考察性状、可见异物、含量、pH、有关物质；如为混悬液，还应考察粒度、再分散性；洗眼剂还应考察无菌；眼丸剂应考察粒度与无菌
胶囊剂	性状、含量、有关物质、崩解时限或溶出度或释放度、水分，软胶囊要检查内容物有无沉淀	丸剂	性状、含量、有关物质、溶散时限
注射剂	性状、含量、pH、可见异物、不溶性微粒、有关物质，应考察无菌	糖浆剂	性状、含量、澄清度、相对密度、有关物质、pH
栓剂	性状、含量、融变时限、有关物质	口服溶液剂	性状、含量、澄清度、有关物质
软膏剂	性状、均匀性、含量、粒度、有关物质	口服乳剂	性状、含量、分层现象、有关物质
乳膏剂	性状、均匀性、含量、粒度、有关物质、分层现象	口服混悬剂	性状、含量、沉降体积比、有关物质、再分散性
糊剂	性状、均匀性、含量、粒度、有关物质	散剂	性状、含量、粒度、有关物质、外观均匀度

续表

剂型	稳定性重点考察项目	剂型	稳定性重点考察项目
气雾剂（定量）	不同放置方位（正、倒、水平）有关物质、递送剂量均一性、泄漏率	气雾剂（非定量）	不同放置方位（正、倒、水平）有关物质、揿射速率、揿出总量、泄漏率
喷雾剂	不同放置方位（正、水平）有关物质、每喷主药含量、递送剂量均一性（混悬型和乳液型定量鼻用喷雾剂）	颗粒剂	性状、含量、粒度、有关物质、溶化性或溶出度或释放度
吸入气雾剂	不同放置方位（正、倒、水平）有关物质、微细粒子剂量、递送剂量均一性、泄漏率	贴剂（透皮贴剂）	性状、含量、有关物质、释放度、黏附力
吸入喷雾剂	不同放置方位（正、水平）有关物质、微细粒子剂量、递送剂量均一性、pH、应考察无菌	冲洗剂、洗剂、灌肠剂	性状、含量、有关物质、分层现象（乳状型）、分散性（混悬型），冲洗剂应考察无菌
吸入粉雾剂	有关物质、微细粒子剂量、递送剂量均一性、水分	搽剂、涂剂、涂膜剂	性状、含量、有关物质、分层现象（乳状型）、分散性（混悬型），涂膜剂还应考察成膜性
吸入液体制剂	有关物质、微细粒子剂量、递送速率及递送总量、pH、含量、应考察无菌	耳用制剂	性状、含量、有关物质，耳用散剂、喷雾剂与半固体制剂分别按相关剂型要求检查
		鼻用制剂	性状、pH、含量、有关物质，鼻用散剂、喷雾剂与半固体制剂分别按相关剂型要求检查

注：有关物质（含降解产物及其他变化所生成的产物）应说明其生成产物的数目及量的变化，如有可能应说明有关物质中何者为原料的中间体，何者为降解产物，稳定性试验重点考察降解产物。

第三节　药品杂质分析指导原则

[《中国药典》(2020 年版)四部通则 9102]

本原则用于指导化学合成的原料药及其制剂的杂质分析，并供药品研究、生产、质量标准起草和修订参考。本原则不涵盖生物/生物技术制品、肽、寡聚核苷酸、放射性药品、发酵产品与其半合成产品、中药和来源于动植物的粗制品。

杂质是药品的关键质量属性，可影响产品的安全性和有效性。药品质量标准中的杂质系指在按照经国家药品监督管理部门依法审查批准的工艺和原辅料生产的药品中，由其生产工艺或原料带入的杂质，或在贮存过程中产生的杂质，不包括变更生产工艺或变更原辅料而产生的新杂质，也不包括掺入或污染的外来物质。若药品生产企业变更生产工艺或原辅料引入新的杂质，则需要对原质量标准进行修订，并依法向药品监督管理部门申报批准。药品中不得掺入其组分以外的物质或污染药品。对于假药和劣药，必要时应根据具体情况，采用合适的且经过验证的分析方法予以检测。

1. **杂质的分类**　药品杂质通常分为有机杂质、无机杂质、残留溶剂。有机杂质可在药品的生产或贮存中引入，也可由药物与辅料或包装结构的相互作用产生，这些杂质可能是已鉴定或者未鉴定的、挥发性的或非挥发性的，包括起始物、副产物、中间体、降解产物、试剂、配位体和催化剂;其中化学结构与活性成分类似或具渊源关系的有机杂质,通常称为有关物质。无机杂质可能来源于生产过程,如反应试剂、配位体、催化剂、元素杂质、无机盐和其他物质(例如过滤介质、活性炭等),一般是已知和确定的。药品中的残留溶剂系指原料药或辅料的生产中以及制剂制备过程中使用的,但在工艺操作过程中未能完全去除的有机溶剂,一般具有已知的毒性。

杂质的种类较多,所以药品质量标准中检查项下杂质的项目名称,应根据国家药典委员会编写的《国家药品标准工作手册》的要求进行规范。如有机杂质的项目名称可参考下列原则选用。

(1)检查对象明确为某一物质时,以该杂质的化学名作为检查项目名称,如磷酸可待因中的"吗啡"、氯贝丁酯中的"对氯酚"、盐酸苯海索中的"哌啶苯丙酮"、盐酸林可霉素中的"林可霉素 B"和胰蛋白酶中的"糜蛋白酶"等。如果该杂质的化学名太长,又无通用的简称,可参考螺内酯项下的"巯基化合物"、肾上腺素中的"酮体"、盐酸地芬尼多中的"烯化合物"等,选用相宜的名称。在质量标准起草说明中应写明已明确杂质的结构式。

(2)检查对象不能明确为某一单一物质,而又仅知为某一类物质时,则其检查项目名称可采用"其他甾体""其他生物碱""其他氨基酸""还原糖""脂肪酸""芳香第一胺"等。

(3)未知杂质,可根据杂质性质选用检查项目名称,如"杂质吸光度""易氧化物""易炭化物""不挥发物""挥发性杂质"等。

2. 质量标准中杂质检查项目的确定　新原料药和新制剂中的杂质,应按我国新药申报有关要求和 ICH 新原料药中的杂质(Q3A)和新制剂中的杂质(Q3B)指导原则进行研究,必要时对杂质和降解产物进行安全性评价。新药研制部门对在合成、纯化和贮存中实际存在的杂质和潜在的杂质,应采用有效的分离分析方法进行检测。对于表观含量在表 6-6 鉴定阈值及以上的单个杂质和在鉴定阈值以下但具强烈生物作用的单个杂质或毒性杂质,予以定性或确证其结构。对在药品稳定性试验中出现的降解产物,也应按上述要求进行研究。新药质量标准中的杂质检查项目应包括经质量研究和稳定性考察检出的以及在批量生产中出现的杂质和降解产物,并需制定相应的检查限度。除降解产物和毒性杂质外,原料药中已控制的杂质,制剂中一般不再控制。原料药和制剂中的无机杂质,应根据其生产工艺、起始原料情况确定检查项目,但对于毒性无机杂质,应在质量标准中规定其检查项。药品杂质的报告、鉴定和确证阈值参照 ICH 新原料药中的杂质(Q3A)和新制剂中的杂质(Q3B)指导原则(表 6-6)。若制定的阈值高于表 6-6 阈值,则需进行科学评估;若杂质的毒性很大,应制定更低阈值。

在仿制药的研制和生产中,如发现其杂质谱与其原研药不同或与已有法定质量标准规定不同,需增加新的杂质检查项目时,也应按上述方法进行研究,申报新的质量标准或对原质量标准进行修订,并报药品监督管理部门审批。

多组分药物中共存的异构体一般不作为杂质检查项目,必要时,在质量标准中规定其比例,以保证生产用与申报注册时的原料药一致性。但当共存物质具有毒性时,应作为毒性杂质进行检查。而在单一对映异构体药品中,可能共存的其他对映异构体和非对映异构体应作为杂质检查。

药品多晶型杂质应参照药典药品晶型研究及晶型质量控制指导原则(指导原则 9015),确定检查项目。

具有遗传毒性的杂质(又称基因毒性杂质),应参照 ICH 评估和控制药品中 DNA 反应性(致突变)杂质以降低潜在致癌风险指导原则(M7)进行研究,并确定检查项目。

无机杂质参照 ICH 元素杂质指导原则(Q3D)进行研究,并确定检查项目。

表6-6　药品杂质的报告、鉴定和确证阈值

分类	最大日剂量	报告阈值	鉴定阈值	确证阈值
原料药	≤2g	0.05%	0.10% 或 1.0mg TDI[a]	0.15% 或 1.0mg TDI[a]
	>2g	0.03%	0.05%	0.05%
制剂	≤1g	0.1%		
	>1g	0.05%		
	<1mg		1.0% 或 5μg TDI[a]	
	1~10mg		0.5% 或 20μg TDI[a]	
	>10mg~2g		0.2% 或 2mg TDI[a]	
	>2g		0.10%	
	<10mg			1.0% 或 50μg TDI[a]
	10~100mg			0.5% μg 或 200μg TDI[a]
	>100mg~2g			0.2% 或 3mg TDI[a]
	>2g			0.15%

注:[a] 取限度低者。报告阈值(reporting threshold):超出此阈值的杂质均应在检测报告中报告具体的检测数据。鉴定阈值(identification threshold):超出此阈值的杂质均应进行定性分析,确定其化学结构。确证阈值(qualification threshold):超出此阈值的杂质均应基于其生物安全性评估数据,确定控制限度。TDI:药品杂质的每日总摄入量(total daily intake)。

残留溶剂,应根据生产工艺中所用有机溶剂及其残留情况,参照药典残留溶剂测定法(通则 0861)和 ICH 残留溶剂指导原则(Q3C),确定检查项目。

3. 杂质检查分析方法　杂质检查应尽量采用现代分离分析手段,用于杂质检测和定量测定的分析方法须按照本药典分析方法验证指导原则(指导原则 9101)和 ICH 指导原则(Q2)进行验证。尤为重要的是,应能证明分析方法具有检测杂质的专属性。

研究时,应采用几种不同的分离分析方法或不同检测条件以便比对结果,选择较佳的方法作为列入质量标准的检查方法。杂质检查分析方法的建立,应考虑普遍适用性,所用的仪器和实验材料应容易获得。对于特殊实验材料,应在质量标准中写明。在杂质分析的研究阶段,将可能存在的杂质、强制降解产物,分别或加入主成分中,配制供试溶液进行色谱分析,优化色谱条件,确定适用性要求,保证方法的专属性和灵敏性。

杂质研究中,应进行杂质的分离纯化制备或合成制备,以供进行安全性和质量研究用。对确实无法获得的杂质,研制部门在药品质量研究资料和药品质量标准起草说明中应写明理由。

在采用现代色谱技术对杂质进行分离分析的情况下,对特定杂质中的已知杂质和毒性杂质,应使用杂质对照品进行定位;如无法获得杂质对照品,可用相对保留值进行定位。杂质含量可按照色谱法等测定。

对于对映异构体杂质的检测多采用手性色谱法或其他立体选择性方法,应用最为广泛的是手性高效液相色谱法。对于对映异构体杂质检查方法的验证,立体选择性是实验考察的重点。当对映异构体杂质的出峰顺序在前,母体药品在后,则有利于两者的分离和提高检测灵敏度。由于手性色谱法不能直接反映手性药品的光学活性,需要与旋光度或比旋度测定相互补充,以有效控制手性药品的质量。对消旋体药物的质量标准,必要时亦可以设旋光度检查项目。

由于采用色谱法进行杂质限度检查时,受色谱参数设置值的影响较大,有关操作注意事项应在起草说明中写明,必要时,可在质量标准中予以规定。

4. 杂质的限度 药品质量标准对毒性杂质和毒性残留有机溶剂应严格规定限度。杂质限度的制订可参考本药典和 ICH 相关指导原则的要求,考虑如下因素:杂质及含一定限量杂质药品的毒理学和药效学研究数据、原料药的来源、给药途径、每日剂量、给药人群、治疗周期等。

原料药和制剂质量标准应包括如下。

(1)每种特定的已鉴定杂质。

(2)每种特定的未鉴定杂质。

(3)任何不超过鉴定阈值的非特定杂质。

(4)杂质总量(所有超过报告阈值的特定和非特定杂质或降解产物的总和)。

药品杂质鉴定与质控的决策树如下。

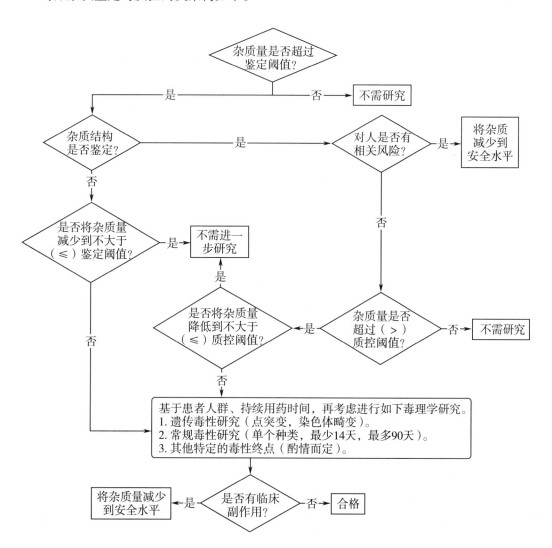

第四节　生物样品定量分析方法验证指导原则

[《中国药典》(2020 年版)四部通则 9012]

一、范围

准确测定生物基质(如全血、血清、血浆、尿)中的药物浓度,对于药物和制剂研发非常重要。这些数据可被用于支持药品的安全性和有效性,或根据毒动学、药动学和生物等效性试验的结果做出关键性决定。因此,必须完整地验证和记录应用的生物分析方法,以获得可靠的结果。

本指导原则提供生物分析方法验证的要求,也涉及非临床或临床试验样品实际分析的基本要求,以及何时可以使用部分验证或交叉验证,来替代完整验证。本指导原则二和三主要针对色谱分析方法,四针对配体结合分析方法。

生物样品定量分析方法验证和试验样品分析应符合本指导原则的技术要求。应该在相应的生物样品分析中遵守《药物非临床研究质量管理规范》(Good Laboratory Practice,GLP)原则或《药物临床试验质量管理规范》(Good Clinical Practice,GCP)原则。

二、生物分析方法验证

(一) 分析方法的完整验证

分析方法验证的主要目的是,证明特定方法对于测定在某种生物基质中分析物浓度的可靠性。此外,方法验证应采用与试验样品相同的抗凝剂。一般应对每个新分析方法和新分析物进行完整验证。当难于获得相同的基质时,可以采用适当基质替代,但要说明理由。

一个生物分析方法的主要特征包括选择性、定量下限、响应函数和校正范围(标准曲线性能)、准确度、精密度、基质效应、分析物在生物基质以及溶液中储存和处理全过程中的稳定性。

有时可能需要测定多个分析物。这可能涉及两种不同的药物,也可能涉及一个母体药物及其代谢物,或一个药物的对映体或异构体。在这些情况下,验证和分析的原则适用于所有涉及的分析物。

对照标准物质:在方法验证中,含有分析物对照标准物质的溶液将被加到空白生物基质中。此外,色谱方法通常使用适当的内标。

应该从可追溯的来源获得对照标准物质。应该科学论证对照标准物质的适用性。分析证书应该确认对照标准物质的纯度,并提供储存条件、失效日期和批号。对于内标,只要能证明其适用性即可,例如显示该物质本身或其相关的任何杂质不产生干扰。

当在生物分析方法中使用质谱检测时,推荐尽可能使用稳定同位素标记的内标。它们必须具有足够高的同位素纯度,并且不发生同位素交换反应,以避免结果的偏差。

1. 选择性　该分析方法应该能够区分目标分析物和内标与基质的内源性组分或样品中其他组分。应该使用至少 6 个受试者的适宜的空白基质来证明选择性(动物空白基质可以不同批次混合),它们被分别分析并评价干扰。当干扰组分的响应低于分析物定量下限响应的 20%,并低于内标响应的 5% 时,通常即可以接受。

应该考察药物代谢物、经样品预处理生成的分解产物以及可能的同服药物引起干扰的程度。在适当情况下,也应该评价代谢物在分析过程中回复转化为母体分析物的可能性。

2. 残留 应该在方法建立中考察残留并使之最小。残留可能不影响准确度和精密度。应通过在注射高浓度样品或校正标样后,注射空白样品来估计残留。高浓度样品之后在空白样品中的残留应不超过定量下限的 20%,并且不超过内标的 5%。如果残留不可避免,应考虑特殊措施,在方法验证时检验并在试验样品分析时应用这些措施,以确保不影响准确度和精密度。这可能包括在高浓度样品后注射空白样品,然后分析下一个试验样品。

3. 定量下限 定量下限是能够被可靠定量的样品中分析物的最低浓度,具有可接受的准确度和精密度。定量下限是标准曲线的最低点,应适用于预期的浓度和试验目的。

4. 标准曲线 应该在指定的浓度范围内评价仪器对分析物的响应,获得标准曲线。通过加入已知浓度的分析物(和内标)到空白基质中,制备各浓度的校正标样,其基质应该与目标试验样品基质相同。方法验证中研究的每种分析物和每一分析批,都应该有一条标准曲线。

在进行分析方法验证之前,最好应该了解预期的浓度范围。标准曲线范围应该尽量覆盖预期浓度范围,由定量下限和定量上限(校正标样的最高浓度)来决定。该范围应该足够描述分析物的药动学。

应该使用至少 6 个校正浓度水平,不包括空白样品(不含分析物和内标的处理过的基质样品)和零浓度样品(含内标的处理过的基质)。每个校正标样可以被多次处理和分析。

应该使用简单且足够描述仪器对分析物浓度响应的关系式。空白和零浓度样品结果不应参与计算标准曲线参数。

应该提交标准曲线参数,测定校正标样后回算得出的浓度应一并提交。在方法验证中,至少应该评价 3 条标准曲线。

校正标样回算的浓度一般应该在标示值的 ±15% 以内,定量下限处应该在 ±20% 内。至少 75% 校正标样,含最少 6 个有效浓度,应满足上述标准。如果某个校正标样结果不符合这些标准,应该拒绝这一标样,不含这一标样的标准曲线应被重新评价,包括回归分析。

最好使用新鲜配制的样品建立标准曲线,但如果有稳定性数据支持,也可以使用预先配制并储存的校正标样。

5. 准确度 分析方法的准确度描述该方法测得值与分析物标示浓度的接近程度,表示为:(测得值 / 真实值) × 100%。应采用加入已知量分析物的样品来评估准确度,即质控样品。质控样品的配制应该与校正标样分开进行,使用另行配制的储备液。

应该根据标准曲线分析质控样品,将获得的浓度与标示浓度对比。准确度应报告为标示值的百分比。应通过单一分析批(批内准确度)和不同分析批(批间准确度)获得质控样品值来评价准确度。

为评价一个分析批中不同时间的任何趋势,推荐以质控样品分析批来证明准确度,其样品数不少于一个分析批预期的样品数。

批内准确度:为了验证批内准确度,应取一个分析批的定量下限及低、中、高浓度质控样品,每个浓度至少用 5 个样品。浓度水平覆盖标准曲线范围:定量下限,在不高于定量下限浓度 3 倍的低浓度质控样品,标准曲线范围中部附近的中浓度质控样品,以及标准曲线范围上限约 75% 处的高浓度质控样品。准确度均值一般应在质控样品标示值的 ±15% 之内,定量下限准确度应在标示值的 ±20% 范围内。

批间准确度：通过至少 3 个分析批，且至少 2 天进行，每批用定量下限以及低、中、高浓度质控样品，每个浓度至少 5 个测定值来评价。准确度均值一般应在质控样品标示值的 ±15% 范围内，对于定量下限，应在标示值的 ±20% 范围内。

报告的准确度和精密度的验证数据应该包括所有获得的测定结果，但是已经记录明显失误的情况除外。

6. 精密度　分析方法的精密度描述分析物重复测定的接近程度，定义为测量值的相对标准差（变异系数）。应使用与证明准确度相同分析批样品的结果，获得在同一批内和不同批间定量下限以及低、中、高浓度质控样品的精密度。

对于验证批内精密度，至少需要一个分析批的 4 个浓度，即定量下限以及低、中、高浓度，每个浓度至少 5 个样品。对于质控样品，批内变异系数一般不得超过 15%，定量下限的变异系数不得超过 20%。

对于验证批间精密度，至少需要 3 个分析批（至少 2 天）的定量下限以及低、中、高浓度，每个浓度至少 5 个样品。对于质控样品，批间变异系数一般不得超过 15%，定量下限的变异系数不得超过 20%。

7. 稀释可靠性　样品稀释不应影响准确度和精密度。应该通过向基质中加入分析物至高于定量上限浓度，并用空白基质稀释该样品（每个稀释因子至少 5 个测定值），来证明稀释的可靠性。准确度和精密度应在 ±15% 之内，稀释的可靠性应该覆盖试验样品所用的稀释倍数。

可以通过部分方法验证来评价稀释可靠性。如果能够证明其他基质不影响精密度和准确度，也可以接受其使用。

8. 基质效应　当采用质谱方法时，应该考察基质效应。使用至少 6 批来自不同供体的空白基质，不应使用合并的基质。如果基质难以获得，则使用少于 6 批基质，但应该说明理由。

对于每批基质，应该通过计算基质存在下的峰面积（由空白基质提取后加入分析物和内标测得），与不含基质的相应峰面积（分析物和内标的纯溶液）比值，计算每个分析物和内标的基质因子。进一步通过分析物的基质因子除以内标的基质因子，计算经内标归一化的基质因子。从 6 批基质计算的内标归一化的基质因子的变异系数不得大于 15%。该测定应分别在低浓度和高浓度下进行。

如果不能适用上述方式，例如采用在线样品预处理的情况，则应该通过分析至少 6 批基质，分别加入高浓度和低浓度（定量下限浓度 3 倍以内以及接近定量上限），来获得批间响应的变异。其验证报告应包括分析物和内标的峰面积，以及每一样品的计算浓度。这些浓度计算值的总体变异系数不得大于 15%。

除正常基质外，还应关注其他样品的基质效应，例如溶血的或高血脂的血浆样品等。

9. 稳定性　必须在分析方法的每一步骤确保稳定性，用于检查稳定性的条件，例如样品基质、抗凝剂、容器材料、储存和分析条件，都应该与实际试验样品的条件相似。用文献报道的数据证明稳定性是不够的。

采用低浓度和高浓度质控样品（空白基质加入分析物至定量下限浓度 3 倍以内以及接近定量上限），在预处理后以及在所评价的条件储存后立即分析。由新鲜制备的校正标样获得标准曲线，根据标准曲线分析质控样品，将测得浓度与标示浓度相比较，每一浓度的均值与标示浓度的偏差应在 ±15% 范围内。

应通过适当稀释,考虑到检测器的线性和测定范围,检验储备液和工作溶液的稳定性。

稳定性检查应考察不同储存条件,时间尺度应不小于试验样品储存的时间。

通常应该进行下列稳定性考察。

(1)分析物和内标的储备液和工作溶液的稳定性。

(2)从冰箱储存条件到室温或样品处理温度,基质中分析物的冷冻和融化稳定性。

(3)基质中分析物在冰箱储存的长期稳定性。此外,如果适用,也应该进行下列考察。

(4)处理过的样品在室温下或在试验过程储存条件下的稳定性。

(5)处理过的样品在自动进样器温度下的稳定性。

在多个分析物试验中,特别是对于生物等效性试验,应该关注每个分析物在含所有分析物基质中的稳定性。

应特别关注受试者采血时,以及在储存前预处理的基质中分析物的稳定性,以确保由分析方法获得的浓度反映受试者采样时刻的分析物浓度。可能需要根据分析物的结构,按具体情况证明其稳定性。

(二) 部分验证

在对已被验证的分析方法进行小幅改变情况下,根据改变的实质内容,可能需要部分方法验证。可能的改变包括:生物分析方法转移到另一个实验室,改变仪器、校正浓度范围、样品体积,其他基质或物种,改变抗凝剂、样品处理步骤、储存条件等。应报告所有的改变,并对重新验证或部分验证的范围说明理由。

(三) 交叉验证

应用不同方法从一项或多项试验获得数据,或者应用同一方法从不同试验地点获得数据时,需要互相比较这些数据时,应进行分析方法的交叉验证。如果可能,应在试验样品被分析之前进行交叉验证,同一系列质控样品或试验样品应被两种分析方法测定。对于质控样品,不同方法获得的平均准确度应在 ±15% 范围内,如果放宽,应该说明理由。对于试验样品,至少 67% 样品测得的两组数值差异应在两者均值的 ±20% 范围内。

三、试验样品分析

在分析方法验证后,可以进行试验样品或受试者样品分析。需要在试验样品分析开始前证实生物分析方法的效能。应根据已验证的分析方法处理试验样品以及质控样品和校正标样,以保证分析批被接受。

(一) 分析批

一个分析批包括空白样品和零浓度样品,包括至少 6 个浓度水平的校正标样,至少 3 个浓度水平质控样品(低、中、高浓度双重样品,或至少试验样品总数的 5%,两者中取数目更多者),以及被分析的试验样品。所有样品(校正标样、质控和试验样品)应按照它们将被分析的顺序,在同一样品批中被处理和提取。一个分析批包括的样品在同一时间处理,即没有时间间隔,由同一分析者相继处理,使用相同的试剂,保持一致的条件。质控样品应该分散到整批中,以此保证整个分析批的准确度和精密度。

对于生物等效性试验,建议一名受试者的全部样品在同一分析批中分析,以减少结果的变异。

(二) 分析批的接受标准

应在分析试验计划或标准操作规程中规定接受或拒绝一个分析批的标准。若整个分析批包含多个部分批次,应该针对整个分析批,也应该针对分析批中每一部分批次样品定义接受标准。

分析批应该使用下列接受标准。

校正标样测定回算浓度一般应在标示值的 ±15% 范围内,定量下限应在 ±20% 范围内。不少于 6 个校正标样,至少 75% 标样应符合这些标准。如果校正标样中有一个不符合标准,则应该拒绝这个标样,重新计算不含该标样的标准曲线,并进行回归分析。

质控样品的准确度值应该在标示值的 ±15% 范围内。至少 67% 质控样品,且每个浓度水平至少 50% 样品应符合这一标准。在不满足这些标准的情况下,应该拒绝该分析批,相应的试验样品应该重新提取和分析。

在同时测定几个分析物的情况下,对每个分析物都要有一条标准曲线。如果一个分析批对于一个分析物可以接受,而对于另一个分析物不能接受,则接受的分析物数据可以被使用,但应该重新提取和分析样品,测定被拒绝的分析物。

如果使用多重校正标样,其中仅一个定量下限或定量上限标样不合格,则校正范围不变。

所有接受的分析批,每个浓度质控样品的平均准确度和精密度应该列表,并在分析报告中给出。如果总平均准确度和精密度超过 15%,则需要进行额外的考察,说明该偏差的理由。在生物等效性试验情况下,这可能导致数据被拒绝。

(三) 校正范围

如果在试验样品分析开始前,已知或预期试验样品中的分析物浓度范围窄,则推荐缩窄标准曲线范围,调整质控样品浓度或者适当加入质控样品新的浓度,以充分反映试验样品的浓度。

如果看起来很多试验样品的分析物浓度高于定量上限,在可能的情况下,应该延伸标准曲线的范围,加入额外浓度的质控样品或改变其浓度。

至少 2 个质控样品浓度应该落在试验样品的浓度范围内。如果标准曲线范围被改变,则生物分析方法应被重新验证(部分验证),以确认响应函数并保证准确度和精密度。

(四) 试验样品的重新分析和报告值选择

应该在试验计划或标准操作规程中预先确定重新分析试验样品的理由以及选择报告值的标准。在试验报告中应该提供重新分析的样品数目以及占样品总数的比例。

重新分析试验样品可能基于下列理由。

(1)由于校正标样或质控样品的准确度或精密度不符合接受标准,导致一个分析批被拒绝。

(2)内标的响应与校正标样和质控样品的内标响应差异显著。

(3)进样不当或仪器功能异常。

(4)测得的浓度高于定量上限,或低于该分析批的定量下限,且该批的最低浓度标样从标准曲线中被拒绝,导致比其他分析批的定量下限高。

(5)在给药前样品或安慰剂样品中测得可定量的分析物。

(6)色谱不佳。

对于生物等效性试验,通常不能接受由于药动学理由重新分析试验样品。

在由于给药前样品阳性结果或者由于药动学原因进行重新分析的情况下,应该提供重新分析样品的身份、初始值、重新分析的理由、重新分析获得值、最终接受值以及接受理由。

在仪器故障的情况下,如果已经在方法验证时证明了重新进样的重现性和进样器内稳定性,则可以将已经处理的样品重新进样。但对于拒绝的分析批,则需要重新处理样品。

(五) 色谱积分

应在标准操作规程中描述色谱的积分以及重新积分。任何对该标准操作规程的偏离都应在分析报告中讨论。实验室应该记录色谱积分参数,在重新积分的情况下,记录原始和最终的积分数据,并在要求时提交。

(六) 用于评价方法重现性的试验样品再分析

在方法验证中使用校正标样和质控样品可能无法模拟实际试验样品。例如,蛋白结合、已知和未知代谢物的回复转化、样品均一性或同服药物引起的差异,可能影响这些样品在处理和储存过程中分析物的准确度和精密度。因此,推荐通过在不同天后,在另外一个分析批中重新分析试验样品,来评价实际样品测定的准确度。检验的范围由分析物和试验样品决定,并应该基于对分析方法和分析物的深入理解。建议获得 c_{max} 附近和消除相样品的结果,一般应该重新分析 10% 样品,如果样品总数超过 1 000,则超出部分重新分析 5% 样品。对于至少 67% 的重复测试,原始分析测得的浓度和重新分析测得的浓度之间的差异应在两者均值的 ±20% 范围内。试验样品再分析显示偏差结果的情况下,应该进行考察,采取足够的步骤优化分析方法。至少在下列情形下,应该进行试验样品的再分析。

(1)毒动学试验,每个物种一次。

(2)所有关键性的生物等效性试验。

(3)首次用于人体的药物试验。

(4)首次用于患者的药物试验。

(5)首次用于肝或肾功能不全患者的药物试验。

对于动物实验,可能仅需要在早期关键性试验中进行实际样品的再分析,例如涉及给药剂量和测得浓度关系的试验。

四、配体结合分析

配体结合分析主要用于大分子药物。前述的验证原则以及对试验样品分析的考虑一般也适用。但是由于大分子固有的特点和结构复杂性,使其难以被提取,所以常常在无预先分离的情况下测定分析物。此外,方法的检测终点并不直接来自分析物的响应,而来自与其他结合试剂产生的间接信号。配体结合分析中,每个校正标样、质控样品以及待测样品一般都采用复孔分析。如无特殊说明,本部分以双孔分析为原则。

(一) 方法验证前的考量

1. 标准品选择　生物大分子具有不均一性,其中成分的效价与免疫反应可能存在差异,因此应对标准品进行充分表征。应尽量使用纯度最高的标准品。用于配制校正标样和质控样品的标准品应尽量与临床和非临床试验使用的受试品批号相同。标准品批号变更时,应尽量对其进行表征和生物分析评价,以确保方法性能不变。

2. 基质选择　一般不推荐使用经碳吸附、免疫吸附等方法提取过的基质,或透析血清、蛋白缓冲液等替代实际样品基质建立分析方法。但在某些情况下,复杂生物基质中可能存在高浓度与分析物结构相关的内源性物质,其高度干扰导致根本无法测定分析物。在无其他可选定量策略的前提下,可允许使用替代基质建立分析方法。但应对使用替代基质建立方法的必要性加以证明。

可采用替代基质建立标准曲线,但质控样品必须用实际样品基质配制,应通过计算准确度来证明基质效应的消除。

3. 最低需求稀释度的确定　分析方法建立与验证过程中,可能需要对基质进行必要的稀释,以降低其产生的高背景信号。在此情况下,应考察最低需求稀释度。最低需求稀释度是指分析方法中为提高信噪比、减少基质干扰、优化准确度与精密度而必须使用缓冲液对生物样品进行稀释的最小倍数。应使用与试验样品相同的基质来配制加药样品来确定最低需求稀释度。

4. 试剂　方法的关键试剂,如结合蛋白、适配子、抗体或偶联抗体、酶等,对分析结果会产生直接影响,因此须确保质量。如果在方法验证或样品分析过程中,关键试剂批次发生改变,须确认方法性能不因此改变,从而确保不同批次结果的一致性。

无论是关键试剂,还是缓冲液、稀释液、酸化剂等非关键试剂,都应对维持其稳定性的保障条件进行记录,以确保方法性能长期不变。

(二) 方法验证

1. 完整验证

(1)标准曲线与定量范围标准曲线反映了分析物浓度:与仪器响应值之间的关系。在配体结合分析方法中,标准曲线的响应函数是间接测得的,一般呈非线性,常为 S 形曲线。

应使用至少 6 个有效校正标样浓度建立标准曲线。校正标样应在预期定量范围对数坐标上近似等距离分布。除校正标样外,可使用锚定点辅助曲线拟合。

验证过程中,须至少对 6 个独立的分析批进行测定,结果以列表形式报告,以确定标准曲线回归模型整体的稳健性。拟合时,一条标曲允许排除由于明确或不明原因产生失误的浓度点。排除后应至少有 75% 的校正标样回算浓度在标示值的 ±20%(定量下限与定量上限在 ±25%)范围内。定量下限与定量上限之间的浓度范围为标准曲线的定量范围。锚定点校正样品是处于定量范围之外的标样点,用于辅助拟合配体结合分析的非线性回归标准曲线,因其在定量范围之外,可不遵循上述接受标准。

(2)特异性:特异性是指在样品中存在相关干扰物质的情况下,分析方法能够准确、专一地测定分析物的能力。结构相关物质或预期合用药物应不影响方法对分析物的测定。如在方法建立与验证阶段无法获取结构相关物质,特异性评价可在最初方法验证完成后补充进行。应采用未曾暴露于分析物的基质配制高浓度与低浓度质控样品,加入递增浓度的相关干扰物质或预期合用药物进行特异性考察。未加入分析物的基质也应同时被测量。要求至少 80% 以上的质控样品准确度在 ±20% 范围内(如果在定量下限水平,则在 ±25% 范围内),且未加入分析物的基质的测量值应低于定量下限。

(3)选择性:方法的选择性是指基质中存在非相关物质的情况下,准确测定分析物的能力。由于生物大分子样品一般不经提取,基质中存在的非相关物质可能会干扰分析物的测定。应通过向至少 10 个不同来源的基质加入定量下限和定量上限水平的分析物来考察选择性,也应同时测量未加入分析物的基质。选择性考察要求至少 80% 以上的样品准确度在 ±20% 范围内(如果在定量下限水平,则在 ±25% 范围内),且未加入分析物的基质的测量值应低于定量下限。如果干扰具有浓度依赖性,则须测定发生干扰的最低浓度。在此情况下,可能需要在方法验证之前调整定量下限。根据项目需要,可能需要针对患者群体基质或特殊基质(如溶血基质或高血脂基质)考察选择性。

(4)精密度与准确度:应选择至少5个浓度的质控样品进行准确度、精密度以及方法总误差考察。包括定量下限浓度、低浓度质控(定量下限浓度的3倍以内)、中浓度质控(标准曲线中段)、高浓度质控(定量上限浓度75%以上)以及定量上限浓度质控。低、中、高浓度质控标示值不得与校正标样浓度标示值相同。质控样品应经过冷冻,并与试验样品采用相同的方法进行处理。不建议采用新鲜配制的质控样品进行精密度与准确度考察。批间考察应在数日内进行至少6个独立的分析批测定。每批内应包含至少3套质控样品(每套含至少5个浓度的质控样品)。对于批内和批间准确度,各浓度质控样品的平均浓度应在标示值的 ±20%(定量下限和定量上限为 ±25%)范围内。批内和批间精密度均不应超过20%(定量下限和定量上限为25%)。此外,方法总误差(即 % 相对偏差绝对值与 % 变异系数之和)不应超过30%(定量下限和定量上限为40%)。

(5)稀释线性:在标准曲线定量范围不能覆盖预期样品浓度的情况下,应使用质控样品进行方法的稀释线性考察,即评价样品浓度超过分析方法的定量上限时,用空白基质将样品浓度稀释至定量范围内后,方法能否准确测定。进行稀释实验的另一目的是考察方法是否存在"前带"或"钩状"效应,即高浓度分析物引起的信号抑制。

稀释线性考察中,稀释至定量范围内的每个质量控制(quality control,QC)样品经稀释度校正后的回算浓度应在标示值的 ±20% 范围内,且所有 QC 样品回算终浓度的精密度不超过20%。

(6)平行性:为发现可能存在的基质效应,或代谢物的亲和性差异,在可获得真实试验样品的情况下,应考虑对标准曲线和系列稀释的试验样品之间进行平行性考察。应选取高浓度试验样品(最好采用超出定量上限的样品),用空白基质将其稀释到至少3个不同浓度后进行测定,系列稀释样品间的精密度不应超过30%。如果存在样品稀释非线性的情况(即非平行性),则应按事先的规定予以报告。如果在方法验证期间无法获取真实试验样品,则应在获得真实试验样品后尽快进行平行性考察。

(7)样品稳定性:应使用低、高浓度质控样品考察分析物的稳定性。稳定性考察应包括室温或样品处理温度下的短期稳定性,以及冻 - 融稳定性。此外,如果试验样品需要长期冻存,则应在可能冻存样品的每个温度下进行长期稳定性考察每一浓度质控样品应有67%以上的样品浓度在标示值的 ±20% 范围内。

(8)商品化试剂盒:商品化试剂盒可以用来进行试验样品分析,但使用前必须按本指导原则的要求对其进行验证。

2. 部分验证和交叉验证　在"二、(二)"和"二、(三)"中叙述的关于验证的各项内容都适用于配体结合分析。

(三) 试验样品分析

1. 分析批　配体结合分析中最常使用微孔板,一个微孔板通常为一个分析批。每个微孔板应包含一套独立的标准曲线和质控样品,以校准板间差异。在使用某些平台时,单个样品载体的通量可能有限,此时允许一个分析批包含多个载体。可在该分析批的首个与末个载体各设置一套标准曲线,同时在每一载体上设置质控样品。所有样品均应复孔测定。

2. 试验样品分析的接受标准　对于每个分析批,除锚定点外,标准曲线须有75%以上的校正标样(至少6个)回算浓度在标示值的 ±20%(定量下限和定量上限为 ±25%)范围内。

每块板应含有至少 2 套 3 水平(低、中、高浓度)的复设质控样品。在试验样品测试过程的验证中,质控样品的复设数量应与试验样品分析一致。每块板至少 67% 的质控样品应符合准确度在 ±20% 范围以内,精密度不超过 20% 的标准,且每一浓度水平的质控样品中至少 50% 符合上述标准。

3. 实际样品再分析　在"三、(六)"中关于实际样品再分析的所有论述均适用于配体结合分析。再分析样品的接受标准为初测浓度与复测浓度都在二者均值的 ±30% 范围内,再分析样品中至少 67% 以上应符合该接受标准。

五、试验报告

(一) 方法验证报告

如果方法验证报告提供了足够详细的信息,则可以引用主要分析步骤的标准操作规程标题,否则应该在报告后面附上这些标准操作规程的内容。

全部源数据应该以其原始格式保存,并根据要求提供。

应该记录任何对验证计划的偏离。

方法验证报告应该包括至少下列信息。

(1) 验证结果概要。

(2) 所用分析方法的细节,如果参考了已有方法,给出分析方法的来源。

(3) 摘要叙述分析步骤(分析物,内标,样品预处理、提取和分析)。

(4) 对照标准品(来源、批号、分析证书、稳定性和储存条件)。

(5) 校正标样和质控样品(基质、抗凝剂、预处理、制备日期和储存条件)。

(6) 分析批的接受标准。

(7) 分析批:所有分析批列表,包括校正范围、响应函数、回算浓度、准确度;所有接受分析批的质控样品结果列表;储备液、工作溶液、质控在所用储存条件下的稳定性数据;选择性、定量下限、残留、基质效应和稀释考察数据。

(8) 方法验证中得到的意外结果,充分说明采取措施的理由。

(9) 对方法或对标准操作规程的偏离。所有测定及每个计算浓度都必须出现在验证报告中。

(二) 样品分析报告

样品分析报告应该引用该试验样品分析的方法验证报告,还应包括对试验样品的详细描述。

全部源数据应该以其原始格式保存,并根据要求提供。

应该在分析报告中讨论任何对试验计划、分析步骤或标准操作规程的偏离。

分析报告应至少包括下列信息。

(1) 对照标准品。

(2) 校正标样和质控样品的储存条件。

(3) 简要叙述分析批的接受标准,引用特定的试验计划或标准操作规程。

(4) 样品踪迹(接收日期和内容,接收时样品状态,储存地点和条件)。

(5) 试验样品分析:所有分析批和试验样品列表,包括分析日期和结果;所有接受的分析批的标准曲线结果列表;所有分析批的质控结果列表,落在接受标准之外的数值应该清楚标出。

(6)失败的分析批数目和日期。

(7)对方法或标准操作规程的偏离。

(8)重新分析结果。

试验样品再分析的结果可以在方法验证报告、样品分析报告或者在单独的报告中提供。

对于生物等效性试验等,应在样品分析报告之后按规定附上受试者分析批的全部色谱图,包括相应的质控样品和校正标样的色谱图。

第五节　遗传毒性杂质控制指导原则

[《中国药典》(2020 年版)四部通则 9306]

遗传毒性杂质控制指导原则用于指导药物遗传毒性杂质的危害评估、分类和限值制定,以控制药物中遗传毒性杂质潜在的致癌风险。为药品标准制修订,上市药品安全性再评估提供参考。

一、总则

遗传毒性(genotoxcity)是指遗传物质中任何有害变化引起的毒性,而不考虑诱发该变化的机制,又称为基因毒性。遗传毒性杂质(genotoxic impurity,GTI)是指能引起遗传毒性的杂质,包括致突变性杂质和其他类型的无致突变性杂质。其主要来自原料药或制剂的生产过程,如起始原料、反应物、催化剂、试剂、溶剂、中间体、副产物、降解产物等。致突变性杂质(mutagenic impurity)指在较低水平时也有可能直接引起 DNA 损伤,导致 DNA 突变,从而可能引发癌症的遗传毒性杂质。

本指导原则主要关注致突变机制的遗传毒性杂质,非致突变机制的遗传毒性杂质以一般杂质水平存在时,通常可忽略其致癌风险。

药品生产、药品标准提高及上市药品再评价过程中发现杂质后,可按本指导原则进行危害评估,确定其是否为致突变性杂质。如果一个杂质被鉴定为具有潜在的致癌风险,应制定相应的限值。在制定可忽略致癌风险的杂质限值时,应进一步分析生产工艺,兼顾安全性和质量风险管理两方面的因素,综合考虑制定合适的限值。确定遗传毒性杂质限值时,还应遵循具体问题具体分析的原则。

本指导原则包括危害评估方法、可接受摄入量计算方法和限值制定方法。

本指导原则中描述的对杂质潜在致突变性的评估方法不适用于以下类型的原料药和制剂:生物/生物技术制品、肽类、寡核苷酸、放射性药物、发酵产品、中药和动物或植物来源的粗制品。也不适用于已上市药物中使用的辅料、调味剂、着色剂和香料,以及与药物包材相关的可浸出物。但如有必要,可使用本指导原则中概述的限制潜在致癌风险的安全风险评估原则。

本指导原则中对杂质潜在致突变性的评估方法不适用于晚期癌症适应证的原料药和制剂,以及用于其他适应证但本身在治疗剂量下就具有遗传毒性,且预计可能与癌症风险增加有关的原料药。在这些情况下,致突变性杂质不会显著增加原料药的致癌风险。因此,杂质可以按非致突变性杂质的水平控制。

二、危害评估方法

致突变性杂质的危害评估方法主要是通过数据库、文献检索,(定量)构效关系[(Quantitative)Structure Activity Relationships,(Q)SAR]评估以及遗传毒性试验等评估方法将杂质分类,参考国际相关分类方法,根据致突变和致癌风险危害程度可将杂质分为以下5类。

1类杂质指已知有致突变性的致癌物质。

2类杂质指致癌性未知的已知致突变性物质。

3类杂质指含有警示结构,与原料药结构无关,无致突变性数据的物质。

4类杂质指含有警示结构,与原料药或与原料药相关的物质具有相同的警示结构的物质,且原料药或与原料药相关的物质经测试为无致突变性的物质。

5类杂质指无警示结构或有充分的数据证明警示结构无致突变性或致癌性的物质。

1. 数据库、文献检索评估方法　已有资料显示杂质是有致突变性的致癌物质,则将其归为1类;已有资料显示杂质是有致突变性,即细菌回复突变试验呈阳性,或有其他与DNA反应性相关的基因突变的阳性致突变性数据(例如,体内基因突变研究显示阳性),但无啮齿动物致癌性数据的物质,则将其归为2类;已有资料显示无致突变性或致癌性潜在风险的物质,则将其归为5类。

2. (定量)构效关系[(Q)SAR]评估方法　(Q)SAR评估方法是根据化合物现有资料、化学结构和对细菌回复突变试验的预测对化合物进行分类。根据现有资料可将化合物归为1类或2类;如果杂质含有与原料药结构无关的警示结构,但无致突变性数据,则可归为3类;如果杂质含有与原料药或与原料药相关的物质相同的警示结构(例如工艺中间体),且该原料药或与原料药相关的物质经测试为无致突变性,则可归为4类;如果杂质含有警示结构,但有充分的数据认为该警示结构无致突变性或致癌性,或者杂质不含有警示结构,则可归为5类。

应用(Q)SAR方法进行计算机模拟,预测细菌回复突变试验的结果时,应采用两个互补的(Q)SAR预测方法。一个方法基于专家规则,另一个方法基于统计学。如果两个互补的(Q)SAR方法预测结果均没有警示结构,则可以认为该杂质没有致突变性,不建议做进一步的检测。此方法应采用经验证并获得公认的软件,如有必要,预测结果可由专家评估。

3. 遗传毒性试验评估方法　对于应用(Q)SAR方法评估归为3类的杂质,可以进一步开展细菌回复突变试验。如果试验结果为阳性,则该杂质归为2类;如果试验结果为阴性,则该杂质归为5类。对于长期给药时杂质日摄入量超出1mg时,按照本指导原则评价为阴性的杂质,仍应考虑对杂质进行潜在的遗传毒性评估。

对于致突变性(如细菌回复突变试验)结果为阳性的杂质,如果无法控制在可接受的摄入量,可以根据其作用机制和预期的靶器官(组织)分布,选择合适的体内遗传毒性试验,以明确其体内致突变风险,指导对其设定特定的限度。

三、可接受摄入量的计算方法

确定遗传毒性杂质限值时主要的参考依据是可接受摄入量,可接受摄入量的计算方法包括根据化合物特异性风险评估计算、根据毒理学关注阈值计算和根据给药周期调整计算等。

1. 根据化合物特异性风险评估计算的可接受摄入量

(1)具有致癌性数据的致突变性杂质：如果杂质具备足够的致癌性数据，但无毒理学阈值，则应采用化合物特异性风险评估方法来推导可接受摄入量，即根据导致50%肿瘤发生率的给药剂量(median toxic dose, TD_{50})线性外推法来计算化合物特异性的可接受摄入量，或使用国内外权威机构已公布的可接受摄入量参考值。

TD_{50}线性外推法，即通过啮齿动物致癌性数据来计算杂质的可接受摄入量。如采用TD_{50}值的1/50 000作为摄入量，即相当于终生潜在发生肿瘤的风险为十万分之一。可接受摄入量(acceptable intake, AI) = TD_{50}/50 000 × 50kg

(2)有实际阈值的致突变性杂质：一些杂质的毒性与剂量的反应呈非线性或有实际阈值，针对此类杂质可通过未观察到作用剂量(no-observed effect level, NOEL)或者观察到作用的最低水平(lowest-observed effect level, LOEL)和采用不确定性因子来计算每日允许暴露量(permitted daily exposure, PDE)。

$$PDE = \frac{NOEL(或 LOEL) × 体重}{F1 × F2 × F3 × F4 × F5}$$

式中，体重以50kg计；F1为从不同物种外推到人的因子；F2为个体差异因子；F3为根据毒性暴露周期采用的可变因子；F4为根据毒性严重情况采用的可变因子；F5采用NOEL时一般为1，采用LOEL时应根据毒性的严重程度确定，最高可为10。

2. 根据毒理学关注阈值(threshold of toxicological concern, TTC)计算的可接受摄入量

(1)单个杂质：对于无毒理学研究数据的杂质可采用TTC计算可接受摄入量，即一个杂质的可接受摄入量为1.5μg/d。TTC是从TD_{50}的剂量简单线性外推到十万分之一肿瘤发生率的剂量，且采用的TD_{50}数据来自最敏感物种和肿瘤发生的最敏感部位。在使用TTC作为评估原料药和制剂中致突变性杂质的可接受摄入量时，其对应的理论上终生患癌风险为十万分之一。TTC可以通用于大部分药物，作为可接受摄入量的默认值。

(2)多个杂质：根据TTC计算的可接受摄入量是针对单个杂质制定的。如果有2个2类或3类杂质，应制定每个杂质可接受摄入量。对于临床研发和已上市的药品，如果原料药质量标准中有3个或更多的2类或3类杂质，则这些杂质的总可接受摄入量按表6-7来进行控制。1类杂质应单独控制，不应计入2类和3类杂质的总可接受摄入量。另外，制剂中形成的降解产物应单独控制，不应计入总可接受摄入量。对于复方制剂杂质可接受摄入量制定，每种活性成分应单独规定。

3. 根据给药周期调整计算的可接受摄入量　已知致突变性致癌物的标准风险评估是假定致癌风险随着累积剂量的增加而增加，因此，终生以低剂量持续给药的致癌风险与相同的累积剂量平均分配在较短给药时长内的致癌风险等同。对于临床研发阶段和已上市药物已经可以预知该药物的给药时间，一般都是短于终生给药，所以可以调整上述计算的可接受摄入量，允许药物中致突变性杂质的日摄入量高于终生给药时的值。

(1)根据给药周期调整TTC的值：1.5μg/d的摄入量一般用于终生长期治疗用(>10年)药物中存在的且无致癌数据的致突变性杂质控制。短于终生给药的药品中致突变性杂质摄入量可以调整为短期可接受更高的剂量，可理解为终生长期治疗用(>10年)药物中可接受

的累积终生(以 70 年计)剂量(1.5μg/d × 25 550d=38.3mg)在短于终生给药期间平均分配在总给药天数中。

表 6-7 是从上述概念推导而得的数据,对于临床研发阶段和上市阶段药物,根据给药周期调整,给出了单个和多个杂质的可接受摄入量。因此,应根据药物的实际给药时间计算杂质的可接受摄入量。间歇给药时,可接受摄入量应根据给药总天数计算,而不是给药的时间间隔。例如,2 年期间每周服用一次的药物(即给药 104 天),其可接受摄入剂量为 20μg/d。

表 6-7　杂质的可接受摄入量

治疗期	≤ 1 个月	>1~12 个月	>1~10 年	>10 年到终生
单个杂质日摄入量 /μg·d^{-1}	120	20	10	1.5
多个杂质日摄入总量 /μg·d^{-1}	120	60	30	5

(2)根据给药周期调整化合物特异性风险评估的值:根据化合物特异性风险评估方法所推导的可接受摄入量也可以按表 6-7 以相同比例进行调整,或是根据日最大给药剂量限制在不超过 0.5%,二者取较低者。例如,如果终生给药时根据化合物特异性风险评估方法所推导的可接受摄入量为 15μg/d,用药周期短于终生给药时的限值(按表 6-7 比例),则可以增加至 100μg/d(>1~10 年治疗时长)、200μg/d(>1~12 个月)或 1 200μg/d(<1 个月)。但是,对于一个具有最大日量的药物,例如 100mg/d,则小于 1 个月时长的可接受摄入量应限制在 0.5%(500μg/d),而不是 1 200μg/d。

本指导原则中描述的杂质潜在致突变性的评估方法可用于所有给药途径。除非存在特定给药方式的问题,否则无须调整可接受摄入量。

四、限值制定方法

在药品生产、药品标准提高及上市药品再评估过程中发现杂质后,首先通过上述危害评估方法将杂质分为 1 类、2 类、3 类、4 类或 5 类。其次根据上述计算方法得到的杂质可接受摄入量,结合生产工艺、检测方法、临床使用情况等制定合适的限值,也可采用已获得公认的限值。对于高致癌性杂质(如黄曲霉毒素、N- 亚硝基化合物、烷基 - 氧化偶氮结构类化合物)应采用更严格的限值控制。杂质限值一般按下式计算。

$$杂质限值 = \frac{杂质可接受摄入量}{药物每天最大用量}$$

式中,杂质可接受摄入量,即上文中 AI、PDE、TTC 等数值。

(1)1 类杂质:由于具有阳性致癌数据,应根据化合物特异性风险评估方法来推导可接受摄入量,此摄入量是基于终生的暴露量,再结合使用期限和其他因素制定合适的限值。

例 1　TD$_{50}$ 线性外推法:某 A 药中含 1 类杂质 a,A 药临床剂量为 80mg/d,根据临床疗效可增加至 160mg/d,最大剂量可为 320mg/d。杂质在 TOXNET 数据库查得致癌相关数据:大鼠 TD$_{50}$ 为 0.095 9mg/(kg·d),小鼠 TD$_{50}$ 为 0.189mg/(kg·d),在计算限值时,采用 TD$_{50}$ 较低即较为保守的值,即大鼠 TD$_{50}$ 值进行计算。

根据 AI=TD$_{50}$/50 000 × 50kg,则杂质 a 的每日最大摄入量为:

$$0.095\,9mg/(kg·d) ÷ 50\,000 × 50kg=0.095\,9μg/(kg·d)$$

A 药的每日最大临床剂量为 320mg,则杂质 a 的限值为:

$$0.095\ 9\mu g \div 320mg = 0.000\ 3\mu g/mg = 0.3ppm$$

例 2　通过 NOEL 值计算 PDE:某 B 药中含 1 类杂质 b,B 药临床剂量为 300mg/d。杂质 b 的小鼠肿瘤发生的 NOEL 值为 15.7mg/(kg·d),则根据公式计算如下。

$$PDE = \frac{15.7mg/(kg\cdot d) \times 50kg}{12 \times 10 \times 5 \times 10 \times 1} = 0.131mg/d$$

在本例中:F1=12,考虑从小鼠外推到人;F2=10,考虑人的个体差异;F3=5,考虑研究的持续时间只有 13 周;F4=10,考虑发现严重毒性;F5=1,考虑已测得无反应水平。B 药的每日最大临床剂量为 300mg/d,则杂质 b 的限值为:

$$0.131mg/d \div 300mg/d = 0.044\%$$

(2)2 类杂质:如果杂质有实际阈值,可通过计算 PDE 来得到限值。如果没有实际阈值,且药物用于长期治疗(>10 年),则杂质按 TTC 的可接受摄入量计算限值。若药物用于短期治疗,则杂质的可接受摄入量参考表 6-7 进行调整,再结合其他因素制定合适的限值。

例 3　根据 TTC 可接受摄入量计算限值:某 C 药中含 2 类杂质 c,C 药临床用量为 1.5mg/d,每 3 天增加 0.5~1mg,成人最大给药量为 20mg/d,终身治疗时间不超过 3~6 个月。参考表 6-7,C 药治疗期在大于 1~12 个月的范围内,杂质 c 最大可接受摄入量调整为 20μg/d。

C 药的每日最大临床剂量为 20mg/d,则杂质 c 的限值为:

$$20\mu g/d \div 20mg/d = 0.1\%$$

(3)3 类杂质:经(Q)SAR 方法测试确定为 3 类的杂质,可进行细菌回复突变试验,若试验结果显示有致突变性,则杂质归为 2 类,按 2 类杂质制定限值。若试验结果显示无致突变性,则杂质归为 5 类,按 5 类杂质制定限值。如未进行细菌回复突变试验,则采用与 2 类杂质相同的计算方法制定限值。

(4)4 类和 5 类杂质:按非致突变性杂质进行限值控制。

第六节　国家药品标准物质制备指导原则

[《中国药典》(2020 年版)四部通则 9901]

本指导原则用于规范和指导国家药品标准物质的制备,保证国家药品标准的执行。

一、国家药品标准物质品种的确定

根据国家药品标准制定及修订的需要,确定药品标准物质的品种。

二、候选国家药品标准物质原料的选择

1. 原料的选择应满足适用性、代表性及可获得性的原则。

2. 原料的性质应符合使用要求。

3. 原料的均匀性、稳定性及相应特性量值范围应适合该标准物质的用途。

三、候选国家药品标准物质的制备

1. 根据候选药品标准物质的理化性质,选择合理的制备方法和工艺流程,防止相应特性量值的变化,并避免被污染。

2. 对不易均匀的候选药品标准物质,在制备过程中除采取必要的均匀措施外,还应进行均匀性初检。

3. 对相应特性量值不稳定的候选药品标准物质,在制备过程中应考察影响稳定性的因素,采取必要的措施保证其稳定性,并选择合适的储存条件。

4. 当候选药品标准物质制备量大时,为便于保存可采取分级分装。

5. 候选药品标准物质供应者须具备良好的实验条件和能力,并应提供以下资料。

(1)试验方法、量值、试验重复次数、必要的波谱及色谱等资料。

(2)符合稳定性要求的储存条件(温度、湿度和光照等)。

(3)候选药品标准物质引湿性研究结果及说明。

(4)加速稳定性研究结果。

(5)有关物质的鉴别及百分比,国家药品标准中主组分的相对响应因子等具体资料。

(6)涉及危害健康的最新的安全性资料。

四、候选国家药品标准物质的标定

候选药品标准物质按以下要求进行标定,必要时应与国际标准物质进行比对。

1. 化学结构或组分的确证

(1)验证已知结构的化合物需要提供必要的理化参数及波谱数据,并提供相关文献及对比数据。如无文献记载,应提供完整的结构解析过程。

(2)对于不能用现代理化方法确定结构的药品标准物质,应选用适当的方法对其组分进行确证。

2. 理化性质检查 应根据药品标准物质的特性和具体情况确定理化性质检验项目,如性状、熔点、比旋度、晶型以及干燥失重、引湿性等。

3. 纯度及有关物质检查 应根据药品标准物质的使用要求确定纯度及有关物质的检查项,如反应中间体、副产物及相关杂质等。

4. 均匀性检验 凡成批制备并分装成最小包装单元的候选药品标准物质,必须进行均匀性检验。对于分级分装的候选药品标准物质,凡由大包装分装成最小包装单元时,均应进行均匀性检验。

5. 定值 符合上述要求后,方可进行定值。

定值的测量方法应经方法学考察证明准确可靠。应先研究测量方法、测量过程和样品处理过程所固有的系统误差和随机误差,如溶解、分离等过程中被测样品的污染和损失;对测量仪器要定期进行校准,选用具有可溯源的基准物;要有可行的质量保证体系,以保证测量结果的溯源性。

(1)定值原则:在测定一个候选化学标准品/对照品含量时,水分、有机溶剂、无机杂质和有机成分测定结果的总和应为100%。

(2)选用下列方式对候选药品标准物质定值

1）采用高准确度的绝对或权威测量方法定值：测量时，要求两个以上分析者在不同的实验装置上独立地进行操作。

2）采用两种以上不同原理的已知准确度的可靠方法定值：研究不同原理的测量方法的精密度，对方法的系统误差进行估计，采取必要的手段对方法的准确度进行验证。

3）多个实验室协作定值：参加协作标定的实验室应具有候选药品标准物质定值的必备条件及相关实验室资质。每个实验室应采用规定的测量方法。协作实验室的数目或独立定值组数应符合统计学的要求。

五、候选国家药品标准物质的稳定性考察

1. 候选药品标准物质应在规定的储存或使用条件下，定期进行相应特性量值的稳定性考察。

2. 稳定性考察的时间间隔可以依据先密后疏的原则。在考察期间内应有多个时间间隔的监测数据。

（1）当候选药品标准物质有多个特性量值时，应选择易变的和有代表性的特性量值进行稳定性考察。

（2）选择不低于定值方法精密度和具有足够灵敏度的测量方法进行稳定性考察。

（3）考察稳定性所用样品应从总样品中随机抽取，抽取的样品数对于总体样品有足够的代表性。

（4）按时间顺序进行的测量结果应在测量方法的随机不确定度范围内波动。

Section 7　Validation of Compendial Procedures

Test procedures for assessment of the quality levels of pharmaceutical articles are subject to various requirements. According to Section 501 of the Federal Food, Drug, and Cosmetic Act, assays and specifications in monographs of the *USP-NF* constitute legal standards. The Current Good Manufacturing Practice regulations [21 CFR 211.194 (a)] require that test methods, which are used for assessing compliance of pharmaceutical articles with established specifications, must meet proper standards of accuracy and reliability. Also, according to these regulations [21 CFR 211.194 (a)(2)], users of analytical methods described in *USP-NF* are not required to validate the accuracy and reliability of these methods, but merely verify their suitability under actual conditions of use. Recognizing the legal status of *USP* and *NF* standards, it is essential, therefore, that proposals for adoption of new or revised compendial analytical procedures be supported by sufficient laboratory data to document their validity.

The text of this information chapter harmonizes, to the extent possible, with The International Council for Harmonisation of Technical Requirements for Pharmaceuticals for Human Use (ICH) tripartite guideline *Validation of Analytical Procedures* and the *Methodology* extension text, which are concerned with analytical procedures included as part of registration applications submitted within the EC, Japan and the USA.

SUBMISSIONS TO THE COMPENDIA

Submissions to the compendia for new or revised analytical procedures should contain sufficient information to enable members of the USP Council of Experts and its Expert Committees to evaluate the relative merit of proposed procedures. In most cases, evaluations involve assessment of the clarity and completeness of the description of the analytical procedures, determination of the need for the procedures, and documentation that they have been appropriately validated. Information may vary depending upon the type of method involved. However, in most cases a submission will consist of the following sections.

Rationale

This section should identify the need for the procedure and describe the capability of the specific procedure proposed and why it is preferred over other types of determinations. For revised procedures, a comparison should be provided of limitations of the current compendial procedure and advantages offered by the proposed procedure.

Proposed Analytical Procedure

This section should contain a complete description of the analytical procedure sufficiently detailed to enable persons "skilled in the art" to replicate it. The write-up should include all important operational parameters and specific instructions such as preparation of reagents, performance of system suitability tests, description of blanks used, precautions, and explicit formulas for calculation of test results.

Data Elements

This section should provide thorough and complete documentation of the validation of the analytical procedure. It should include summaries of experimental data and calculations substantiating each of the applicable analytical performance characteristics. These characteristics are described in the following section.

VALIDATION

Validation of an analytical procedure is the process by which it is established, by laboratory studies, that the performance characteristics of the procedure meet the requirements for the intended analytical applications. Typical analytical performance characteristics that should be considered in the validation of the types of procedures described in this document are listed in Table 6-8. Because opinions may differ with respect to terminology and use, each of the performance characteristics is defined in the next section of this chapter, along with a delineation of a typical method or methods by which it may be measured. The definitions refer to "test results". The description of the analytical procedure should define what the test results for the procedure are. As noted in ISO 5725-1 and 3534-1, a test result is "the value of a characteristic obtained by carrying out a specified test method. The test method should specify that one or a number of individual measurements be made, and their average, or another appropriate function (such as the median or the standard deviation), be reported as the test result. It may also require standard corrections to be applied, such as correction of gas volumes to standard temperature and pressure. Thus, a test result can be a result calculated from several observed values. In the simple case, the test result is the observed value itself." A test result also can be, but need not be, the final, reportable value that would be compared to the acceptance criteria of a specification. Validation of physical property methods may involve the assessment of chemometric models. However, the typical analytical characteristics used in method validation can be applied to the methods derived from the use of the chemometric models.

Table 6-8　Typical Analytical Characteristics Used in Method Validation

Accuracy
Precision
Specificity
Detection limit
Quantitation limit
Linearity
Range
Robustness

The effects of processing conditions and potential for segregation of materials should be considered when obtaining a representative sample to be used for validation of procedures.

In the case of compendial procedures, revalidation may be necessary in the following cases: a submission to the USP of a revised analytical procedure or the use of an established general procedure with a new product or raw material (see below in *Data Elements Required for Validation*).

The ICH documents give guidance on the necessity for revalidation in the following circumstances: changes in the synthesis of the drug substance, changes in the composition of the drug product, and changes in the analytical procedure.

This chapter is intended to provide information that is appropriate to validate a wide range of compendial analytical procedures. The validation of compendial procedures may use some or all of the suggested typical analytical characteristics used in method validation as outlined in Table 6-8 and categorized by type of analytical method in Table 6-9. For some compendial procedures the fundamental principles of validation may extend beyond characteristics suggested in this chapter. For these procedures the user is referred to the individual compendial chapter for those specific analytical validation characteristics and any specific validation requirements.

Analytical Performance Characteristics

ACCURACY

Definition: The accuracy of an analytical procedure is the closeness of test results obtained by that procedure to the true value. The accuracy of an analytical procedure should be established across its range.[A note on terminology: The definition of accuracy in this chapter and ICH Q2 corresponds to unbiasedness only. In the International Vocabulary of Metrology (VIM) and documents of the International Organization for Standardization (ISO), "accuracy" has a different meaning. In ISO, accuracy combines the concepts of unbiasedness (termed "trueness") and precision.]

Determination: In the case of the assay of a drug substance, accuracy may be determined by application of the analytical procedure to an analyte of known purity (e.g., a Reference Standard) or by comparison of the results of the procedure with those of a second, well-characterized procedure, the accuracy of which has been stated or defined.

In the case of the assay of a drug in a formulated product, accuracy may be determined by application of the analytical procedure to synthetic mixtures of the drug product components to which known amounts of analyte have been added within the range of the procedure. If it is not possible to obtain samples of all drug product components, it may be acceptable either to add known quantities of the analyte to the drug product (i.e., "to spike") or to compare results with those of a second, well-characterized procedure, the accuracy of which has been stated or defined.

In the case of quantitative analysis of impurities, accuracy should be assessed on samples (of drug substance or drug product) spiked with known amounts of impurities. Where it is not possible to obtain samples of certain impurities or degradation products, results should be compared with those obtained by an independent procedure. In the absence of other information, it may be necessary to calculate the amount of an impurity based on comparison of its response to that of the drug substance; the ratio of the responses of equal amounts of the impurity and the drug substance (relative response factor) should be used, if known.

Accuracy is calculated as the percentage of recovery by the assay of the known added amount of analyte in the sample, or as the difference between the mean and the accepted true value, together with confidence intervals.

The ICH documents recommend that accuracy should be assessed using a minimum of nine determinations over a minimum of three concentration levels, covering the specified range (i.e., three concentrations and three replicates of each concentration).

Assessment of accuracy can be accomplished in a variety of ways, including evaluating the recovery of the analyte (percent recovery) across the range of the assay, or evaluating the linearity of the relationship between estimated and actual concentrations. The statistically preferred criterion is that the confidence interval for the slope be contained in an interval around 1.0, or alternatively, that the slope be close to 1.0. In either case, the interval or the definition of closeness should be specified in the validation protocol. The acceptance criterion will depend on the assay and its variability and on the product. Setting an acceptance criterion based on the lack of statistical significance of the test of the null hypothesis that the slope is 1.0 is not an acceptable approach.

Accuracy of physical property methods may be assessed through the analysis of standard reference materials, or alternatively, the suitability of the above approaches may be considered on a case-by-case basis.

PRECISION

Definition: The precision of an analytical procedure is the degree of agreement among individual test results when the procedure is applied repeatedly to multiple samplings of a homogeneous sample. The precision of an analytical procedure is usually expressed as the standard deviation or relative standard deviation (coefficient of variation) of a series of measurements. Precision may be a measure of either the degree of reproducibility or of repeatability of the analytical procedure under normal operating conditions. In this context, reproducibility refers to the use of the analytical procedure in different laboratories, as in a collaborative study. Intermediate precision (also known as ruggedness) expresses within-laboratory variation, as on different days, or with different analysts or equipment within the same laboratory. Repeatability refers to the use of the analytical procedure within a laboratory over a short period of time using the same analyst with the same equipment.

Determination: The precision of an analytical procedure is determined by assaying a sufficient number of aliquots of a homogeneous sample to be able to calculate statistically valid estimates of standard deviation or relative standard deviation (coefficient of variation). Assays in this context are independent analyses of samples that have been carried through the complete analytical procedure from sample preparation to final test result.

The ICH documents recommend that repeatability should be assessed using a minimum of nine determinations covering the specified range for the procedure (i.e., three concentrations and three replicates of each concentration) or using a minimum of six determinations at 100% of the test concentration.

SPECIFICITY

Definition: The ICH documents define specificity as the ability to assess unequivocally the analyte in the presence of components that may be expected to be present, such as impurities, degradation products, and matrix components. Lack of specificity of an individual analytical procedure may be compensated by other supporting analytical procedures.[NOTE: Other reputable international authorities (IUPAC, AOAC-I) have preferred the term "selectivity", reserving "specificity" for those procedures that are completely selective.] For the tests discussed below, the above definition has the following implications.

Identification tests: Ensure the identity of the analyte.

Purity tests: Ensure that all of the analytical procedures performed allow an accurate statement of the content of impurities of an analyte (e.g., related substances test, heavy metals limit, or organic volatile impurities).

Assays: Provide an exact result, which allows an accurate statement on the content or potency of the analyte in a sample.

Determination: In the case of qualitative analyses (identification tests), the ability to select between compounds of closely related structure that are likely to be present should be demonstrated. This should be confirmed by obtaining positive results (perhaps by comparison to a known reference material) from samples containing the analyte, coupled with negative results from samples that do not contain the analyte and by confirming that a positive response is not obtained from materials structurally similar to or closely related to the analyte.

In the case of analytical procedures for impurities, specificity may be established by spiking the drug substance or product with appropriate levels of impurities and demonstrating that these impurities are determined with appropriate accuracy and precision.

In the case of the assay, demonstration of specificity requires that it can be shown that the procedure is unaffected by the presence of impurities or excipients. In practice, this can be done by spiking the drug substance or product with appropriate levels of impurities or excipients and demonstrating that the assay result is unaffected by the presence of these extraneous materials.

If impurity or degradation product standards are unavailable, specificity may be demonstrated by comparing the test results of samples containing impurities or degradation products to a second well-characterized procedure (e.g., a pharmacopeial or other validated procedure). These comparisons should include samples stored under relevant stress conditions (e.g., light, heat, humidity, acid/base hydrolysis and oxidation). In the case of the assay, the results should be compared; in the case of chromatographic impurity tests, the impurity profiles should be compared.

The ICH documents state that when chromatographic procedures are used, representative chromatograms should be presented to demonstrate the degree of selectivity, and peaks should be appropriately labeled. Peak purity tests (e.g., using diode array or mass spectrometry) may be useful to show that the analyte chromatographic peak is not attributable to more than one component.

For validation of specificity for qualitative and quantitative determinations by spectroscopic methods, chapters related to topics such as near-infrared spectrophotometry, Raman spectroscopy, and X-ray powder diffraction should be consulted.

DETECTION LIMIT

Definition: The detection limit is a characteristic of limit tests. It is the lowest amount of analyte in a sample that can be detected, but not necessarily quantitated, under the stated experimental conditions. Thus, limit tests merely substantiate that the amount of analyte is above or below a certain level. The detection limit is usually expressed as the concentration of analyte (e.g., percentage or parts per billion) in the sample.

Determination: For noninstrumental procedures, the detection limit is generally determined by the analysis of samples with known concentrations of analyte and by establishing the minimum level at which the analyte can be reliably detected.

For instrumental procedures, the same approach may be used as for noninstrumental procedures. In the case of procedures submitted for consideration as official compendial procedures, it is almost never necessary to determine the actual detection limit. Rather, the detection limit is shown to be sufficiently low by the analysis of samples with known concentrations of analyte above and below the required detection level. For example, if it is required to detect an impurity at the level of 0.1%, it should be demonstrated that the procedure will reliably detect the impurity at that level.

In the case of instrumental analytical procedures that exhibit background noise, the ICH documents describe a common approach, which is to compare measured signals from samples with known low concentrations of analyte with those of blank samples. The minimum concentration at which the analyte can reliably be detected is established. Typically acceptable signal-to-noise ratios are 2 : 1 or 3 : 1. Other approaches depend on the determination of the slope of the calibration curve and the standard deviation of responses. Whatever method is used, the detection limit should be subsequently validated by the analysis of a suitable number of samples known to be near, or prepared at, the detection limit.

QUANTITATION LIMIT

Definition: The quantitation limit is a characteristic of quantitative assays for low levels of compounds in sample matrices, such as impurities in bulk drug substances and degradation products in finished pharmaceuticals. It is the lowest amount of analyte in a sample that can be determined with acceptable *Precision* and *Accuracy* under the stated experimental conditions. The quantitation limit is expressed as the concentration of analyte (e.g., percentage or parts per billion) in the sample.

Determination: For noninstrumental procedures, the quantitation limit is generally determined by the analysis of samples with known concentrations of analyte and by establishing the minimum level at which the analyte can be determined with acceptable *Accuracy* and *Precision*.

For instrumental procedures, the same approach may be used as for noninstrumental procedures. In the case of procedures submitted for consideration as official compendial procedures, it is almost never necessary to determine the actual quantitation limit. Rather, the quantitation limit is shown to be sufficiently low by the analysis of samples with known concentrations of analyte above and below the quantitation level. For example, if it is required that an analyte be assayed at the level of 0.1mg/tablet, it should be demonstrated that the procedure will reliably quantitate the analyte at that level.

In the case of instrumental analytical procedures that exhibit background noise, the ICH documents describe a common approach, which is to compare measured signals from samples with known low concentrations of analyte with those of blank samples. The minimum concentration at which the analyte can reliably be quantified is established. A typically acceptable signal-to-noise ratio is 10 : 1. Other approaches depend on the determination of the slope of the calibration curve and the standard deviation of responses. Whatever approach is used, the quantitation limit should be subsequently validated by the analysis of a suitable number of samples known to be near, or prepared at, the quantitation limit.

LINEARITY AND RANGE

Definition of linearity: The linearity of an analytical procedure is its ability to elicit test results that are directly, or by a well-defined mathematical transformation, proportional to the concentration of analyte in samples within a given range. Thus, in this section, "linearity" refers to the linearity of the relationship of concentration and assay measurement. In some cases, to attain linearity, the concentration and/or the measurement may be transformed.[NOTE: The weighting factors used in the regression analysis may change when a transformation is applied.] Possible transformations may include log, square root, or reciprocal, although other transformations are acceptable. If linearity is not attainable, a nonlinear model may be used. The goal is to have a model, whether linear or nonlinear, that describes closely the concentration-response relationship.

Definition of range: The range of an analytical procedure is the interval between the upper and lower levels of analyte (including these levels) that have been demonstrated to be determined with a suitable level of precision, accuracy, and linearity using the procedure as written. The range is normally expressed in the same units as test results (e.g., percent or parts per million) obtained by the analytical procedure.

Determination of linearity and range: Linearity should be established across the range of the analytical procedure. It should be established initially by visual examination of a plot of signals as a function of analyte concentration of content. If there appears to be a linear relationship, test results should be established by appropriate statistical methods (e.g., by calculation of a regression line by the method of least squares). Data from the regression line itself may be helpful to provide mathematical estimates of the degree of linearity. The correlation coefficient, y-intercept, slope of the regression line, and residual sum of squares should be submitted.

The range of the procedure is validated by verifying that the analytical procedure provides acceptable precision, accuracy, and linearity when applied to samples containing analyte at the extremes of the range as well as within the range.

ICH recommends that, for the establishment of linearity, a minimum of five concentrations normally be used. It is also recommended that the following minimum specified ranges should be considered:

Assay of a drug substance (or a finished product): From 80% to 120% of the test concentration.

Determination of an impurity: From 50% to 120% of the acceptance criterion.

For content uniformity: A minimum of 70%~130% of the test concentration, unless a wider or more appropriate range based on the nature of the dosage form (e. g., metered-dose inhalers) is justified.

For dissolution testing: ±20% over the specified range (e.g., if the acceptance criteria for a controlled-release product cover a region from 30% after 1h, and up to 90% after 24h, the validated range would be 10%~110% of the label claim).

The traditional definition of linearity, i. e., the establishment of a linear or mathematical relationship between sample concentration and response, is not applicable to particle size analysis. For particle size analysis, a concentration range is defined (instrument- and particle size-dependent) such that the measured particle size distribution is not affected by changes in concentration within the defined concentration range. Concentrations below the defined concentration range may introduce an error due to poor signal-to-noise ratio, and concentrations exceeding the defined concentration range may introduce an error due to multiple scattering.

ROBUSTNESS

Definition: The robustness of an analytical procedure is a measure of its capacity to remain unaffected by small but deliberate variations in procedural parameters listed in the procedure documentation and provides an indication of its suitability during normal usage. Robustness may be determined during development of the analytical procedure.

SYSTEM SUITABILITY

If measurements are susceptible to variations in analytical conditions, these should be suitably controlled, or a precautionary statement should be included in the procedure. One consequence of the evaluation of Robustness and ruggedness should be that a series of system suitability parameters is established to ensure that the validity of the analytical procedure is maintained whenever used. Typical variations are the stability of analytical solutions, different equipment, and different analysts. In the case of liquid chromatography, typical variations are the pH of the mobile phase, the mobile phase composition, different lots or suppliers of columns, the temperature, and the flow rate. In the case of gas chromatography, typical variations are different lots or suppliers of columns, the temperature, and the flow rate.

System suitability tests are based on the concept that the equipment, electronics, analytical operations, and samples to be analyzed constitute an integral system that can be evaluated as such. System suitability test parameters to be established for a particular procedure depend on the type of procedure being evaluated. They are especially important in the case of chromatographic procedures. Submissions to the USP should make note of the requirements in *Chromatography* ⟨ 621 ⟩, *System Suitability*.

Data Elements Required for Validation

Compendial test requirements vary from highly exacting analytical determinations to subjective evaluation of attributes.

Considering this broad variety, it is only logical that different test procedures require different validation schemes. This chapter covers only the most common categories of tests for which validation data should be required. These categories are as follows:

CATEGORY I

Analytical procedures for quantitation of major components of bulk drug substances or active ingredients (including preservatives) in finished pharmaceutical products.

CATEGORY II

Analytical procedures for determination of impurities in bulk drug substances or degradation compounds in finished pharmaceutical products. These procedures include quantitative assays and limit tests.

CATEGORY Ⅲ

Analytical procedures for determination of performance characteristics (e.g., dissolution, drug release, and others).

CATEGORY Ⅳ

Identification tests.

For each category, different analytical information is needed. Listed in Table 6-9 are data elements that are normally required for each of these categories.[NOTE—For detailed information regarding the validation of dissolution procedures, see *The Dissolution Procedure: Development and Validation* 〈1092〉.]

Table 6-9　Data Elements Required for Validation

Analytical Performance Characteristics	Category Ⅰ	Category Ⅱ		Category Ⅲ	Category Ⅳ
		Quantitative	Limit Tests		
Accuracy	Yes	Yes	a	a	No
Precision	Yes	Yes	No	Yes	No
Specificity	Yes	Yes	Yes	a	Yes
Detection limit	No	No	Yes	a	No
Quantitation limit	No	Yes	No	a	No
Linearity	Yes	Yes	No	a	No
Range	Yes	Yes	a	a	No

a: May be required, depending on the nature of the specific test.

Already established general procedures (e.g., titrimetric determination of water or bacterial endotoxins) should be verified to establish their suitability for use, such as their accuracy (and absence of possible interference) when used for a new product or raw material.

When validating physical property methods, consider the same performance characteristics required for any analytical procedure. Evaluate use of the performance characteristics on a case-by-case basis, with the goal of determining that the procedure is suitable for its intended use. The specific acceptance criteria for each validation parameter should be consistent with the intended use of the method.

Physical methods may also be classified into the four validation categories. For example, validation of a quantitative spectroscopic method may involve evaluation of Category Ⅰ or Category Ⅱ Analytical Performance Characteristics, depending on the method requirements. Qualitative physical property measurements, such as particle size, surface area, bulk and tapped density, which could impact performance characteristics, often best fit in Category Ⅲ. Category Ⅳ Analytical Performance *Characteristics* usually applies to validation of qualitative identification spectroscopic methods. However, the various techniques may be used for different purposes, and the specific use of the method and characteristics of the material being analyzed should be considered when definitively applying a category to a particular type of method.

The validity of an analytical procedure can be verified only by laboratory studies. Therefore, documentation of the successful completion of such studies is a basic requirement for determining whether a procedure is suitable for its intended application (s). Current compendial procedures are also subject to regulations that require demonstration of suitability under actual conditions of use (see *Verification of Compendial Procedures* 〈1226〉 for principles relative to the verification of compendial procedures).

Appropriate documentation should accompany any proposal for new or revised compendial analytical procedures.